"十四五"职业教育国家规划教材

供高等职业教育药学类、中医药类、护理类、食品药品管理类、医学技术类、康复治疗类等专业使用

中医学基础

（第四版）

主　编　明广奇

副主编　陈应娟　陈　江　闫玉慧　阳　敬　王玉华　章　涵

编　委　（按姓氏汉语拼音排序）

蔡荣潮　广东云浮中医药职业学院

陈　江　苏州市中医医院

陈应娟　广东茂名健康职业学院

代　涛　皖西卫生职业学院

樊东升　济源职业技术学院

葛春光　聊城职业技术学院

黄志端　贵阳职业技术学院

刘曦昀　乐山职业技术学院

明广奇　中国药科大学

王玉华　郑州卫生健康职业学院

闫玉慧　毕节医学高等专科学校

阳　敬　红河卫生职业学院

章　涵　信阳职业技术学院

赵　艳　长沙卫生职业学院

朱　玉　东莞职业技术学院

科学出版社

北　京

内 容 简 介

本教材共分为11章，主要介绍了中医学的发展简况与基本特点、阴阳五行学说、藏象学说、精气血津液学说、经络学说、病因学说、病机学说、体质学说、诊法、辨证，以及养生、防治和康复等内容。在每一章正文内容之外设有学习目标、链接、目标检测，在教材后附有目标检测选择题参考答案，在“中科云教育”平台可免费下载配套课件辅助学习。本教材编写特点是构思新颖、内容丰富、层次分明、深入浅出、实用性强。

本教材可供高等职业教育药学类、中医药类、护理类、食品药品管理类、医学技术类、康复治疗类等专业使用。

图书在版编目（CIP）数据

中医学基础 / 明广奇主编 .-- 4版 .-- 北京 : 科学出版社, 2025.6. -- (“十四五”职业教育国家规划教材) .-- ISBN 978-7-03-081257-5

Ⅰ. R22

中国国家版本馆CIP数据核字第2025ML2030号

责任编辑：丁海燕 / 责任校对：周思梦
责任印制：师艳茹 / 封面设计：涿州锦晖

科学出版社 出版
北京东黄城根北街16号
邮政编码：100717
http://www.sciencep.com
天津市新科印刷有限公司印刷
科学出版社发行 各地新华书店经销
*
2004年9月第 一 版 开本：850×1168 1/16
2025年6月第 四 版 印张：12 1/2
2025年8月第三十次印刷 字数：376 000
定价：54.80元
（如有印装质量问题，我社负责调换）

前　言

党的二十大报告指出:“人民健康是民族昌盛和国家强盛的重要标志。把保障人民健康放在优先发展的战略位置，完善人民健康促进政策。”贯彻落实党的二十大决策部署，积极推动健康事业发展，离不开人才队伍建设。“培养造就大批德才兼备的高素质人才，是国家和民族长远发展大计。”教材是教学内容的重要载体，是教学的重要依据、培养人才的重要保障。本次教材修订旨在贯彻党的二十大精神和党的教育方针，落实立德树人的根本任务，坚持为党育人、为国育才。

《中医学基础》自2004年9月出版以来，经几十家高职高专院校药学专业20余年教学实践检验，得到了广大学生、老师的好评和肯定，至今已重印28次。为了适应我国药学高职高专教育发展的需要，科学出版社又适时启动了本教材的再版工作。

在再版工作中，编者力求反映最新的教学模式、教学内容和医学进展的最新成果。本教材坚持精益求精，对表述欠准确、欠流畅的部分予以修正；坚持有错必纠，对上一版遗留的问题进行纠正，以期第四版教材结构更合理，内容更准确，适应性更强，能为更多的院校使用。编者更加希望通过本教材架起桥梁，增加院校间沟通与交流的机会。

本版教材编写的具体分工如下：绪论由明广奇和陈江撰写；阴阳五行学说由蔡荣潮撰写；藏象学说由陈应娟、代涛和阳敬撰写；精气血津液学说由黄志端撰写；经络学说由朱玉撰写；病因学说由代涛和樊东升撰写；病机学说由刘曦昀撰写；体质学说由闫玉慧撰写；诊法由王玉华和章涵撰写；辨证由赵艳和樊东升撰写；养生、防治和康复由葛春光撰写。

另在每一章正文内容之外设有学习目标、链接、目标检测，在教材后附有目标检测选择题参考答案，在“中科云教育”平台可免费下载配套课件辅助学习。本教材的编写特点为构思新颖、内容丰富、层次分明、深入浅出、实用性强。

本教材可供高等职业教育药学类、中医药类、护理类、食品药品管理类、医学技术类、康复治疗类等专业使用。

历时数月，全体编者的心血凝聚成本版教材。编者衷心希望其能为我国的医药学教育事业贡献一份力量。教材中如有不妥之处，欢迎广大师生和读者批评指正。

编　者

2024年12月

配 套 资 源

欢迎登录“中科云教育”平台，**免费** 数字化课程等你来！

本系列教材配有图片、视频、音频、动画、题库、PPT 课件等数字化资源，持续更新，欢迎选用！

“中科云教育”平台数字化课程登录路径

电脑端

- 第一步：打开网址 http://www.coursegate.cn/short/Y1CWL.action
- 第二步：注册、登录
- 第三步：点击上方导航栏“课程”，在右侧搜索栏搜索对应课程，开始学习

手机端

- 第一步：打开微信“扫一扫”，扫描下方二维码
- 第二步：注册、登录
- 第三步：用微信扫描上方二维码，进入课程，开始学习

PPT 课件，请在数字化课程中各章节里下载！

目　录

第1章
绪 论

学习目标

1. 知识目标：掌握中医学的基本特点；熟悉四大经典著作及其主要学术成就；了解中医学发展简况。

2. 能力目标：了解中医学丰富的知识，体会博大精深的中医学；初步了解中医药知识和技术为中华民族昌盛所作出的巨大贡献。

3. 素质目标：了解中医药知识和技术体系的起源及成就；增强对中医药文化的自豪感；增强继承中医药文化的历史使命感和社会责任感。

中医学是源于我国古代研究人体生理、病理，疾病的诊断、预防与治疗的一门传统医学。它是以阴阳五行学说为指导思想，以脏腑经络的生理、病理为基础，以整体观念、辨证论治为基本特点的一门独特的医学理论体系。

中医学是一个伟大的宝库，它有着悠久的历史，是中华民族长期以来在生产、生活和医疗实践中同疾病作斗争的经验总结，是我国优秀民族文化遗产的重要组成部分。中医学是在古代的唯物论和辩证法思想影响下，经过长期医疗实践的反复验证，逐步形成并发展为独特的医学理论体系，具有自己完整的理论体系，它包含着丰富的理论知识和实践经验，为中国人民的卫生保健事业和中华民族的繁衍昌盛作出了巨大贡献。中医学同其他自然科学一样，是随着人类社会发展而逐步发展起来的，因此它与各个历史时期的社会政治、经济、文化和其他科学的发展有着十分密切的关系。

第1节　中医学发展简况

一、中医学的起源

中医学起源于人类的生活、生产实践。早在远古时代，华夏先民为了生存和繁衍，在猎取食物的过程中，以及在同自然灾害、猛兽、疾病作斗争的过程中创造了原始医学，已经开始了早期医疗和保健活动。远古先民为了基本生存，在居住方面由风餐露宿到构木为巢，进而发展为穴居，直至建造房屋的屋居；在衣着方面由最初的赤身裸体到使用树叶兽皮，再到缝制衣物；在饮食方面由最初的茹毛饮血到用火加工食物，由生食走向熟食，减少了胃肠疾病，延长了寿命。华夏先民在寻找食物的过程中，有因误食某些食物而引起腹泻、呕吐、昏迷甚至导致死亡的，也有不经意发现某些食物能减轻或消除某些病症的。从偶然发现到有意识地寻找，从点滴的经验到共同经验，从感性认识到理性实践，人们通过长期的生产、生活和医疗实践，逐步发现、认识和使用药物，从感性经验过渡到理性认识，从最初的口耳相传到形成文字，这就是中药的起源。神农尝百草的传说就是对药物知识早期萌芽实践活动的生动描绘。

链接　中医药起源的传说

《淮南子·修务训》记载："神农……尝百草之滋味，水泉之甘苦，令民知所辟就。当此之时，一日而遇七十毒。"反映了原始农业和发现药物的密切关系。

有关中医药起源的传说有很多，但大致上都推崇神农为药的祖先，黄帝为医的祖先，中医药也不是个别人物创造的，这些传说中的人物，只是那个历史阶段的代称，代表了中医药发展过程中的几个不同阶段，反映了创造中医药的过程。

华夏先民们在遇到自然灾害时，在部落之间、在与野兽的搏斗及劳动中易出现外伤，常常以泥土、野草和树叶等裹敷伤口，以缓解疼痛和止血，久而久之发现了一些适合敷治外伤的外用药，这就是外治法和外用药的起源；在烘火取暖的基础上，发现用兽皮、树皮包上烧热的石块或沙土作局部取暖可消除某些病痛，这就是热熨法和灸法的起源；在使用石器作为生产工具的过程中，发现人体某一部位受到刺伤后反能解除另一部位的病痛，从而创造了运用砭石、骨针治疗的方法，这就是针灸的起源。

疾病和伤痛总是伴随着人类各种活动，人们也在不断地摸索能抑制创伤和疾病的药物及方法。从偶然的发现到共同的经验，从被动接收到主动寻找，从感性认识到理性实践，逐渐形成了原始的医药卫生知识。

中医学知识主要来源于华夏先民对生活、生产实践的总结，并在实践中不断得到充实和发展。可以说古人同疾病作斗争的需求和有意识地积累、传播医学知识是中医药学起源的真正源头。中医学的起源与中华民族早期文明的形成密切相关。

二、中医学理论体系的形成

中医学理论体系的形成，经历了漫长而复杂的历史过程。从原始社会的医药起源到医药学知识的积累，经过古代医学家对这些知识的总结、凝练和升华，为春秋战国后的中医学理论体系的形成和发展奠定了重要基础。

自春秋战国到秦汉时期，随着生产力的不断进步，中国社会急剧变化，政治、经济、科技和文化显著发展。在医学领域，人们从简单的医疗卫生活动逐步深化到对人体外在的形态、内脏器官和生理现象以及疾病原因的理性认识，使长期积累的大量医学知识得以总结整理，为中医学理论体系的形成奠定了基础。同期涌现出许多名医和名著，如《黄帝内经》《难经》《神农本草经》《伤寒杂病论》四大医学典籍。

1.《黄帝内经》 简称《内经》，是中国医药学现存最早、理论较全面的一部医学经典，它的出现，标志着中医学理论体系的初步确立。《黄帝内经》分为《素问》《灵枢》两部分，共18卷，162篇，全书遵循“天人合一”的系统整体观，用精、气、神、阴阳、五行等理论，对人体生理、病理、脏腑、经络、病因、诊法、治则、针灸、用药等方面进行了广泛的理论上的阐述。其主要的特点：①从整体观念出发，借助朴素的唯物论（即阴阳五行学说）作为理论工具，阐释人体生理、病理现象，并据此指导疾病的诊断、治疗。②记载了运用望、闻、问、切四诊来诊察疾病的独特方法。③在疾病防治上提倡预防为主，及早治疗，主张“治未病”。强调人与自然的和谐统一，脏腑之间、脏腑与体表之间有着紧密的联系，特别强调人是一个有机统一的整体。④在临证上，确立了“辨证求因，审因论治”，因人因地因时制宜的辨证论治的原则。

千百年来，《黄帝内经》有效地指导着我国传统医学的临床实践，至今仍是中医学的理论基础，不仅在国内为历代医家所重视，对世界医学的发展也有着重要的影响。

2.《难经》 是一部与《黄帝内经》相媲美的经典医籍，以问答解释疑难的形式编撰而成，共讨论了81个问题。其内容亦包括生理、病理、诊断、治疗等各个方面，《难经》不仅继承和发扬了《黄帝内经》的精髓，更以崭新的视角论述了脉证和奇经理论，提出了“左肾为肾，右肾为命门”的观点，补充了《黄帝内经》之不足；创立了“独取寸口”的诊脉理论，至今仍运用于中医临床。

3.《神农本草经》 简称《本草经》或《本经》，托名“神农”所作，是我国现存最早的中药学著作，是中医四大经典著作之一。它总结了汉代以前人们的药物学知识，载药365种，根据药物效能和使用目的的不同分为上、中、下三品，书中创立了中国药物学最早的分类法，并记述了君、臣、佐、使，七情和合，四气五味（将药性分为寒、热、温、凉四性，将药味分为酸、苦、甘、辛、咸五味）等药物学理论，奠定了我国中药学的基础。

4.《伤寒杂病论》 为著名医学家张仲景所著。他勤求古训，博采众方，继承并发展了《黄帝内经》理论，系统总结了汉代以前相关防治疾病的丰富经验，并结合自己的临床实践著成《伤寒杂病论》，该书理法方药兼备，是我国现存最早的临床医学专著。后世将其分为《伤寒论》和《金匮要略》，其重大贡献为：①确立以六经为纲辨治伤寒，以脏腑为纲辨治杂病，理法方药俱全的中医学辨证论治理论体系，并具体指导临床实践。②概括了中医的望、闻、问、切四诊的诊查方法。③奠定了方剂学基础，被誉为"方书之祖"。④在病因和发病学上，提出了经络受邪入脏腑的论点，并较早论述了外感、内伤等病因分类，为我国临床医学的发展奠定了坚实基础。后世尊称张仲景为"医圣"。

链接 张仲景与《伤寒杂病论》

《伤寒杂病论·序》中说："余宗族素多，向余二百。建安纪年以来，犹未十稔，其死亡者，三分有二，伤寒十居其七。感往昔之沦丧，伤横夭之莫救，乃勤求古训，博采众方，撰用《素问》、《九卷》、《八十一难》、《阴阳大论》、《胎胪药录》，并平脉辨证，为《伤寒杂病论》。"

考点：中医学四大经典著作及其主要学术成就

三、中医学理论体系的发展

随着生产力的发展和社会的进步，尤其是大量医疗实践的积累，医学理论和医疗技术得以不断发展和提高，医学专科的蓬勃发展及众多医学文献著作的相继问世，推动中医学进入了一个全面发展的时期。

（一）中医学的发展成就

自西晋至清，中医学理论和医疗实践均取得了显著的发展，这一时期不仅涌现出众多专科医家和专科著作，还出现了各类学派的争鸣，医学教育事业也逐步建立并不断发展。

1. 皇甫谧撰成《针灸甲乙经》。该书为中国现存最早的一部针灸学专书，其内容包括脏腑、经络、腧穴、病机、诊断、针刺手法、刺禁、腧穴主治等。书中经过考查确定了当时的腧穴总数（共349个），论述了各穴位的适应证与禁忌证，总结了操作手法等，对世界针灸医学影响很大。公元701年日本律令制度将该书列为医学生必修教材。

2. 王叔和撰《脉经》是中国现存最早的脉学专著。本书进一步使脉学理论与方法系统化，为后世脉学研究之规范。首次将脉象归纳为24种，并对每种脉象均作了具体描述。

《针灸甲乙经》《脉经》这两部著作奠定了中医诊断学和针灸学的基础。

3. 葛洪著《肘后备急方》，原名《肘后救卒方》，简称《肘后方》，是现存中医药学最早的"急救手册"。以青蒿绞汁治疗疟疾的经验更为后世青蒿素抗疟药的发明奠定了基础。全书所载急救方药具有简、廉、便、验的特点。

4. 巢元方等总结了魏晋以来的医学成就，其所著《诸病源候论》对于病源的探讨和证候的描述，取得相当成就。发展了病因、病机学说，被认为是中国现存最早的病因证候学专著。对后世病证分类学的发展产生了很大影响。

5. 孙思邈集毕生之精力，著成《备急千金要方》和《千金翼方》。后世合称《千金方》，影响极大。其体例严谨，保存了大量的方书文献。《备急千金要方》首篇所列的《大医精诚》是论述医德的一篇极重要文献，它广为流传，影响深远。在著作中首先论述妇、儿医学，两书还对临床各科、针灸、食疗、预防、养生等方面均有论述。《千金方》被誉为中国古代医学的百科全书，孙思邈被后人尊称为"药王"。

6. 王焘辑录而成的综合性医书《外台秘要》，凡书中引用书籍都详细注明原始出处，保存大量唐以前医学文献。

《千金方》《外台秘要》两书堪称集唐以前医药之大成。

链接 孙思邈与《大医精诚》

《大医精诚》中有"凡大医治病，必当安神定志，无欲无求，先发大慈恻隐之心，誓愿普救含灵之苦。若有疾厄来求救者，不得问其贵贱贫富，长幼妍蚩，怨亲善友，华夷愚智，普同一等，皆如至亲之想……如此可为苍生大医，反此则是含灵巨贼"。

《大医精诚》为历代习医者必修。孙思邈是古今医德医术堪称一流的名家，尤其对医德的强调，为后世的习医、业医者的楷模。

7. 陈言的《三因极一病证方论》，在病因学方面提出了著名的"三因学说"，为后世病因学奠定了基础。

8. 钱乙撰著《小儿药证直诀》是中国现存的第一部儿科专著。第一次系统地总结了对小儿病证的辨证施治之法，使儿科自此发展为一门独立的学科。后人把钱乙尊称为"儿科之圣"或"幼科之鼻祖"。

9. 宋慈著有《洗冤集录》（又称《洗冤录》），是世界上第一部系统的法医学著作，因此宋慈被尊称为世界法医学的鼻祖。

10. 陈自明采集各家学说之长，附以家传经验，辑成的《妇人大全良方》是中国第一部完善的妇产科专著。

11. 金元时期出现了许多各具特色的医学流派，形成了中医学上的百家争鸣的局面。其中最有代表性的是"金元四大家"，其代表人物如下。

（1）刘完素认为伤寒（泛指发热性疾病）的各类症状多与"火热"有关，主张六气（风寒暑湿燥火）皆从火化，病因以火热为多，提倡火热学说。因而在治疗上善用寒凉药物，被后世称为"寒凉派"，著有《素问玄机原病式》。

（2）张从正认为病邪或来自外，或从内生，均须以祛邪为主，邪去则正安，不可畏攻而养病。故治疗多用汗吐下三法以攻邪，被后世称为"攻下派"，著有《儒门事亲》。

（3）李杲提出"内伤脾胃，百病由生"之说，治疗时重在温补脾胃，被后世称为"补土派"，发明了"补中益气"即补脾益胃的治疗方法来诊疗各类杂病，著有《脾胃论》《内外伤辨惑论》等。

（4）朱震亨认为人体"阳常有余，阴常不足"，治疗疾病应以滋阴降火为主，被后世称为"滋阴派"，著有《局方发挥》等。

不断涌现的医药名家和各种学术流派，从不同的角度丰富和发展了中医学理论体系，充实了临床辨证论治的内涵，有力地推动了中医学的发展。

12. 张介宾著有《景岳全书》等。他强调命门在人体中之重要性，主张补真阴元阳，创立左归、右归之法，善用熟地黄，为温补学派之主要代表医家。

13. 吴有性根据治疫经验和体会，提出"疠气"致病之学说，著有《温疫论》一书，阐发了传染病病因学说，开中医学传染病学研究之先河。

14. 明清时期，疫病不断暴发。中医对瘟疫（急性传染性疾病）等的认识和诊治，有了长足的发展，出现了温病学派，它标志着中医传染病学的发展。在理论方面，创立了"卫气营血辨证"和"三焦辨证"方法，进一步阐明了温病的病因、发病与传变规律及辨证论治方法，从而使温病学形成了完整的理论体系，为中医学的发展作出了巨大贡献（表1-1）。

表1-1 温病学派比较

温病学派四大家	代表著作	重要成就	温病学派四大家	代表著作	重要成就
叶桂，字天士	《温热论》	创立了卫气营血辨证方法	薛雪，字生白	《湿热条辨》	专论湿热病证
吴瑭，字鞠通	《温病条辨》	提出三焦辨证方法	王士雄，字孟英	《温热经纬》	提出"伏邪"发病机制

这些著作对温病的病因、病理和辨证论治进行了比较系统的论述，弥补了《伤寒论》在温病学方面的不足，对保障我国劳动人民健康起到了重要作用。这些作者被后人推崇为温病四大名医，他们在温病的理论、诊断和治疗方面都作出了重要贡献。

15. 王清任著有《医林改错》，修正了前人在人体解剖上的错误认识，并发展了瘀血致病的理论，尤其是在活血化瘀治则方面有独特的贡献。创立的活血逐瘀系列方剂，一直广泛应用于临床。

考点：中医学主要发展简况（代表医家及其成就）

（二）中药学的发展成就

继《神农本草经》之后，又有多部中药学著作问世，如表1-2所示。

表1-2 现存的主要中药学著作一览

著作	特点
《神农本草经》	我国现存最早的中药学专书，奠定了我国中药学的基础
《本草经集注》	开创了本草学药品的自然分类法
《新修本草》	最早由国家颁行的药典
《经史证类备急本草》	一部集宋以前本草学之大成的著作
《本草纲目》	有中国古代最完备的分类系统，也是一部具有世界性影响力的博物学著作
《本草纲目拾遗》	对《本草纲目》作了一些正误校对和补充
《全国中草药汇编》（1975年版）	全书分为上、下两册，记载的中草药，总数在4000种以上，广泛地反映了当时中草药资源与应用
《中药大辞典》（1977年版）	收载中药5000多种，每一药物分药名、性味、归经、功能主治、选方、临床报道、各家论述等加以记述
《中华人民共和国药典》（2025版）	符合我国国情，具有民族性，保持科学性、先进性、规范性和权威性的国家药品标准。一部收载药材和饮片、植物油脂和提取物、成方制剂和单味制剂等；一部共收载3069种中药标准，其中新增28种，修订420种，不再收载19种
《中华本草》	全书共35卷，集2000多年来药学研究之大成。内容涉及中药品种、栽培、制剂、临床应用等相关学科的各个方面

考点：历代本草学著作及其特点

（三）方剂学的发展成就

现存的主要方剂著作，见表1-3。

表1-3 现存的主要方剂著作一览

著作	特点
《五十二病方》	按病名排列方剂，药味简单，剂量粗略，剂型较为单调，是现存最早的古代方书
《伤寒杂病论》	后世称之为“方书之祖”
《肘后备急方》	所收方剂以简、廉、便、验，在民间广为流传
《备急千金要方》《千金翼方》《外台秘要》	集唐以前医药学之大成
《太平圣惠方》	以收录方剂为主，载方量较大，近1.7万首
《圣济总录》	收录了当时临床各科的验方和秘方，内容丰富，载方近2万首
《太平惠民和剂局方》	我国历史上第1部由政府颁布的成方药典
《黄帝素问宣明论方》《儒门事亲》《脾胃论》《丹溪心法》	四大学术流派分别从寒凉、攻邪、补脾、滋阴的不同学术角度阐发中医治法及制方理论，创制了大量临床新方。极大地丰富了方剂学
《普济方》	广收博采，载方6万多首。现存收方量最大的古代方书
《医方集解》	首创方剂以治法为主的综合分类方法，辑录各家方解，并述己见

四、中华人民共和国成立后的主要成就

中华人民共和国成立后，我国中医药事业蓬勃发展，取得了举世瞩目的成就，人民卫生事业得到了迅速发展。在全国范围内兴起了西医学习中医的热潮；各地陆续建立中医药研究机构，创办中医院校和中医药大学，培养出一大批高层次中医、中药人才，在继承弘扬祖国医药遗产，提高科研、教学、生产水平和保证临床用药质量等方面，都发挥了重要作用。

中西医药学工作者在整理研究历代医药学文献的同时，运用现代科学方法研究中医药基础理论，在经络和脏腑的实质研究、病证动物模型研究、中药及复方药理研究方面都取得了一定的进展。此外，在中医临床研究、药物资料调查利用与开发研究、药物的炮制加工研究，以及药物质量标准制订的研究等方面，也都取得了很大的进步。

第 2 节　中医学的基本特点

中医学理论体系形成于中国古代，受到中国古代唯物论和辩证法思想的深刻影响。在观察和分析事物时，中医学多采用“取象比类”的整体性观察方法，通过对现象的分析来探求其内在机制。中医学在对人体的生理功能和病理变化的认识上，把人体看作一个以脏腑（尤其以五脏）为核心，并具有内在联系的有机整体。在疾病的诊断上，认为人与自然界密切相关，认识到六淫、七情对发病的意义，既考虑到外界致病因素，又重视机体内在作用。在疾病的治疗上，既确立“治病求本”，也注重“三因制宜”。概括起来，中医学有两个基本特点，即“整体观念”和“辨证论治”。

一、整体观念

整体体现为统一性、完整性和相互联系性。中医学不仅重视人体自身的统一性、完整性和相互联系性，还强调人与自然和社会的密切关系。自然界和社会的变化无时无刻不在影响着人体，影响着人的生理、病理。人类在能动地适应自然和改造自然的过程中维持着正常的生命活动。这种机体自身的完整性和内外环境统一性的思想即整体观念。整体观念是中国古代唯物论和辩证法思想在中医学中的体现，它贯穿于中医学的生理、病理、诊断、辨证和治疗、养生等各个方面。

1. 人体是一个有机的整体　人体是由若干脏腑、组织和器官所组成的。每个脏腑、组织或器官各有其独特的生理功能，而这些不同的功能又都是人体整体活动的一个组成部分，这就决定了人体各个组成部分之间在结构上是不可分割的，在生理上是相互联系、相互支持而又相互制约的，在病理上也是相互影响的，即人体内部的统一性。

在结构上，人体的这种统一性，是以五脏为中心，配以六腑，通过经络系统有机地联系起来，构成一个表里相联、上下沟通、协调共济、井然有序的统一整体，并通过精、气、血、津液的作用，完成机体统一的功能活动。

在生理上，人体正常的生理活动一方面依靠各脏腑组织发挥自己的功能作用；另一方面则又要依靠脏腑组织之间相辅相成的协同作用和相反相成的制约作用，才能维持其生理上的平衡。每个脏腑都有其各自不同的功能，又在整体活动下的分工合作、有机配合，这就是人体局部与整体的统一。

在认识和分析疾病的病理状况时，中医学也是首先从整体出发，将重点放在局部病变引起的整体病理变化上，并把局部病理变化与整体病理反应统一起来，认为人体某一局部的病理变化往往与全身的脏腑、气血、阴阳的盛衰有关。

在诊断时，由于脏腑、组织和器官在生理、病理上的相互联系和相互影响，因而决定了在诊治疾病时，可以通过外在的变化，判断内脏的病变。如通过面色、形体、舌象、脉象等外在变化来了解和判断其内在的病变，以作出相应的诊断。

治疗时，对于局部的病变，不是“头痛医头，脚痛医脚”，而是主张从整体上采取适当的措施加以调治。如肝开窍于目，则可用清肝火的方法治疗目赤肿痛。其他如“从阴引阳，从阳引阴，以右治左，以左治右”“病在上者下取之，病在下者高取之”等，都是在整体观指导下确定的治疗原则。

2. 人与自然界具有统一性 人类生活在自然界中，自然界存在着人类赖以生存的必要条件。同时，自然界的各种变化（如季节气候、昼夜晨昏、地域等）又可以直接或间接地影响人体，而机体则相应地产生反应。故曰：“人与天地相应也”“人与天地相参也，与日月相应也”。这种人与自然相统一的特点被中国古代学者称为“天人合一”，即人要主动地适应环境。在治疗上，因时、因地、因人制宜，也就成为重要原则。

（1）与四时的统一 一年中四时季节气候变化表现为春温、夏热、秋凉、冬寒的一般规律。生物在自然气候变化的影响下，就会有春生、夏长、秋收、冬藏等相应变化。人体的生理功能也与之相适应，如“天暑衣厚则腠理开，故汗出……天寒则腠理闭，气湿不行，水下留于膀胱，则为溺与气”，说明春温夏热、阳气渐盛，人体气血趋向于表，表现为皮肤松弛、腠理开、津液外出而汗多；而秋凉冬寒，阳气渐衰，人体气血趋向于里，表现为皮肤致密、津液内化而多尿的变化。随着四时季节气候变化，人体的脉象也有春弦、夏洪、秋毛、冬石的相应变化。许多疾病的发生、发展和传变也与季节变化密切相关，如春季常见温病，夏季多发中暑，秋季常见燥证，冬季多有伤寒。

（2）与昼夜晨昏的统一 在一日昼夜晨昏的变化过程中，人体也必须与之相适应。白昼为阳，夜晚为阴，人体也是早晨阳气初生，中午阳气隆盛，到了夜晚则阳气内敛，便于人体休息，恢复精力。如人的脉搏、体温、耗氧量、二氧化碳的释放量、激素的分泌等，都具有昼夜晨昏的变化规律。

（3）与地域的统一 地域的差异，地理环境和地区气候的不同，水土差异，则人们的饮食结构，风俗习惯也存在一定差异，对人体也有一定的影响。如江南多湿热，人体腠理多疏松；北方多燥寒，人体腠理多致密。在江南或者北方的环境中长期生活的人，一旦易地而处，大多会感到一时不太适应。正合一方水土养一方人之意。

3. 人与社会环境的统一性 人是社会的组成部分，在不同的社会环境中，人们形成了各自的心理活动方式和对社会环境的适应能力。故不同的社会环境对人身心产生的影响，可以引起生理方面的改变。

社会环境的治与乱，会对人体造成重大的影响。一般而言，社会安定，天下太平，人们丰衣足食，生活规律，抗病力强，患病少，寿命长；反之社会动乱，灾难横行，人们缺衣少食，抗病能力下降，易患病，寿命变短。

个人经济和社会地位的不同，导致物质和精神生活的差异，尤其是经济和社会地位的变化，对健康影响较大。此外，不同社会阶层，生活条件的不同，所患疾病的类型和病证特点、预后也有所差异。

良好的社会环境，不仅有利于身心健康，也有利于患者的康复；而不良的社会环境，则可成为致病因素，甚至常常使病患加重。这就要求人们不仅要加强身体锻炼，还要加强意志锻炼和精神修养，以适应社会环境的变化。

正是由于人体本身的统一性及人与自然界和社会环境之间存在着既对立又统一的关系，所以治疗疾病须因时、因地、因人制宜，已成为中医治疗学上的重要原则。因此在对病人作出诊断和决定治疗方案时，必须注意分析和考虑外在环境与人体情况的有机联系以及人体局部病变与全身情况的整体联系，这就是中医学的重要特点——整体观念。

二、辨证论治

辨证论治是中医认识疾病和治疗疾病的基本原则，是中医学对疾病的一种特殊的研究和处理方法。中医学把全部临床诊疗活动概括为辨证论治。

1. 症、证、病的概念与相互关系

（1）症，即症状，是疾病过程中由于机体内一系列功能、代谢和形态结构异常变化所引起的病人主观上的异常感觉或某些客观病态改变，包括症状（狭义）和体征两个方面。症状是指患者主观感觉到的一切痛苦或不适，如酸、麻、胀、痛、头晕、耳鸣等；体征是医者通过检查而发现的表现在患者身上的客观病理征象，如发热、面黄、目赤、下肢浮肿、腹部包块、病理舌象、脉象等。

（2）证，即证候，是疾病发展过程中某一阶段（或某一类型）的病理概括，包括了各种临床表现，以及由这些临床表现所反映出来的病变的部位、原因、性质，以及邪正关系，一般由一组相对固定的、有内在联系的、能揭示其病变本质的症状和体征构成。如风寒表证（可见发热、恶风寒、头项强痛、鼻流清涕、苔薄白、脉浮等症状）、风热表证（可见发热、头痛口干、微渴、鼻流黄涕、舌红苔黄、脉浮数等症状）。因而它比症状更全面、更深刻、更真实地揭示了疾病的本质。

（3）病，即疾病，是致病邪气作用于人体后，人体正气与之抗争而引起的机体阴阳失调、脏腑组织损伤、生理功能障碍或失常的一个完整的异常生命过程，如感冒、中暑、腹泻等。

（4）证与症、病的关系，三者之间既有区别，又有联系。三者均统一于患体，其区别在于症仅仅是疾病过程中表现出的个别、孤立的现象，是病和证的基本要素，是诊病与辨证的主要依据；证和病都由症状构成，证的重点在于揭示疾病发展过程中某一阶段的病理本质，而病的重点是强调全过程的基本矛盾、发展规律、主要临床表现特点；一种疾病可以有不同的证候，而同一种证候又可以见于不同的疾病当中。

2. 辨证论治的含义 辨证即认证识证的过程。“辨证”是指把四诊（望诊、闻诊、问诊、切诊）所收集的临床资料（主要是症状和体征），通过分析、综合，进而辨清疾病的病因、性质、部位，以及邪正之间的关系，最终概括、判断为某种性质的证，并得出证名的思维过程。论治，又称为“施治”，即根据辨证的结果，确定相应的治疗原则和方法。辨证是决定论治的前提和依据，论治是治疗疾病的手段和方法，是辨证的目的。通过论治的效果可以检验辨证正确与否。辨证论治的过程，就是认识疾病和处理疾病的过程。辨证和论治，是诊治疾病过程中相互联系不可分割的两个方面，是理论和实践相结合的体现，是理法方药在临床上的具体运用，是指导中医临床的基本原则。

中医临床认识和治疗疾病，既辨病又辨证，但主要不是着眼于“病”的异同，而是将重点放在“证”的区别上，通过辨证而进一步认识疾病。例如，感冒是一种常见疾病，临床可见恶寒、发热、头身疼痛等症状，引发疾病的原因和机体反应性有所不同，又表现为风寒感冒、风热感冒、暑湿感冒等不同的证型。只有辨清了感冒属于何种证型，才能正确选择不同的治疗方法，如采用辛温解表、辛凉解表或清暑祛湿解表等方法给予适当的治疗。

3. 辨证论治与“同病异治”“异病同治”的关系 中医学认为，从“病”与“治”的关系而言，辨证论治在具体实施时，经常有同一种疾病因不同的证型而须采用不同的方法或药物来治疗，也有一种方法或药物可以用来治疗不同的疾病。这就是“同病异治”和“异病同治”。

“同病异治”：即对同一种疾病，在不同阶段出现的不同证候，可采用不同的治法。例如，麻疹初期，疹未出透时，应当用发表透疹的治疗方法；麻疹中期通常肺热明显，治疗则须清解肺热；而至麻疹后期，多有余热未尽，伤及肺阴胃阴，此时治疗则应以养阴清热为主。“异病同治”：是指不同的疾病，在其发展过程中出现性质相同的证候，因而可以采用同样的治疗方法。比如，胸痹与闭经是两种完全不同的疾病，但均可出现血瘀的证型，治疗上都可用血府逐瘀汤进行活血化瘀。这种针对疾病发展过程中不同质的矛盾用不同质的方法去解决的原则，正是辨证论治实质的具体体现。

考点：中医学的基本特点及其内容；“同病异治”和“异病同治”

目标检测

一、名词解释

1. 中医学　2. 整体观念　3. 证
4. 辨证论治　5. 同病异治　6. 异病同治

二、选择题

【A型题】

1. 我国现存医学文献中最早的一部典籍是（　　）

A.《伤寒杂病论》 B.《黄帝内经》
C.《难经》 D.《神农本草经》
E.《温疫论》

2. 中医学中运用辨证论治的第一部专著是（ ）
A.《黄帝内经》 B.《难经》
C.《神农本草经》 D.《伤寒杂病论》
E.《小儿药证直诀》

3. 我国现存的第一部药物学专著是（ ）
A.《本草纲目》 B.《新修本草》
C.《黄帝内经》 D.《备急千金要方》
E.《神农本草经》

4. 我国第一部病因病机证候学专著是（ ）
A.《黄帝内经》 B.《难经》
C.《诸病源候论》 D.《三因极一病证方论》
E.《温病条辨》

5. 下列著名医家中被称为“寒凉派”的代表是（ ）
A. 叶天士 B. 张从正
C. 刘完素 D. 朱震亨
E. 李杲

6. 下列著名医家中被称为“攻邪派”的代表是（ ）
A. 李杲 B. 李中梓
C. 吴有性 D. 张从正
E. 王清任

7. 下列著名医家中被称为“补土派”的代表是（ ）
A. 叶天士 B. 李杲
C. 李中梓 D. 张介宾
E. 朱震亨

8. 下列著名医家中被称为“养阴派”的代表是（ ）
A. 朱震亨 B. 李杲
C. 张从正 D. 刘完素
E. 吴鞠通

9. 倡“阳常有余，阴常不足”理论的医家是（ ）
A. 刘完素 B. 张从正
C. 李东垣 D. 朱震亨
E. 张介宾

10. 创“卫气营血”辨证的温病学派大家是（ ）
A. 吴鞠通 B. 吴有性
C. 王孟英 D. 叶天士
E. 薛生白

11. 中医诊治疾病，在辨病辨证和对症治疗中，主要着眼于（ ）
A. 病 B. 症
C. 体征 D. 证
E. 病因

【B型题】

（第12～14题备选答案）
A.《黄帝内经》 B.《难经》
C.《伤寒论》 D.《金匮要略》
E.《神农本草经》

12. 以脏腑病机论杂病的著作是（ ）
13. 提出六经分经辨证治疗原则的著作是（ ）
14. 奠定中药理论体系的著作是（ ）

（第15～17题备选答案）
A.“旦慧、昼安、夕加、夜甚”
B.“春善病鼽衄”
C.“平旦人气生，日中而阳气隆”
D. 东南湿热，西北燥寒
E.“天暑衣厚则腠理开，故汗出”

15. 昼夜晨昏对人体生理的影响可反映为（ ）
16. 昼夜晨昏对人体一般疾病的影响多为（ ）
17. 季节气候对发病的影响可反映为（ ）

【X型题】

18. 中医学独特理论体系的特征是（ ）
A. 治未病
B. 以整体观念为主导思想
C. 以辨证论治为诊疗特点
D. 以精气阴阳学说为哲学基础
E. 以精气血津液及脏腑经络的生理病理为基础

19.“中医四大经典”的著作包括（ ）
A.《难经》 B.《黄帝内经》
C.《伤寒杂病论》 D.《神农本草经》
E.《备急千金要方》

20. 人和自然界的统一性包括（ ）
A. 社会制度对人体的影响
B. 季节气候对人体的影响
C. 地区方域对人体的影响
D. 昼夜晨昏对人体的影响
E. 社会的治和乱对人体的影响

21. 中医的“证”包括（ ）
A. 病变的过程 B. 病变的原因
C. 病变的部位 D. 病变的性质
E. 邪正的关系

22. 哪些著作的成书代表中医学理论体系初步形成（ ）
A.《诸病源候论》 B.《伤寒杂病论》
C.《黄帝内经》 D.《难经》
E.《神农本草经》

三、简答题

1. 中医学在各个时期的代表著作及其主要成就。
2. 中医学的两大基本特点及其主要内容。

（明广奇 陈 江）

第2章
阴阳五行学说

学习目标

1. 知识目标：掌握阴阳五行学说的基本概念和基本内容；熟悉阴阳五行学说在中医学中的应用；了解事物和现象属性的划分和五行的归类。

2. 能力目标：能初步运用阴阳五行学说理论解释人体的生理、病理变化，指导临床诊断和治疗。

3. 素质目标：通过阴阳五行学说的学习，能以辩证唯物主义和历史唯物主义观点，加深对中医传统文化的理解，正确对待中医学术；增强中医药文化的认同感和自豪感，继承发扬中医传统文化遗产，为人类健康事业服务。

阴阳五行学说是阴阳学说与五行学说的总称，是古代思想家们通过对自然界的事物、现象及其相互关系的长期观察总结出来的哲学思想，包含着我国古代朴素的唯物论和自发的辩证法思想。阴阳五行学说一经形成，又成为认识自然和解释自然的世界观及方法论。阴阳学说认为世界是物质性的，物质世界本身就是在阴阳二气相互作用的推动下滋生、发展、变化的；五行学说认为木、火、土、金、水是构成物质世界不可缺少的最基本物质，这五种物质之间相互资生、相互制约，并处于不断的运动变化之中。

形成和盛行于春秋战国时代的这两种学说，恰逢中医学由临床经验阶段逐步发展为抽象理论阶段之时，因而古代医家将阴阳五行学说运用于医学领域，用来解释或说明人类生命起源、生理功能、病理变化，并用于指导临床的诊断和防治，所以阴阳五行学说对中医学理论体系的形成和发展起着极为重要的作用，产生了极为深刻的影响，是中医学理论体系的重要组成部分。

第1节 阴阳学说

一、阴阳的基本概念

阴阳，是对自然界相互关联的事物和现象，以及对立双方相对属性或同一事物内部存在的对立双方属性的高度概括。它既可以代表两个相互对立的事物或现象，也可以代表同一事物内部所存在的相互对立的两个方面。

阴阳最初的含义是指日光的向背，向日者为阳，背日者为阴。在此基础上，逐渐认识到向阳的地方光明、温暖，背阳的地方黑暗、寒冷，于是出现了阴阳的引申义，即以光明与黑暗、温暖与寒冷分阴阳，光明为阳、黑暗为阴，温暖为阳、寒冷为阴。古人在长期的生活实践中，还遇到或观察到种种两极现象，于是进一步引申其义，如天地、日月、昼夜、水火等相反的事物或现象，方位的上下、左右、内外，运动状态的躁动和宁静等，都以阴阳加以概括。以天地而言，天气轻清为阳，地气重浊为阴；以水火而言，水性寒而润下属阴，火性热而炎上属阳；以方位而言，脏腑内在为阴，皮毛外露为阳；腹向下为阴，背向上为阳。

一般来说，凡是运动的、外在的、上升的、温热的、明亮的、兴奋的、功能亢进的事物和现象都属于阳的范畴，如动、刚强、活跃、兴奋、积极、光亮、无形的、功能的、上升的、外露的、轻的、热的、增长等；凡是相对静止的、内在的、下降的、寒冷的、晦暗的、抑制的、功能减退的事物和现象都属于阴的范畴，如静止、柔和、安静、抑制、消极、晦暗、有形的、物质的、下降的、在内的、重的、冷的、减少等。于是，便形成了事物和现象的阴阳属性划分（表2-1）。

表2-1 事物和现象的阴阳属性归类表

阳	天	日	火	上	昼	春夏	温热	明亮	干燥	轻	运动	向外	上升	兴奋	亢进	蒸腾	强大	功能
阴	地	月	水	下	夜	秋冬	寒冷	晦暗	湿润	重	静止	向内	下降	抑制	衰退	凝聚	弱小	物质

任何事物或现象的属性均可分阴阳，但必须是相互关联的一对事物或现象，或是一个事物内部相互对立的两个方面。阴阳是一个抽象概念，并不专指某一具体的事物或现象。故《灵枢·阴阳系日月》曰："阴阳者，有名而无形。"

事物的阴阳属性，是相对的、可变的，不是绝对的、不可变的。其相对性，首先表现在阴阳双方是通过比较而区分出阴阳的。如20℃的水与45℃的水，20℃的水相对寒凉属阴，45℃的水相对温热属阳；但45℃的水相对于90℃的水来说，45℃的水又相对较凉而属阴，90℃的水相对灼热而属阳。其次表现在阴和阳两者之间可相互转化。由于阴阳二气不断地运动变化，双方相互斗争，而使其原有的性质发生了根本性变化，因此阴阳属性也随之发生改变。例如，冬季寒冷属阴，寒冷至极，则开始向温暖的春天转化；夏天炎热属阳，炎热至极，则开始向凉爽的秋天转化；又如寒极生热、热极生寒、重阴必阳、重阳必阴、虚实转化、表邪入里等。最后表现在阴阳的无限可分性方面，即阴或阳之中还可再分阴阳，任何一方都具有无限可分性。例如，昼与夜，昼为阳，但上午为阳中之阳，下午为阳中之阴；夜为阴，但前半夜为阴中之阴，后半夜为阴中之阳。

二、阴阳学说的基本内容

阴阳学说的基本内容，包括阴阳的相互对立、互根互用、消长平衡和相互转化这四个方面。

（一）阴阳的相互对立

阴阳的相互对立是指阴阳之间存在着相互斗争、制约、拮抗的关系。自然界相互联系的事物和现象都存在着相互对立的两个方面，它们之间具有相互斗争、相互抑制与相互排斥的关系。由于阴阳相反，故阴阳相互对立，如天与地、上与下、动与静、火与水、寒与热、出与入、升与降、昼与夜、明与暗等。由于阴阳相反、对立，故阴阳双方相互制约、斗争。阴阳的对立制约在自然界普遍存在，如温热与寒冷，温热属阳，寒冷属阴，温热可以驱散寒冷，冰冷可以降低高温；又如水与火，火属阳，水属阴，水可以灭火，火可以使水沸腾而化气。

阴阳双方相互斗争、相互制约的结果，才使得事物或现象在整体上维持着相对平衡和达到统一，事物才能正常地发展变化，生生不息。例如，自然界中春、夏、秋、冬四季有温、热、凉、寒的气候变化。夏季本来是阳热盛，但夏至以后阴气渐生，用以制约火热的阳气，而冬季本来是阴寒盛，但冬至以后，阳气却随之而复，用以制约严寒的阴气。春夏之所以温热，是因为春夏阳气上升抑制秋冬的寒凉之气；秋冬之所以寒冷，是因为秋冬阴气上升抑制了春夏的温热之气，这是自然界阴阳二气相互对立、相互制约、相互斗争的结果。由于自然界阴阳二气的相互制约、斗争，才能够使自然界本身从整体上最终维持着相对平衡状态，表现为季节气候的正常变化规律。人体阴阳双方也是在对立制约、相互斗争中取得协调统一，维持着动态平衡，即所谓"阴平阳秘"，则体现为正常的生命活动。如人体机能有兴奋、抑制两个对立的过程，兴奋属阳，抑制属阴，两者相互对立、相互抑制、相互排斥。白天阳气充盛，机体得阳气之助，兴奋占主导地位，兴奋制约着抑制，因而人在白天头脑兴奋，思维活跃，精力充沛，进行工作学习；入夜阳气归藏而阴气旺，机体受阴气影响，抑制占主导地位，抑制制约着兴奋，因而人在晚上睡眠休息。人体在阴阳不断相互对抗、斗争、对立制约的过程中推动着人的生长壮老的变化。

阴阳的对立、制约贯穿于一切事物发展过程的始终。如果阴阳双方中的一方太过或不及，就会导致对另一方制约太过或制约不及，使两者之间的动态平衡遭到破坏，而致阴阳失调。在自然界就会出现灾害，在人体则会发生疾病。

（二）阴阳的互根互用

互根，即相互依存，互为根本。阴阳互根是指阴阳之间存在着相互依存、互为根本的关系，即阳依存于阴，阴依存于阳，每一方都以另一方的存在为自己存在的前提和条件，任何一方都不能脱离另一方而单独存在。如上为阳，下为阴，没有上，就无所谓下，没有下，也就无所谓上；左为阳，右为阴，没有左，就无所谓右，没有右，也就无所谓左；热为阳，寒为阴，没有热，就无所谓寒，没有寒，也就无所谓热；白天为阳，黑夜为阴，没有白天，就无所谓黑夜，没有黑夜，也就无所谓白天。所以说阳依存于阴，阴依存于阳，每一方都以对方的存在为自己存在的前提和条件。如《医贯·阴阳论》说："阴阳又各互为其根，阳根于阴，阴根于阳。"阴阳互根还包括阴阳之间的相互渗透、贯通与相互包含的关系。如就人体气血而言，气属阳，血属阴。气是血液的生成来源和循环的动力，血是气的依附根据和物质基础。气中有血，血中有气，气血之间相互依存、相互渗透、相互贯通。

互用，即资生、促进和助长。阴阳互用是指阴阳之间还存在着资生、促进和助长对方的作用。如营养物质（津液、精血等）属阴，人的机能活动属阳，营养物质的运动可以产生机能活动，足够的营养物质可促使机能活动表现得旺盛；而机能活动又能促进营养物质的化生。正如《素问·阴阳应象大论》云："阴在内，阳之守也，阳在外，阴之使也。"阴指物质，居于体内，所以说"阴在内"，在内的阴是产生机能活动的物质基础，所以说"阳之守"，"守"即守于内之意；阳指功能，表现于外，所以说"阳在外"，在外的阳是内在物质的表现，所以说"阴之使"，"使"即行于外之意。又如气与血，气无形为阳，血有形为阴，气可生血，血可生气。《医贯·阴阳论》曰："无阳则阴无以生，无阴则阳无以化。"

如果阴阳的互根互用关系遭到破坏，阴阳双方就失去了互为存在的条件，可出现两种情况：一是阴阳互损，若一方虚损将会导致对方不足，出现阴损及阳或阳损及阴的异常变化，最终导致阴阳互损。二是阴阳离决，若有阴无阳，称为孤阴，若有阳无阴，称为独阳。"孤阴不生，独阳不长"，甚至出现"阴阳离决，精气乃绝"的表现。生化和滋长消失，则人的生命停止。

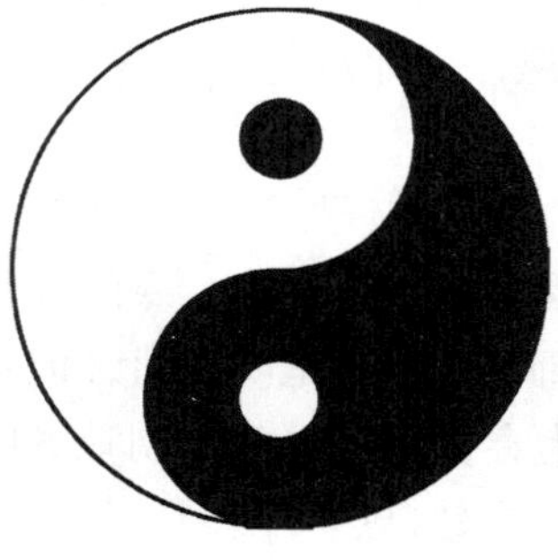

图2-1 阴阳太极图

链接 阴阳太极图

传统太极图是以相互环抱的两个阴阳鱼组成的圆形图案，称为阴阳鱼太极图。阴阳鱼太极图的最外圈为圆形，一是表示万物的变化周流不息、无始无终；二是表示无处不在；三是表示圆满畅顺。黑白二色，代表阴阳双方，天地两部。白中黑点，表示阳中有阴，黑中白点，表示阴中有阳。一般来说，寓涵于事物或现象内部不得显露的部分（即图2-1所示黑色中的白点和白色中的黑点），所占比例较少，它不能代表事物的阴阳属性，但有非常重要的调控作用。

（三）阴阳的消长平衡

消，即消耗、减少；长，即增多、变多。消长，即指一方的增长，会削弱对方的力量而导致对方相对不足，即此长彼消；或一方的不足，会导致对方相对亢盛，即此消彼长。消长平衡是指阴阳双方在不断的消长运动变化中维持着相对平衡的状态。

这就是说，阴阳之间相互对立、相互依存（处于一个对立统一体中），但并不是静止的、不变的，而是始终处于阳消阴长、阴消阳长的消长运动变化之中，阴阳双方在不断的消长运动变化中维持着阴阳之间的相对平衡。阴阳之间的平衡不是绝对的平衡，是动态的、相对的平衡。因此，消长、运动是绝对的，静止、平衡是相对的。只有不断地消长，不断地平衡，才能推动事物正常地发展。如自然界四季气候的变化，从冬至春，再至夏，气候由寒变暖变热，是“阳长阴消”的过程；从夏至秋，再至冬，气候由热转凉变寒，是“阳消阴长”的过程。由于自然界阴阳二气在四季相互消长的变迁，所以才有四季气候的温、热、凉、寒的不同变化，万物才有孕育、生长、收获、贮藏的过程。对人体而言，机体的功能活动与营养物质之间也是如此。功能活动属阳，营养物质属阴，功能活动（阳）的产生，必然消耗一定的营养物质（阴），此即“阳长阴消”；营养物质（阴）的代谢，必然消耗一定的能量（阳），此即“阴长阳消”。只有不断地消长，不断地平衡，才能维持人体正常的生命活动。

正常情况下，阴阳的消长是在一定限度内的消长，在相互斗争的基础上，通过彼此间的消长运动来维持着相对的平衡，是一个量变过程。若阴阳消长超过一定限度，不能保持相对平衡，就会出现阴阳某一方的偏盛偏衰，在自然界气候会出现反常变化而形成灾害，如过寒、过热、水灾、旱灾；在人体则会引起阴阳失调而导致各病证，如寒证、热证、虚证、实证。

（四）阴阳的相互转化

阴阳的相互转化是指相互对立的阴阳双方，在一定条件下，当其发展到一定的阶段时，均可以向其各自相反的方面转化，阴可以转化为阳，阳可以转化为阴。

阴阳转化必须有一定的条件，没有条件是不可能发生转化的，这个条件就是事物发展到“物极”阶段，即“物极必反”，如《黄帝内经》所谓“重阴必阳，重阳必阴”“寒极生热，热极生寒”，这里的“重”“极”就是阴阳转化的条件。寒“极”时，便有可能向热的方向转化，热“极”时，便有可能向寒的方向转化。如某些急性热病，由于邪热极重，大量耗伤机体正气，在持续高热的情况下，可能突然出现体温下降、四肢厥冷、脉微欲绝等一派阴寒危象，这种病证变化，即属由阳转阴。若抢救及时，处理得当，使正气恢复，四肢转温，色脉转和，阳气恢复，由阴转阳，病情好转。此外，临床上常见的各种由实转虚、由虚转实、由表入里、由里出表等病证变化，也是阴阳转化的例证。因此，可以认为“阴阳消长”是一个量变过程，“阴阳转化”则是一个质变的过程。

综上所述，阴阳学说的基本内容主要有阴阳的相互对立、互根互用、消长平衡与相互转化四个方面。这四个方面既有区别又有联系，阴阳的对立与互根，阐明事物的对立统一关系；阴阳的消长与转化，是事物运动变化的基本形式。阴阳的对立统一是在阴阳的不断消长、转化过程中实现的，而阴阳的消长与转化是以阴阳对立、互根为基础的，阴阳互根互用是阴阳转化的内在根据，阴阳消长是在阴阳对立、互根基础上表现出来的量变过程，阴阳转化是在阴阳消长量变基础上的质变。现将阴阳学说的基本内容归纳成简图，如图2-2所示。

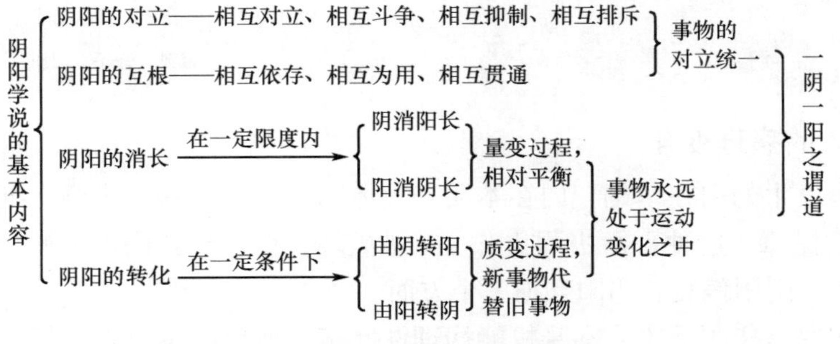

图2-2　阴阳学说的基本内容归纳

考点：阴阳学说的基本内容

三、阴阳学说在中医学中的应用

阴阳学说被引入、渗透到中医学领域，用以说明人体的组织结构、生理功能、病理变化，以及疾病的诊断、治疗等。

（一）说明人体的组织结构

阴阳学说认为人体是一个多层次、多方面的有机整体，充满着阴阳的对立统一关系。就大体部位来说，上部为阳，下部为阴；人之皮毛在外为阳，脏腑在内为阴；外侧属阳，内侧属阴；背为阳，腹为阴。就体内脏腑来说，六腑属阳，五脏属阴；上部的心肺属于阳，下部的肝肾属于阴。每一个脏腑又有阴阳之分，如心有心阴心阳，肾有肾阴肾阳等。就气血而言，气属阳，血属阴。人体经络系统亦分阴阳，如十二正经循行于肢体外侧者称为手足三阳经，循行于肢体内侧者称为手足三阴经。总之，人体上下、内外、脏腑、经络等组织结构及每一组织结构本身，均可用阴阳属性加以概括，进而说明它们之间的对立统一关系。正如《素问·宝命全形论》所说："人生有形，不离阴阳。"人体部位、脏腑组织的阴阳属性归纳见表2-2。

表2-2　人体部位、脏腑组织的阴阳属性归纳表

类别	人体部位				脏腑组织			
阳	上部	体外	背	四肢外侧	六腑	络脉	气	皮毛
阴	下部	体内	腹	四肢内侧	五脏	经脉	血	筋骨

（二）说明人体的生理功能

人体内阴阳之间的对立制约、互根互用与消长运动变化，维持着人体阴阳双方的相对平衡与协调，从而推动和调控着机体生命活动的有序、稳定进行。因此，对于人体的各种生理功能，也可以用阴阳学说加以概括说明。中医学认为，人体的各种生理功能就是阴阳两个方面保持对立统一、协调平衡的结果。如属阳的功能与属阴的营养物质之间的关系，就是这种对立统一关系的体现。人体生理活动（阳）是以营养物质（阴）为基础的，没有营养物质就无以产生生理功能，而人体生理活动的结果，又不断促进着营养物质的形成及其新陈代谢的进行。由此可以看出，人体的阴和阳之间在对立制约、互根互用的基础上，又不断地消长与转化，只有这样，才能保持阴与阳、物质与功能的动态平衡，才能维持人体的正常生命活动，故《素问·生气通天论》曰："生之本，本于阴阳""阴平阳秘，精神乃治。"如果阴阳不能相互为用而分离，人的生命活动也就终止了，故"阴阳离决，精气乃绝"。人体生理功能的阴阳属性归纳见表2-3。

表2-3　人体生理功能的阴阳属性归纳表

类别	生理活动
阳	兴奋　亢进　温煦　功能活动
阴	抑制　衰退　滋润　营养物质

（三）说明人体的病理变化

阴阳失调是疾病发生的内在基础、内在本质。人体阴阳之间的平衡协调是维持生命活动正常进行的基本条件和健康的保障，这种平衡协调状态一旦被破坏，就会导致阴阳失调，发生疾病。阴阳失调主要表现为阴阳偏盛、阴阳偏衰、阴阳互损三个方面。

阴阳偏盛，指在邪气作用下（或本身机能病理性亢奋）所致的阴或阳的任何一方高于正常水平的病变，包括阴偏盛和阳偏盛；阴阳偏衰，指阴或阳低于正常水平的病理变化，包括阴偏衰（阴虚）和阳偏衰（阳虚）；阴阳互损，指阴阳双方中任何一方虚损到一定程度，而导致另一方也不足的病理变化，特别是阴液与阳气之间的病理关系，包括阴损及阳和阳损及阴。

疾病的发生、发展关系到人体的正气和邪气两个方面。正气包括阴（液）、阳、气、血、津液、精和脏腑的功能，以及其对病邪的抵抗能力、对外界环境的适应能力、对损伤组织的修复能力等；邪气指各种致病因素。正气分阴阳，如阴液与阳气；邪气也分阴阳，包括阴邪和阳邪。阳邪致病，就会导致阳盛伤阴的热证，即所谓“阳胜则热”；阴邪致病，就会引发阴盛伤阳的寒证，即所谓“阴胜则寒”；若机体阳气虚则不能制阴，而出现虚寒证，即所谓“阳虚则外寒”；机体阴液不足则不能制阳，而出现虚热证，即所谓“阴虚则内热”。

此外，阴阳互损之所以能够形成，是因为阴阳之间是互根互用的，所以，阴或阳虚损到一定程度，常会导致另一方的不足，即所谓“阴损及阳”“阳损及阴”，甚至出现“阴阳两虚”。故阴阳互损最终表现为“阴阳俱损”“阴阳两虚”的病理状态。一般来说，阴损及阳导致以阴虚为主的阴阳两虚证，阳损及阴导致以阳虚为主的阴阳两虚证。在某些慢性病的发展过程中，常见由于阳气虚弱而累及阴精的生化不足，或阴精的亏损而导致阳气的生化无源的病理变化，正如《医贯·阴阳论》所云：“无阳则阴无以生，无阴则阳无以化”。

阴阳转化与格拒，指阴或阳的一方偏盛至极而出现的病理变化。其中阴阳转化是指阳证转化为阴证，或阴证转化为阳证，其疾病本质发生了变化。阴阳格拒，是指阳热证反见假寒之象，或阴寒证反见假热之象，属于寒热真假范畴。阴阳失调类型见表 2-4。

表 2-4　阴阳失调类型归纳表

类别		阴	阳
常证	阴阳偏盛	阴胜则寒（实寒证）	阳胜则热（实热证）
	阴阳偏衰	阳虚则寒（虚寒证）	阴虚则热（虚热证）
变证	阴阳偏盛	阴胜则阳病	阳胜则阴病
重证	阴阳俱虚	“阴损及阳”或“阳损及阴”致阴阳两虚	
危证	阴阳转化	“重寒则热，重热则寒”“重阴必阳，重阳必阴”	
绝证	阴阳离决	“阴阳离决，精气乃绝”	

（四）用于疾病诊断

中医学认为，疾病的发生、发展是正邪相争以致阴阳失衡，即阴阳失调是导致疾病的基本病机、内在根据、内在本质。所以，对于任何疾病，无论其病情如何复杂多变，临床表现如何复杂多样，都可以阴阳为总纲，用阴证或阳证加以概括说明，进行诊断。如在八纲辨证中，阴阳是八纲中的总纲，表、热、实证，均可概括为阳证，里、寒、虚证，均可概括为阴证。正确的诊断，首先要分清病证之阴阳，只有如此，才能抓住疾病的本质，做到执简驭繁。正如《素问·阴阳应象大论》曰：“善诊者，察色按脉，先别阴阳。”因此，我们在诊断病证时，应注重分析四诊材料，善于从四诊材料中辨别出证之阴阳。如望诊，色泽鲜明者属阳，晦暗者属阴；闻诊，声音高亢洪亮者属阳，语声低微断续者属阴；问诊，发热、口渴、面赤者属阳，恶寒、不渴、面白者属阴；切诊，脉象浮、数、洪、大、实者属阳，沉、迟、细、小、虚者属阴等。

（五）用于疾病的治疗

1. 确立治疗原则　阴阳失调导致疾病，因而调整阴阳，补其不足，泻其有余，恢复阴阳的相对平衡，是治疗疾病的基本原则。《素问·至真要大论》曰：“谨察阴阳所在而调之，以平为期。”

故阳盛者泻热，阴盛者祛寒，阳虚者扶阳，阴虚者补阴。中医常用“寒者热之，热者寒之，实者泻之，虚者补之”的治疗原则，使失调的阴阳重新恢复到相对平衡的状态。临床上借药性之偏，以纠正人体阴阳之偏，达到“阴平阳秘，精神乃治”。如对于阳邪过盛所致的实热证，以“热者寒之”的原则，用寒凉药清热；对于阴邪过盛所致的实寒证，则应以“寒者热之”的原则，用温热药祛寒。而对于阴虚不能制约阳所致的虚热证，一般不能用寒凉药直折其热，而要以滋阴药补阴，即“壮水之主，以制阳光”；对于阳虚不能制约阴引起的虚寒证，则要以温阳药补阳，即“益火之源，以消阴翳”；在阴阳两虚的情况下，就必须阴阳双补。

2. 归纳药物性能 阴阳学说对于药物的性能，主要是从气、味和升降沉浮等方面加以概括。一般来说，寒凉药属阴，温热药属阳；味酸、苦、咸者属阴，味辛、甘、淡者属阳；具有收敛、沉降作用者属阴，而具有发散、升浮作用者属阳。在临床用药时，应当根据疾病的阴阳性质决定治疗原则，再根据药物的阴阳属性来决定用药。

总之，诊治疾病，主要根据病证的阴阳盛衰情况确立治疗原则，再结合药物性能的阴阳属性和具体功效选择适当的药物，以纠正疾病过程中的阴阳失调，从而达到治愈疾病的目的。药物四气五味、升降浮沉的阴阳属性见表2-5。

表2-5 四气五味、升降浮沉的阴阳属性归纳表

类别	四气	五味	升降浮沉
阳	温、热	辛、甘、淡	升、浮
阴	寒、凉	酸、苦、咸	沉、降

（六）用于指导预防疾病

阴阳学说认为，人体内部的阴阳变化如能保持与天地间阴阳变化协调一致，就能够却病延年。《素问·四气调神大论》曰：“夫四时阴阳者，万物之根本也，所以圣人春夏养阳，秋冬养阴，以从其根。”意为人们在春夏季节不要一味贪凉，要注意保养阳气，以备秋冬之用；在秋冬之季，不要总是补阳，而要注意保存阴精，以备春夏之用。这是防病摄生的根本。在一年四季中，顺其四时，调其阴阳，可使人体健康，并增强预防疾病的能力。相反，如果不能分别四时，把握阴阳，便会导致疾病的发生，故《素问·四气调神大论》曰：“逆之则灾害生，从之则苛疾不起，是谓得道。”

第2节 五行学说

一、五行的基本概念

五行，即指木、火、土、金、水五种物质及其运动变化。古人在长期的生活、生产实践中，认识到木、火、土、金、水这五种物质是不可缺少的最基本物质；自然界的一切事物都是由这五种基本物质的不断运动、变化所构成、衍生，故这五者最初被称为五材。

链接 “五行学说”渊源

五行最初的含义与“五材”有关，指的是木、火、土、金、水五种基本物质或元素。《左传·襄公二十七年》记载：“天生五材，民并用之，废一不可。”其理论来源于古代人民长期的生活和生产实践。《尚书·洪范》记载：“水火者，百姓之所饮食也，金木者，百姓之所兴作也；土者，万物之所资生也，是为人用。”人们在长期的劳动实践中发现，木、火、土、金、水是人们生活中不可缺少的五种物质。后来人们根据这五种物质特性，将世间万物纳入五行当中来，用以解释说明整个物质世界。

五行学说是在五材说的基础上，经过古代哲学家进一步地引申、抽象、推演而逐步形成的一种哲学思想，是运用木、火、土、金、水五类物质的运动变化规律，来解释宇宙中事物间的相互联系和运动变化的一种古代哲学理论，含有唯物主义和辩证法思想。五行学说认为，世界是物质性的，世界上的一切物质都是由木、火、土、金、水这些基本物质及其衍生物质构成，是它们不断运动、相互作用的结果；它们之间又相互资生、相互制约，且不断运动变化，从而促进了自然事物的运动、发展与变化。古代医家将五行学说运用于中医学领域，用来阐释人体的生理功能、病理变化，并指导临床诊断和治疗。它和阴阳学说一起，共同成为中医学理论体系的指导思想和理论工具。

二、五行学说的基本内容

（一）五行的特性

古人在长期的生活、生产实践中，逐渐认识到木、火、土、金、水这五种物质各有其特性，并把它们的特性引申、演绎、归纳，使其实际意义超越了五种具体物质本身，具有抽象的特征和广泛的含义，成为一种代表某种属性的哲学概念。《尚书·洪范》记载了这五者的特性，“木曰曲直，火曰炎上，土爰稼穑，金曰从革，水曰润下”。

1.“木曰曲直”　曲，屈也，弯曲；直，伸也，伸直。“木曰曲直”是指树木的枝干有曲有直，有向上、向外伸展的生长形态，引申为木具有生长、升发、条达、舒畅、伸展的特性。凡具有木的这些特性的事物和现象，都可归属于“木”这一行。

2.“火曰炎上”　炎，焚烧、热烈；上，向上、上升。“火曰炎上”是指火具有温热、上升、光明的特性，引申为火具有温热、向上、升腾、光明的特性。凡具有火的这些特性的事物和现象，都可归属于“火”这一行。

3.“土爰稼穑”　爰，通“曰”；稼，指种植谷物；穑，指收获谷物。“土爰稼穑”是指土具有播种和收获农作物的作用，引申为土具有生化、承载、受纳的特性。故有“土载四行”“万物土中生，万物土中灭”“土为万物之母”等说法。凡具有土的这些特性的事物和现象，都可归属于“土”这一行。

4.“金曰从革”　从，顺从，服从；革，革除，变革。“金曰从革”本意是指金属物质可以随意销铄铸造，但金属物质质地沉重，常以此铸造兵器用于杀戮，故引申为金具有收敛、肃杀、沉降、清洁的特性。凡具有金的这些特性的事物和现象，都可归属于“金”这一行。

5.“水曰润下”　润，滋润、濡润；下，向下、下行。“水曰润下”是指水具有滋润、向下的特点，引申为水具有滋润、向下、寒凉、闭藏的特性。凡具有水的这些特性的事物和现象，都可归属于“水”这一行。

五行是一个较抽象的哲学概念，它不特指木、火、土、金、水五种物质本身，而是指这五种物质的性质和作用，因而宇宙万物也可以这五种物质的性质和作用为理论根据而分别归属于五行之中，从而构成五行系统。五行属性见表2-6。

表2-6　五行属性表

五行	特性
木	曲直：凡生长、升发、条达、舒畅等性质或作用的事物归属于木
火	炎上：凡温热、升腾、向上等性质或作用的事物归属于火
土	稼穑：凡生化、承载、受纳等性质或作用的事物归属于土
金	从革：凡清洁、沉降、肃杀、收敛等性质或作用的事物归属于金
水	润下：凡寒凉、滋润、闭藏、向下等性质或作用的事物归属于水

（二）事物属性的五行归类

古代医家运用五行学说，以五行特性为依据对事物的属性进行五行分类。分类的方法有两种：一是采用取象比类法，二是推演络绎法。

取象比类法，就是将某一事物或现象的特有征象与五行各自的特性相类比，若发现它与五行中的某一行特性相类似，就将其归类到该行，从而确定其属性。如方位配属五行，日自东方升起，与木的升发特性相类似，故东方属于木；南方气候相对炎热，与火的炎上特性相类似，故南方属于火；日落于西方，与金的肃降特性相类似，故西方属于金；北方相对寒凉，与水的寒凉特性相类似，故北方属于水。又如五脏配属五行，肝主疏泄，喜条达疏畅，与木的升发、畅达、舒展特性相类似，故以肝属木；心阳主温煦，与火的温热特性相类似，故以心属火；脾主运化，能将饮食水谷化生为精微物质，为气血生化之源，与土的化生特性相类似，故以脾属土；肺主肃降，与金的清肃、下降特性相类似，故以肺属金；肾主藏精，滋润周身，与水的滋润特性相类似，故以肾属水。

推演络绎法，是指根据某一事物的五行属性，来推演出与其密切关联的那些事物的五行属性。五脏与六腑、在体在窍在志分属五行，就是运用此分类方法。如已知肝属于木，胆附于肝、与肝相表里，肝主筋，开窍于目，其华在爪，其志在怒，其液在泪，可以推演出胆、筋、目、爪、怒、泪均属于木。其余以此类推。最终将人体各种脏腑组织和功能，归结为以五脏为中心的五个生理、病理系统。

如此，古代医家运用五行学说，将自然界各种事物、现象，人体各脏腑组织器官、生理病理现象，分别归属于木、火、土、金、水五行之中，归结为五行系统，并借此（即五行学说）阐述人体脏腑、组织之间的复杂联系，以及人与外界环境之间的相互关系。因而有学者认为，五行学说是阐释人与自然环境统一的基础。现将自然界事物、现象和人体脏腑组织的五行属性列简表，如表2-7。

表2-7 事物、现象、人体脏腑组织五行属性归类表

自然界						五行	人体						
五色	五气	五化	五季	五方	五味		五脏	五腑	五体	五官	五志	五华	五液
青	风	生	春	东	酸	木	肝	胆	筋	目	怒	爪	泪
赤	暑	长	夏	南	苦	火	心	小肠	脉	舌	喜	面	汗
黄	湿	化	长夏	中	甘	土	脾	胃	肌肉	口	思	唇	涎
白	燥	收	秋	西	辛	金	肺	大肠	皮毛	鼻	悲	毛	涕
黑	寒	藏	冬	北	咸	水	肾	膀胱	骨	耳	恐	发	唾

（三）五行的生克制化

1. 五行相生 指五行中的某一行对另一行具有资生、助长、促进的作用。

次序（规律）：木生火，火生土，土生金，金生水，水生木。生我者为母，我生者为子，因此相生关系又称为“母子关系”。在五行相生关系中，任何一行都具有生我、我生两个方面的关系。以木为例，生木者为水，则水为木之母，木生者为火，则火为木之子。其他四行，以此类推。结合五脏来讲，肝属木，心属火，脾属土，肺属金，肾属水，因此五脏间相生次序为肝生心，心生脾，脾生肺，肺生肾，肾生肝。因此五脏之间也具有相互资生、助长、促进的作用。

2. 五行相克 指五行中的某一行对另一行具有克伐、制约的作用。

次序（规律）：木克土，土克水，水克火，火克金，金克木。在五行相克关系中，任何一行都具有克我、我克两个方面的关系，克我者为我“所不胜”，我克者为我“所胜”，故相克关系又称所胜、所不胜关系。以水为例，克水者为土，则土为水之“所不胜”，水克者为火，则火为水之“所胜”。其他四行，依此类推。结合五脏来讲，就是肝克脾，脾克肾，肾克心，心克肺，肺克肝。因此五脏之间也是相互克伐、相互制约的。

3. 五行制化 是指五行之间既相互资生，又相互制约，以维持平衡协调的关系。

五行制化关系，是五行生克关系的结合。也就是说，相生与相克是不可分割的两个方面，即在五行相生之中，同时寓有相克；反之，在五行相克之中，同时寓有相生，也即生中有克，克中有生。如在相生关系中，“生我”和“我生”两者之间存在着相克关系，以土为例，“生我”者为火，“我生”者为金，而火克金。在相克关系中，“克我”和“我克”的两者之间存在着相生关系，以火为例，“克我”者为水，“我克”者为金，而金生水。如果只有相生而无相克，就不能维持事物正常的相对平衡协调；若只有相克而无相生，则没有事物的发生和成长，所以相生与相克是一切事物维持相对平衡的两个必不可少的条件。只有在相互作用、相互协调的基础上，才能促进事物的生化不息。这种整体的调节作用可以防止太过和不及，从而维持事物的协调和平衡。五行生克制化关系见图 2-3。

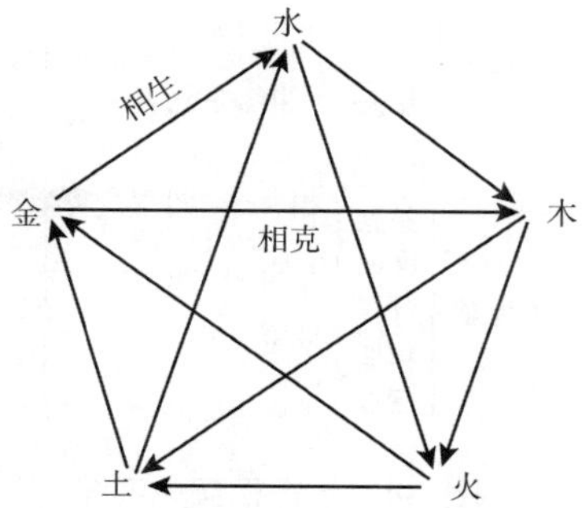

图 2-3　五行生克制化关系图
（外五边形表示相生关系，内五角星表示相克关系）

（四）五行的相乘相侮

五行的相乘相侮，是五行之间正常的相克制化关系遭到破坏后，出现的异常相克现象。

1. 相乘　是指五行中的某一行对另一行过度克伐、制约，是相克太过的反常现象。

次序（规律）：木乘土，土乘水，水乘火，火乘金，金乘木。相乘与相克的次序是一致的，只不过相乘是相克过度，超出了正常范围，达到了病理程度。

导致相乘的原因有太过或不及（或虚弱）两个方面。一是五行中的某一行过于强盛（太过），就会对被克伐的一行过度克伐、制约，进而导致被克一方的虚弱。如木气过盛，对土克制太过，土本不虚，但难以承受木的过度克伐、制约，而造成土的虚弱或不足。二是五行中的某一行过于虚弱，不能承受克制它的一方对它的正常克伐、制约，使对方相对亢盛，产生过度克制。如土本虚弱，则使木相对亢盛，对土的克伐、制约力量相对增强，使土更加虚弱，这种相乘现象，称为“土虚木乘”。

2. 相侮　是指五行中的某一行对“克我”的一行反向克伐、制约。相侮又称反克、反侮。相侮同相乘一样，也属于病理的、反常现象。

次序（规律）：木侮金，金侮火，火侮水，水侮土，土侮木，即相侮的次序与相克、相乘的次序相反。

导致相侮的原因也有太过或不及（或虚弱）两个方面。一是五行中的某一行过于强盛（太过），就会对原来“克我”的一行进行反向克伐、制约。如木气过盛，不仅不受金的克伐、制约，反而对金进行反克，称为“木侮金”。二是五行中的某一行过于虚弱，不仅不能克伐、制约应克的一行，反而受到被克一行的反克。如金过度虚弱，不仅不能克木，反而被木反侮，称为“金虚木侮”。

相乘与相侮两者间的主要联系是：在发生相乘时，也可同时发生相侮；发生相侮时，也可同时发生相乘。如木过盛时，既可乘土，又可侮金；金虚时，既可受到木的反侮，又可受到火乘。故《素问·五运行大论》说：“气有余，则制己所胜而侮所不胜；其不及，则己所不胜侮而乘之，己所胜轻而侮之。”

（五）五行的母子相及

五行的母子相及，是五行之间正常的相生关系遭到破坏后，出现异常的病理现象，包括母病及子和子病及母两种情况。

1. 母病及子　是指五行中某一行异常，累及其子行，而导致母子两行都异常。母病及子一般是在母行虚弱的情况下，引起子行亦不足，导致母子两行皆不足。如水为母，木为子，水不足则不能生木，导致母子两行俱虚，水竭木枯。

2. 子病及母　是指五行中某一行异常，影响其母行，导致子母两行都异常。子行太过，引起母行亦亢盛，导致子母两行皆亢盛。如火为子，木为母，火旺引起木亢，导致木火俱亢，这种情况称为子

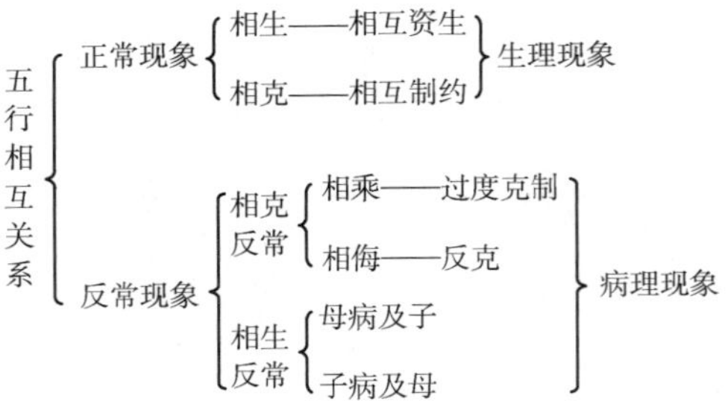

图2-4 五行相互关系图

病犯母；子行不足，累及母行，引起母行亦不足，导致子母两行俱不足，如木为子，水为母，木不足引起水亏，导致木水俱不足，这种情况称子病及母（子盗母气）。

总之，相生与相克属于生理现象，相乘相侮与母子相及属于病理现象。现将五行相互关系的基本内容归纳成图2-4。

考点：五行学说的基本内容

三、五行学说在中医学中的应用

五行学说在中医学中的应用，主要有以下4个方面。

（一）说明脏腑的生理功能及其相互关系

1. 说明五脏的生理功能 五行学说将人体的内脏分别归属于五行，以五行的特性来说明五脏的生理功能特性：木可曲可直，枝叶条达，有升发、伸展、舒畅的特性，而肝主疏泄气机，喜条达而恶抑郁，故以肝属木。火性温热，其性炎上，而心阳有温煦作用，故以心属火。土性敦厚，有生化万物的特性，而脾有运化水谷，输送水谷精微，营养五脏六腑、四肢百骸之功，为气血生化之源，故以脾属土。金性清肃、收敛，而肺气主肃降，故以肺属金。水性润下，有滋润、闭藏的特性，而肾有主藏精、主水滋养全身的作用，故以肾属水。

2. 说明脏腑之间的相互关系 人体是一个统一的有机整体，各脏腑组织之间互相联系、互相影响，尤其是五脏的功能活动不是孤立的，而是相互联系的。

（1）五脏之间具有相互资生的关系 因木生火，故肝木济心火，即肝藏血功能正常，可使心有血可主，而有助于心主血脉功能的正常发挥。因火生土，故心火温脾土，即心阳之热以温脾土，有助于脾主运化功能的正常发挥。因土生金，故脾能上助肺金，即脾主运化水谷，化生气血，传输精微以充肺，资生、助长肺气。因金生水，故肺金能下助肾水，即肺主清肃，有助于肾纳气、藏精。因水生木，故肾水滋养肝木，即肾藏精，精可化血，以滋养肝血，肾阴可滋养肝阴。

（2）五脏之间具有相互制约的关系 肾属水，心属火，而水克火，故肾水能制约心火，以防心火上炎。心属火，肺属金，而火克金，故心火能制约肺金，防止其清肃太过。肺属金，肝属木，金克木，故肺金能制约肝木，以防肝阳上亢。肝属木，脾属土，木克土，故肝木可制约脾土，以防脾土壅滞。脾属土，肾属水，土克水，故脾土能制约肾水，以防肾水泛滥。

3. 把人体组织结构分成五大系统 在运用五行学说对五脏进行五行归类的基础上，中医将人体的组织结构（如五体、五官）分属五行，形成了以五脏为中心、以五腑（包括胆、小肠、胃、大肠、膀胱）为配合的五大系统，并且以五行的特性和联系来阐释它们之间的特性和联系，进一步体现了机体内部或本身的整体性，从而为藏象学说奠定了理论基础。

4. 说明人与自然界的关系 事物属性的五行归类，除了将人体的脏腑组织结构分属于五行之外，同时也将自然界的有关事物和现象，如五方、五季、五味、五色等也分属于五行。这样，就将人与自然界联系起来。如春应于东方，风气主令，故气候温和，气主生发，万物资生。人体肝气与之相应，肝气旺于春。所以，《黄帝素问直解》曰："随天之五气，地之五行，人之五脏，而应象者也。故为苍、为角、为呼、为握、为目、为酸、为怒，惟东方风木之肝脏为然耳。"这样，就将人体肝系统和自然界春木之气统一起来。

综上所述，五行学说在生理方面的应用可以概括为以下三点。第一，五脏配五行，五脏又联系着各自所属的五体、五官、五志等，从而把机体各部分联结起来，形成了以五脏为中心的生理病理体系，体现了人体的整体观。第二，根据五行生克制化规律，阐释机体肝、心、脾、肺、肾五个系统之间相互联系、相互制约的关系，进一步确立了人体是一个有机整体。第三，以五脏为中心的五行归属，以自然界有关事物和现象的五行分属，进而说明人体与外界环境之间的整体性、统一性。

（二）说明五脏病变的相互影响

五脏之间不仅在生理上相互联系，在病理上也相互影响。一脏有病，可以传至他脏，这种病理上的相互影响称为“传变”。以五行学说来说明五脏疾病的传变，可分为相生关系的传变和相克关系的传变。

1. 相生关系的传变 包括母病及子和子病及母两个方面。

母病及子，是指疾病的传变，从母脏传及子脏。如肾属水，肝属木，水能生木，故肾为母脏，肝为子脏，肾病及肝，即母病及子。临床上常见的肝肾精血不足和水不涵木都属于母病及子的范畴。由于肾精不足，日久引起精不化血，累及肝，致使肝血不足，从而形成肝肾精血不足；或肾阴不足，不能滋养肝木，致使肝阴不足，导致肝肾阴虚、肝阳上亢，则称为水不涵木。

子病及母，是指疾病的传变，从子脏传及母脏。如肝属木，心属火，木能生火，故肝为母脏，心为子脏，心病及肝，即子病犯母，或称子盗母气。临床上常见的心肝血虚和心肝火旺，都属于子病及母的范畴。由于心主血，肝藏血，若心血不足，可累及肝，使肝无所藏，而致肝血不足，从而形成心肝血虚；若心火旺盛，火性燔灼，日久可累及肝，引动肝火，从而形成心肝火旺。

2. 相克关系的传变 包括相乘和相侮两个方面。

相乘是相克太过为病。其原因当责之于一方力量过强或另一方力量不及。如以肝木和脾土的相克关系而言，正常生理状态下，肝木克脾土，因肝主疏泄，条畅气机，可以制约脾土的壅滞。在病理情况下，若先有肝病，致肝气亢盛，横逆犯脾犯胃，对脾胃制约、克制太过，从而影响到中焦脾胃的气机和纳运功能，称为木乘土，临床上此证又称为肝脾不和或肝气犯胃。反之，若脾气先虚，不能耐受肝气的克制，称为土虚木乘。

相侮是反克为病。其原因也当责之于一方力量过强或另一方力量不及。以肺金克肝木为例，正常生理状态下，肺金克肝木，因肺气肃降，可以制约肝气升发太过。在病理情况下，若肝火上亢，销铄肺金，则称为木侮金，又称木火刑金，临床表现既有肝火过旺之证，又有肺失清肃之候，其病证是由肝传肺而致。反之，若由于肺金不足，不能制约肝气，反受其侮，则称为金虚木侮。

总之，五脏之间的病理影响及其传变规律，都可用五行生克乘侮关系来说明。如肝病传心，称为母病及子；传肾，称为子病及母，这是按相生规律传变的。若肝病传脾，称为木乘土；传肺，称为木侮金，这是按乘侮关系传变的。

（三）用于疾病的诊断

人体是一个有机联系的整体，内脏有病可以反映到体表，即《灵枢·本脏》云：“有诸内者，必形诸外”“视其外应，以知其内脏，则知所病矣”。当内脏有病时，人体内脏功能活动及其相互关系的异常变化，可以反映到体表相应的组织器官，从而表现出色泽、声音、形态、脉象等诸方面的异常变化。五脏与五色、五音、五味等在五行属性归类上有了一定的联系，为诊断疾病奠定了理论基础。因此，在临床诊断疾病时，就可以根据望、闻、问、切四诊所得的临床资料，联系五行的所属及其生克乘侮的变化规律来推断病情。如面见青色，喜食酸味，脉见弦象，可以诊断为肝病；面见赤色，口味苦，脉象洪，可以诊断为心火亢盛；脾虚之人，面见青色，为木气乘土等。

（四）用于疾病的治疗

五行学说运用于中医临床治疗，主要体现在以下四个方面。

1. 指导脏腑用药 不同药物，有不同的颜色与气味。色有青、赤、黄、白、黑“五色”，味有酸、苦、甘、辛、咸“五味”。根据五行归属理论，青色、酸味入肝；赤色、苦味入心；黄色、甘味入脾；白色、辛味入肺；黑色、咸味入肾。如白芍、山茱萸味酸，入肝经，以补肝；黄连味苦，以泻心火；

白术色黄，味甘，以补益脾气；石膏色白，味辛，入肺经，以清肺热；玄参、熟地黄色黑，味咸，入肾经，以滋养肾阴等。但这种用药方法是较片面的，临床脏腑用药，除色味外，必须结合药物的四气（寒、热、温、凉）和升降浮沉等理论综合分析，辨证用药。

2. 指导控制疾病的传变 疾病的发生、发展，有时可按五行的相乘、相侮规律传变，因此，在治疗疾病时，除了对所病的本脏进行治疗之外，还应根据五行的生克乘侮规律来考虑本脏和其他各脏腑之间的相互关系，以控制疾病的传变，达到治疗疾病的目的。如肝有病，易致肝气旺，易通过相乘关系而影响到脾致脾病。因此，在治疗肝病的同时，应在方药中佐加一些益气健脾药物以健脾，以防肝之病气向脾传变，同时将病气局限于肝，而有利于肝病的治疗和痊愈。正如《难经·七十七难》所说："见肝之病，则知肝当传之与脾，故先实其脾气。"实其脾气，就是健脾、补脾之意。

3. 指导确定治则、治法

（1）根据相生关系确定治疗原则和方法

1）治疗原则：根据相生关系确定的基本治则是补母和泻子，即"虚则补其母，实则泻其子"。补母，即"虚则补其母"，主要用于子母关系的虚证。如肾阴不足，不能滋养肝木而致肝阴不足者，称为水不涵木。治疗时，不直接治肝而补肾虚。因为水生木，而肾为肝之母，肝为肾之子，所以补肾水可以滋肝木。又如肺气虚弱发展到一定程度，可影响到脾，使脾气虚；或脾虚气弱之人，日久累及肺致肺气虚，均通过健脾益气，加强或促进脾的运化功能而达到补益肺气的治疗作用。因为土生金，而脾土为肺之母，肺金为脾之子，所以，临床上可以通过补益脾气而达到补益肺气，治疗肺气虚弱的目的。这些虚证均利用母子关系来治疗，因补母能令子实。又如针灸疗法，凡是虚证，可补其所属的母经和母穴。泻子，即"实则泻其子"，主要用于母子关系的实证。如由于心火炽盛，日久所致的心肝火热证，可采用泻心法，泻心火有助于泻肝火。这是因为肝与心之间，肝为心之母，心为肝之子，肝火是由心火所引起。针灸疗法，凡是实证，可泻其所属的子经和子穴。

2）根据相生规律确定的治疗方法，常用的有以下几种。①滋水涵木法：是指通过滋养肾阴来涵养肝阴的方法，又称滋肾养肝法、滋养肝肾法，适用于肾阴亏损而致肝阴不足，以及肝阳上亢者；②益火补土法：是指通过温壮肾阳而达到温补脾阳的一种方法，又称温肾健脾法，适用于脾肾阳虚证；③培土生金法：是指通过补益脾气而达到补益肺气的方法，又称补养脾肺法，适用于脾肺气虚证；④金水相生法：是指通过肺肾同补以滋养肺肾之阴的一种疗法，又称滋养肺肾法，适用于肺肾阴虚证。

（2）根据相克规律确定治则、治法

1）治疗原则：根据相克关系确定的基本治则不外乎抑强和扶弱。①抑强：用于相克太过。如肝气横逆，犯胃乘脾，出现肝脾不调、肝胃不和之证，称为木旺乘土，治疗以疏肝、平肝为主。②扶弱：用于相克不及。如肝虚弱，疏泄失常，影响脾胃健运，称为木不疏土。治宜和肝为主，兼顾健脾。

2）根据相克规律确定的治疗方法，常用的有以下几种。①抑木扶土法：是通过疏肝健脾来治疗肝旺脾虚的一种方法，又称疏肝健脾法，适用于肝郁脾虚证。②培土制水法：是指通过温运脾阳来治疗脾虚水停的一种方法，又称温肾健脾法，适用于脾虚水泛证。若肾阳虚衰，不能温煦脾阳，则肾不主水，脾不制水，水湿不化，治当温肾为主，兼顾健脾。③佐金平木法：是通过清肃肺气以抑制肝气的一种治疗方法，又称泻肝清肺法。临床上多用于肝火偏盛，影响肺气清肃之证。④泻南补北法：是指通过泻心火与补肾水相结合的一种治疗方法，又称滋阴降火法、泻火补水法，适用于心肾不交证。

五行学说在临床治疗中应用广泛，不仅对药物治疗具有重要指导意义，同时也深刻影响着针灸等疗法的理论与实践。

在针灸疗法中，十二经脉四肢末端的穴位亦分属于五行，即井、荥、输、经、合五种穴位分属于木、火、土、金、水，临床上即可根据不同病情，运用五行生克规律进行选穴针刺治疗。

4. 指导情志疾病的治疗　情志产生于五脏，分属于五行，故情志之间也存在着相生和相克的关系。在精神疗法中，临床上可以运用情志之间的相互制约关系而达到治疗目的。如“怒伤肝，悲胜怒”“喜伤心，恐胜喜”“思伤脾，怒胜思”“忧伤肺，喜胜忧”“恐伤肾，思胜恐”等，即运用五行相克关系来调整情志，从而达到治疗情志病的目的。

考点：五行学说在中医学的运用

第3节　阴阳学说和五行学说的关系

阴阳学说和五行学说均属于我国古代朴素唯物辩证法范畴。阴阳五行学说用于整个中医学领域，以解释人体的生理、病理表现，疾病的诊断、治疗与预防，贯穿于中医学理论的各个方面，成为构建中医学理论体系的指导思想，促进了中医学理论体系的形成和发展，因此也成为中医学理论体系的重要组成部分。阴阳学说和五行学说虽是两种各具特点的学说，但两者之间是互相联系的。

这两种学说虽然以各自的属性和联系的法则为理论准绳，但均以临床可见的各种生理、病理现象为客观指标去分析、研究、探讨和阐释人体内脏腑、经络等的生理功能和病理变化，在解释人体和自然界的复杂现象时必须将两者结合起来运用。在中医学，论阴阳通常联系到五行，言五行则必及阴阳。如在探讨脏腑功能时，脏腑分阴阳，每一脏腑中再分阴阳，阴阳两者之间保持相对的平衡协调，同时其中存在着五行的生克制化关系，才使其脏腑的正常生理得以维持。反之，以五行的生克制化关系来探讨五行之间的相互关系时，又离不开脏腑阴阳之间的相互关系。因此，在充分研究和探讨脏腑生理活动和病理变化时，必须把阴阳和五行结合起来，才有利于正确认识脏腑之间的相互关系。

同时，我们还必须认识到，任何哲学都是一定社会历史发展阶段的产物。阴阳五行学说，因受历史条件的限制，有一定的局限性，特别是五行的生克乘侮关系具有机械性，不能完全套用。虽然阴阳五行学说至今仍是中医理论体系的基本内容，但在研究人的生命活动、人体的生理功能和病理变化时，不能仅停留于阴阳和五行的抽象概念，而应以历史唯物主义和自然辩证法的思想为指导，取其精华，弃其糟粕，以现代科学去研究和发展中医学的基本理论，使它更好地为医疗实践服务。

目标检测

一、名词解释

1. 阴阳　　2. 阴阳消长平衡
3. 阴阳互根互用　　4. 五行
5. 相生　　6. 相克
7. 相乘　　8. 滋水涵木法

二、选择题

【A型题】

1. 阴阳属性的征兆是（　　）
   A. 动静　　B. 水火
   C. 上下　　D. 晦明
   E. 寒热
2. 天地阴阳二气交感是万物发生和变化的（　　）
   A. 结果　　B. 根由
   C. 形式　　D. 物质
   E. 现象
3. “无阳则阴无以生，无阴则阳无以化”说明阴阳的（　　）
   A. 交互感应　　B. 对立制约
   C. 互根互用　　D. 消长平衡
   E. 相互转化
4. 根据阴阳属性的可分性，五脏中属于阳中之阳的脏是（　　）
   A. 心　　B. 肺
   C. 肝　　D. 脾
   E. 肾
5. 根据阴阳属性的可分性，五脏中属于阳中之阴的脏是（　　）
   A. 心　　B. 脾
   C. 肝　　D. 肺
   E. 肾
6. 根据阴阳属性的可分性，一日之中属于阴中之阴的是（　　）

A. 上午　B. 下午
C. 前半夜　D. 后半夜
E. 以上均不是

7. 可用阴阳互根互用来解释的是（　　）
A. 阳胜则阴病　B. 阳病治阴
C. 阴损及阳　D. 重阴必阳
E. 阴虚则阳亢

8. “阴在内，阳之守也；阳在外，阴之使也”，体现了（　　）
A. 阴阳的相互对立　B. 阴阳的互根互用
C. 阴阳的消长平衡　D. 阴阳的相互转化
E. 阴阳的交感互藏

9. “壮水之主，以制阳光”的方法，适用于（　　）
A. 阴虚有热　B. 阳虚有寒
C. 阴盛伤阳　D. 阳盛伤阴
E. 阴阳两虚

10. “阳病治阴”的方法适用于下列何证（　　）
A. 阳损及阴　B. 阳盛伤阴
C. 阴虚阳亢　D. 阳气暴脱
E. 阳虚阴盛

11. 以补阴药为主，适当配伍补阳药的治疗方法属于（　　）
A. 阴中求阳　B. 阳中求阴
C. 阴病治阳　D. 阳病治阴
E. 以上均不是

12. “亢则害，承乃制”说明五行之间的什么关系（　　）
A. 相生　B. 相克
C. 相乘　D. 相侮
E. 制化

13. “见肝之病，知肝传脾”，从五行之间的相互关系来看，其所指内容是（　　）
A. 木疏土　B. 木克土
C. 木乘土　D. 木侮土
E. 土侮木

14. 脾病传肾属于（　　）
A. 相生　B. 相克
C. 相乘　D. 相侮
E. 母病及子

15. 属于子病及母的是（　　）
A. 脾病及肺　B. 脾病及肾
C. 肝病及肾　D. 肝病及心
E. 肺病及肾

16. 根据五行相生规律确立的治法是（　　）
A. 培土生金　B. 佐金平木
C. 泻南补北　D. 抑木扶土
E. 培土制水

17. “泻南补北”法适用于（　　）
A. 肾阴虚而相火妄动　B. 心阴虚而心阳亢
C. 肾阴虚而心火旺　D. 肾阴虚而肝阳亢
E. 肾阳虚而心火越

【B型题】

（第18、19题备选答案）
A. 母病及子　B. 子病及母
C. 相乘　D. 相侮
E. 相克

18. 肝火犯肺属于（　　）
19. 肝气犯脾属于（　　）

（第20～22题备选答案）
A. 益火补土　B. 滋水涵木
C. 培土生金　D. 抑木扶土
E. 金水相生

20. 以泻肝健脾法治疗肝旺脾虚证的治法称为（　　）
21. 以温补肾阳的方法而补脾阳的治法称为（　　）
22. 滋养肺肾法又称（　　）

【X型题】

23. 根据五行相克规律确立的治则是（　　）
A. 抑强　B. 扶弱
C. 虚则补其母　D. 实则泻其子
E. 泻其有余，补其不足

24. 阴阳的互根旨在说明（　　）
A. 阴阳二气是交互感应的
B. 阴阳具有各自的独立性
C. 阴阳是对立统一的
D. 阴和阳任何一方都不能脱离对方而单独存在
E. 阴和阳都以对方作为自己存在的前提和条件

25. 相生关系的传变包括（　　）
A. 母子关系　B. 母病及子
C. 子病及母　D. 传其所胜
E. 传其所不胜

26. 相克关系的传变包括（　　）
A. 传其所胜　B. 母病及子
C. 子病及母　D. 传其所不胜
E. 所胜所不胜关系

27. 五行中某一行太过或不及，均可引起（　　）
A. 相生　B. 相克
C. 相乘　D. 相侮
E. 制化

三、简答题

1. 如何分析事物或现象的阴阳属性？
2. 阴阳学说的基本内容包括哪些？
3. 何谓“生我”“我生”“克我”“我克”？举例说明之。
4. 根据五行相生相克规律确立的基本治法有哪些？
5. 如何运用阴阳理论来概括分析药物的性味及功能？
6. 如何运用五行生克理论调控疾病的传变？

（蔡荣潮）

第3章
藏象学说

学习目标

1. 知识目标：掌握五脏、六腑的生理功能，五脏的系统联系；熟悉六腑的生理特性，脏与脏的关系；了解脏与腑的关系，腑与腑的关系。

2. 能力目标：能够运用藏象学说分析人体各脏腑的生理功能及病理变化，具备将藏象学说理论应用于临床实践的能力。

3. 素质目标：培养中医临床思维能力，中医传承和创新能力；树立为患者提供精准的服务意识。

藏象，也称脏象。“藏象”一词，首见于《素问·六节藏象论》。“藏”，指藏于体内的内脏；“象”，是征象或形象，意指内脏生理、病理所表现于外的征象。所谓“藏象”，是指藏于体内的脏腑生理活动和病理变化所表现于外的征象。

藏象学说是研究脏腑形态结构、生理功能、病理变化及其相互关系的学说。它认为人体以五脏为中心，与六腑相配合，以精气血津液为物质基础，通过经络将五脏六腑、形体官窍联系沟通，构成五个功能活动系统。这五个系统之间不仅紧密联系，而且受天地四时阴阳及社会因素的影响，从而使人体局部与局部、局部与整体、人体与外界环境成为密切相关的统一体，这充分体现了中医学从内知外、以象测脏的思维方法，使其成为脏腑辨证的重要理论依据。

脏腑是人体内脏的总称，根据生理功能和形态特点，脏腑可分为五脏、六腑和奇恒之腑三类。

五脏：心、肝、脾、肺、肾合称五脏。从形象上看，五脏属于实体性器官；从功能上看，五脏是主“藏精气”，即化生和贮藏精、气、血、津液等精微物质，主持复杂的生命活动。所以说，“五脏者，藏精气而不泻也，故满而不能实”（《素问·五脏别论》）。

六腑：胆、胃、小肠、大肠、膀胱、三焦合称六腑。从形象上看，六腑属于管腔性器官；从功能上看，六腑是主“传化物”，即受纳和腐熟水谷，传化和排泄糟粕，主要是对饮食物起消化、吸收、输送、排泄的作用。所以说，“六腑者，传化物而不藏，故实而不能满也”（《素问·五脏别论》）。

奇恒之腑：脑、髓、骨、脉、胆、女子胞合称奇恒之腑。奇者，异也；恒者，常也。奇恒之腑，即异于寻常的脏腑。因形态似腑而功能似脏，其主要功能并不直接受纳和传化水谷，而具有类似于五脏贮藏精气的作用。似脏非脏，似腑非腑故称为奇恒之腑。

第1节 五　脏

一、心

心位于胸腔偏左，两肺之间，膈膜之上，其形圆而下尖，如未开的莲花，外有心包裹护。心在五脏六腑中居于首要地位，起着主宰人体精神情志、协调脏腑功能的作用，故称心为“君主之官”“五脏六腑之大主”。

（一）心的生理功能

1. 主血脉 主，即主持、主宰之意；脉，即脉管，是容纳和运输血液的通道，又称“血之府”。心主血脉，指心具有推动血液在脉管内运行以营养全身的功能。

心脏推动血行的动力来源于心气，它推动血液在脉管内按一定方向流动，从而运行周身，维持各脏腑组织器官的正常生理活动。因此，心气旺盛，心血充盈，脉道通利是心主血脉功能正常发挥的最基本前提条件。心的气血充足，脉道通利，则见面色红润光泽、舌体淡红、脉象和缓有力有节律。若心的气血不足，脉管不充，则见面色苍白无华、心悸、舌淡白、脉象细弱无力等，甚则行血无力，发生瘀滞，血脉受阻，则见面色青紫、胸闷、心前区闷痛或刺痛、舌青紫或有瘀斑瘀点、脉象细涩或结代等。由此可见，心主血脉的功能可以从面色、舌、脉搏、胸部的感觉等方面反映出来。

2. 主神志 即心主神明，又称心藏神。神有广义和狭义之分。广义的“神”是指人体生命活动的外在表现，是对生命活动的高度概括，如人体的形态、面色、眼神、言语、反应等。狭义的“神”是指人的精神、意识、思维活动等。

心主神志，是指心具有主持人的精神、意识及思维活动以及其外在表现。心藏神，为人体生命活动的中心。其生理作用有二：一是主精神、意识、思维活动。在正常情况下，心接受和反映客观外界事物，进行精神、意识、思维活动，即心具有接受和处理外来信息的作用；二是主宰生命活动。《饮膳正要·序》谓：“心为一身之主宰，万事之根本。”五脏六腑在心的统一指挥下，才能统一协调，进行正常的生命活动。《灵枢·邪客》谓：“心者，五脏六腑之大主也，精神之所舍也。”故称心为“君主之官”。

心主神志与主血脉关系密切。血液是神志活动的物质基础之一。因此“心主血脉”为“心主神志”提供了物质基础；反之，心又可接收外来信息，并作出正确反应，对“心主血脉”的功能发挥有促进作用。心的气血充盛，心神得养，神志活动才能正常，进而精神振奋，神志清晰，思维敏捷，反应迅速，能与外界环境协调统一。若心的气血不足，神失所养，则表现为失眠、多梦、健忘、神志不宁；若血中有热，扰动心神，则表现为烦躁、谵语，甚至昏迷、不省人事；若痰火扰动心神，神志混乱，则表现为狂躁不安、哭笑无常、打人毁物、登高而歌、弃衣而走等神志活动的异常表现。

考点：心的生理功能

（二）心的系统联系

1. 心合小肠 心与小肠以经脉相互属络，构成表里关系。

2. 在体合脉，其华在面 脉，指血脉。心在体合脉，是指全身的血脉统属于心。心气充沛，心血充盈，则脉搏和缓有力、节律调匀。若心气虚弱，心血不足，则脉搏细软、结代无力。华，即光彩、光华之义。其华在面，是指心的气血的盛衰可以从面部的色泽变化反映出来。由于面部的血脉极其丰富，全身血气皆上注于面，故心的精气盛衰及其生理病理，皆可显露于面部的色泽变化。心气旺盛，血脉充盈，则见面部红润光泽。若心的气血不足，则见面色淡白无华；心血瘀阻，则见面色晦暗或青紫；心火亢盛，则见面色红赤。

3. 开窍于舌 开窍，是指脏腑与体表官窍之间的特定联系。心开窍于舌，是指心之别络上系于舌，心之气血也循经上注于舌，使舌能正常发挥主司味觉和表达语言的功能，故舌为心之外候，又称“舌为心之苗”。舌体血管丰富，外无表皮覆盖，故舌色能灵敏地反映心主血脉的功能状态。各种感觉运动及语言表达皆与心神有关。因此，观察舌的变化可以测知心主血脉及心藏神的功能。心的功能正常，则舌质淡红柔软灵活、味觉灵敏、语言流利。若心血不足，则舌质淡白；心火上炎，则舌尖红赤，甚至舌质糜烂生疮；心血瘀阻，则舌质紫暗或有瘀斑；热入心包或痰迷心窍，则见舌强语謇。

4. 在志为喜 志，指情志。喜，是人体对外界刺激所引起的高兴、快乐的反应，有益于身心健康。心气充沛，心血充盈，心神正常，则精神愉悦、心情舒畅。若心气不足，神失所养，则见悲忧欲哭；痰火内扰，心神失常，则见喜笑不休；喜乐过度，可使心气涣散，神志不宁，注意力难以集中，甚至累及其他脏腑。

5. 在液为汗 汗是体内津液经阳气的蒸化而从腠理排于体表的液体。津液为血液的主要组成部分，汗为津液所化，津液和血液同出一源，故有“津血同源”“血汗同源”之说。而血又为心所主，故有“汗为心之液”之称。若汗出过多，不但损伤津液，亦常损伤心气、心血，而见心悸、气短、面色淡白、神疲乏力，甚则亡阳肢厥。

考点：心的系统联系

案例3-1

王某，男，49岁，农民。患者自述失眠5天，感心胸烦热、口渴，小便黄而少，大便干，舌尖糜烂疼痛，舌红苔黄，脉滑数有力。

问题：1.病在何脏？

2.试分析其病理变化。

附：心　包

心包又称心包络，是心的外膜，具有保护心脏的作用。故外邪侵袭于心，心包常先受邪。如热邪内陷，出现神昏、谵语等心神的病变，常称为热入心包。实际上，心包受邪所出现的病证与心是一致的，故在临床上辨证与治疗亦是相同的。

二、肺

肺，位居胸中，左右各一，其位最高，覆盖五脏六腑，因此有“华盖”之称。因肺叶娇嫩，不耐寒热，易受邪侵，故为“娇脏”。

（一）肺的生理功能

1. 主气、司呼吸 肺主气，是指肺有主持人体之气的功能，包括主呼吸之气和主一身之气两个方面。

（1）主呼吸之气 是指肺通过呼吸运动，吸入自然界的清气，呼出体内的浊气，实现机体与外界环境之间的气体交换，以维持人体的生命活动。肺的呼吸功能正常，则浊气得出，清气得入，呼吸均匀通畅。若因各种原因导致肺的呼吸功能失常，则会出现咳嗽、呼吸不利、胸闷、喘促等。

（2）主一身之气 是指肺有主持、调节全身各脏腑经络之气的作用。肺主一身之气体现在两个方面：一是气的生成方面。肺参与一身之气的生成，特别是宗气的生成。人体通过肺的呼吸运动，吸入自然界的清气与脾胃化生的水谷精气相结合而生成宗气。宗气积聚于胸中，上出咽喉促进肺的呼吸运动；贯通心脉能促进气血运行；沿三焦下行丹田以资元气。因此，肺呼吸功能健全与否，不仅影响宗气的生成，也影响着全身之气的生成。二是对全身气机的调节方面。所谓气机，是指气的运动，升降出入是其基本的运动形式。肺有节律的一呼一吸，实际上是气升降出入运动，这对全身之气的升降出入起着重要的调节作用。

肺主一身之气的功能正常，则各脏腑之气旺盛，气机条畅。反之，肺主一身之气的功能失常，会影响宗气的生成和全身之气的升降出入运动，表现为少气不足以息、声低气怯、肢倦乏力、胸闷、喘促等气虚、气滞之候。

2. 主宣发与肃降 所谓宣发，即宣布、发散之意。肺主宣发，是指肺具有向上升宣和向外布散的生理功能。肃降，清肃下降之意。肺主肃降，是指肺气向下、向内的通降和使呼吸道保持洁净的作用。宣发与肃降是肺气升降出入运动的具体表现形式。

（1）肺主宣发的功能 主要体现在以下三个方面：其一是通过肺的呼吸运动排出体内浊气；其二是将脾转输的水谷精微和津液向上、向外布散全身，以滋润和濡养脏腑器官、四肢百骸；其三是宣发卫气布散全身，外达肌表，以护卫肌表防止外邪侵袭，主司腠理开合，促进汗液的排泄，并维持体温的相对恒定。若肺失宣散，即可出现咳嗽、咳痰、喘促、胸闷、鼻塞、喷嚏和无汗等症状。

（2）肺主肃降的功能　主要体现在以下三个方面：其一是通过肺向下通降作用吸入自然界清气；其二是将脾转输来的水谷精微和津液向下、向内布散，并将代谢后的水液下降于肾，生成尿液，经膀胱排出体外；其三是肃清肺和呼吸道内的异物，以保持其洁净和通畅。若肺的肃降功能失职，则可出现咳嗽、咯痰、喘促、胸闷、呼吸表浅等病理现象；或津液输布障碍，而见痰饮、水肿或小便不利等症。

肺的宣发和肃降功能是既对立又统一的矛盾运动。在生理情况下，两者既相互制约，又相互配合、相互协调，在不断地运动中维持相对平衡，从而使肺的各种生理功能得以正常发挥，表现为呼吸均匀通畅，水液输布升降有序等。在病理情况下，两者也常相互影响，导致宣发和肃降功能失去平衡协调，发生“肺气失宣”“肺失肃降”等病变，出现胸闷、咳嗽、喘息等症状。

3. 主通调水道　通，即疏通；调，即调节；水道，即水液运行和排泄的通道。肺主通调水道，指肺的宣发和肃降对体内水液输布、运行和排泄起疏通及调节作用。主要体现在以下两个方面：一是通过肺气的宣发作用，将津液向上、向外输布于脏腑器官与皮毛，以发挥其充养、润泽的生理功能；并将代谢后的水液以汗的形式排泄；二是通过肺气的肃降作用，将津液向内、向下输送，内养脏腑组织；并将脏腑组织代谢所产生的浊液下达于肾，通过肾和膀胱的作用，生成尿液，排出体外。正因为水液的运行和排泄都与肺的宣发及肃降有关，故有“肺主行水”“肺为水之上源”之说。病理上，如果肺的宣降功能失常，通调水道失职，则可发生水液输布和排泄障碍，出现小便不利、痰饮、水肿等。

4. 朝百脉、主治节　朝，朝向、聚会之意；百脉，泛指全身的血脉。肺朝百脉是指全身的血液都通过经脉会聚于肺，通过肺的呼吸，进行体内外清浊之气的交换，然后将富含清气的血液输送至全身，即肺协助心脏以行血液。若肺气虚弱，行血无力，则血脉瘀滞，出现心悸、胸闷、唇青舌紫等症。

治节，即治理调节。肺主治节是指肺辅助心脏治理调节全身气、血、津液及脏腑生理功能的作用。肺的治节作用，主要体现在四个方面：一是调节呼吸功能；二是治理和调节全身气机的升降出入运动；三是辅助心脏，推动和调节血液的运行；四是治理和调节津液的输布、运行与排泄。由此可见，肺主治节是对肺的主要生理功能的概括。若肺主治节的功能失常，则可出现呼吸、水液代谢、气血运行的异常，进而影响到全身相应脏腑的功能。

考点：肺的生理功能

（二）肺的系统联系

1. 肺合大肠　肺与大肠通过经脉相互属络，构成表里关系。

2. 在体合皮，其华在毛　“合”，即配合之意。皮毛，包括皮肤、汗腺、毫毛等组织，为一身之表，具有防御外邪、分泌汗液、辅助呼吸、调节体温及感觉等功能。肺与皮毛的相合关系，主要体现在下述两个方面：一是肺主气。肺具有宣发卫气，输精津于皮毛等生理功能，从而滋润、温养皮毛；二是皮毛与肺配合，协调肺的呼吸作用。皮毛汗孔的开合，具有宣散肺气和调节呼吸的作用。所以肺气宣发功能正常，则皮肤固密、毫毛润泽、抗御外邪的能力较强。在病理方面，若外邪伤人，常先从皮毛而入，首先影响到肺的生理功能，出现恶寒、发热、鼻塞、咳嗽等症状；若肺气虚弱，宣发功能失职，卫气、精津布散障碍，则肌肤憔悴、皮毛枯槁；或不能宣发卫气于肌表，肌表失固，抗病能力低下，可见自汗、易感受外邪；若肺气闭塞，毛窍闭敛，则可出现无汗而喘等症状。

3. 开窍于鼻　鼻为呼吸之气出入之通道，与肺直接相连。鼻的通气、嗅觉和助发音功能主要依赖于肺气的宣发作用。肺气调和，则鼻窍通畅，呼吸通利，嗅觉灵敏、发音清晰。肺或鼻发生病变时，常相互影响。若邪气犯肺，肺气失宣，则肺窍不利，可见鼻塞声重，流涕，不闻香臭等；外邪侵袭，则常从口鼻而入，引发肺部病变；鼻的症状亦多从肺论治。

4. 在志为忧（悲） 忧悲过度，易伤肺气，可见少气懒言、呼吸气短、体倦乏力等肺气不足之症。反之，当肺气虚损或肺失宣降，机体对外来非良性刺激的耐受能力下降，而易产生悲忧的情绪变化。

5. 在液为涕 涕是由鼻黏膜分泌的黏液，并有润泽鼻窍的功能。肺气充足，则鼻涕润泽鼻腔而不外流。若肺寒，则鼻流清涕；肺热，则涕黄浊；肺燥，则鼻干少涕。

考点： 肺的系统联系

案例3-2

林某，男，25岁，职员。患者4天前出现咳嗽、咳黄稠痰，恶风发热，口渴，咽干痛，鼻流黄涕，舌尖红、苔薄黄，脉浮数。

问题： 1. 病在何脏？

2. 试分析其病理变化。

链接 人民英雄——国医大师张伯礼

张伯礼，中国工程院院士，国医大师。他一生致力于中医药现代化研究，推动中医药走向世界，为中医药事业传承、创新、发展作出重大贡献。2020年2月新型冠状病毒肺炎疫情袭来之时，年逾七旬的他逆行出征武汉，率领团队深入病区，在临床实践中，他坚持中医辨证论治原则，结合现代医学知识，创新性地制订诊疗方案，取得显著疗效，为全球抗疫贡献了中医药智慧。在武汉时，因过度劳累引发胆囊旧疾需要手术，他摘胆不下一线，坚守武汉，用实际行动诠释了医者仁心的真谛。2020年8月，张伯礼被授予“人民英雄”国家荣誉称号；2022年2月获授予“国医大师”称号。

三、脾

脾位于中焦，膈膜之下，与胃以膜相连，为气血生化之源，人体脏腑百骸皆赖脾之濡养，故称脾为“后天之本”。

（一）脾的生理功能

1. 脾主运化 运，即转运、输送；化，即消化吸收。脾主运化，指脾具有将水谷化为精微，并将精微物质转输至全身各脏腑组织的功能。

饮食物的消化吸收、转输，是在脾、胃、肝、胆、大肠、小肠等多个脏腑共同参与下的一个复杂的生理活动，其中脾起主导作用。脾的运化功能包括运化水谷和运化水液两个方面。

（1）运化水谷 水谷，泛指各种饮食物。运化水谷，是指脾对饮食物的消化吸收作用。饮食经口入胃，经过胃的腐熟，初步消化后，下行小肠，在此进行进一步消化，经小肠的分清泌浊，清者通过脾的转输化为水谷精微，上输于肺，由肺注入心脉化为气血，再通过经脉输送全身，以营养各组织器官；浊者下传大肠，化为粪便排出体外。总之，脾主运化水谷，包括了消化水谷、吸收转输精微并将精微转化为气血的重要生理作用。

水谷精微是人体出生后生长、发育和维持生命活动所必需的营养物质的主要来源，是化生气血的主要物质基础，而气血津液的化生与充实，则源于脾的运化，故称“脾为后天之本”“气血生化之源”。脾的运化功能正常，则精微化生充足，气血充盛，脏腑组织得以充养。若脾失健运，水谷不化，则可见腹胀、便溏、食欲不振等症状。日久，气血生化不足，则见面色无华、形体消瘦、神疲倦怠、气短乏力等症。

（2）运化水液 是指脾对水液的吸收和转输，调节人体水液代谢的作用。脾在运输水谷精微的同时，还吸收人体所需要的水液（津液）上输于肺，通过心肺而输送至全身，滋养各脏腑组织器官。同时又把各脏腑组织器官利用后的水液，及时转输给肾，通过肾的气化作用形成尿液，下输膀胱，排出体外，从而维持体内水液代谢的平衡。因此，脾是水液代谢的一个重要组成部分。若脾运化水液的功能失常，则会导致水液停滞体内，形成水湿、痰饮等病理产物，而见腹泻、便溏，甚至水肿等症。故《素问·至真要大论》说："诸湿肿满，皆属于脾。"这也就是脾虚生湿、脾为生痰之源和脾虚水肿的发生机制。

脾运化水谷与水液是同时进行的，是同一过程的两个方面，是相互联系、相互影响的，一方面功能失常可导致另一方面的功能失常，故在病理上常互见。

2. 主统血 统，即统摄，控制的意思。脾主统血是指脾有统摄血液在脉中运行而不溢出脉外的作用。

脾统血实质是脾气对血液的固摄作用，由于脾主运化，为气血生化之源，气足则自能摄血。若脾气虚衰，不能化生气血，气虚不足以摄血，则血溢脉外，而导致出血，称为脾不统血，临床可见便血、尿血、崩漏等。由于脾气主升及脾主肌肉，故临床上脾不统血以下部出血及肌衄多见。

3. 主升清 升，指上升、升举；清，指精微物质。一方面，脾主升清是指脾具有将水谷精微等营养物质吸收并上输于心肺及头目，再通过心肺的作用化生气血，以营养全身。其运化功能的特点是以上升为主，故说"脾气主升"。脾主升清是相对胃的降浊而言的，脾宜升则健，胃宜降则和。另一方面，脾气的升举作用，可以维持内脏位置的相对恒定，有防止内脏下垂的作用。若脾气虚弱，不能升清，则头目清窍失养，可见头晕目眩、神疲乏力；若清气不升，滞于中焦，可见腹胀、纳呆；若脾气下陷（又称中气下陷），则可见久泄脱肛甚或内脏下垂等。

考点：脾的生理功能

（二）脾的系统联系

1. 脾合胃 脾与胃通过经络相互属络，构成表里关系。

2. 在体合肌肉、主四肢 是指脾具有运化水谷精微，充养肌肉和四肢，以维持其正常生理功能。若脾失健运，肌肉失养，可致肌肉消瘦、四肢无力，甚则痿软松弛。

3. 开窍于口，其华在唇 脾开窍于口，是指人的饮食、口味等与脾的生理功能密切相关。若脾气健运，则食欲旺盛、口味正常。若脾失健运，则食欲不振、口淡乏味等；若湿热困脾可见口甜黏腻。

其华在唇，是指口唇的色泽变化可反映出脾气的盛衰。因为脾为气血生化之源，脾气健运，化源充足，血脉充盈，则口唇红润光泽；若脾气虚衰，脾失健运，气血不足，则口唇淡白无华。

4. 在志为思 思即思考、思虑，是人体精神意识思维活动的一种状态。正常的思考问题，对机体的生理活动并无不良影响，但思虑过度或所思不遂，可致脾气郁滞，运化失常，而见食欲不振、脘腹胀闷、倦怠乏力、大便稀溏等症。

5. 在液为涎 涎为口津，唾液中较清稀的部分，是由脾气化生、转输布散。具有润泽口腔、保护口腔黏膜，利于吞咽，促进消化的作用。脾气的升清作用可以使涎液上布于口，而不外溢。若脾胃不和，或脾气不摄，则致涎液增多、口角流涎等症。

考点：脾的系统联系

案例3-3

李某，女，35岁，教师。患者1年来经常大便稀溏，饮食稍有不慎就会出现腹痛腹泻，平素食欲不振，食后腹胀，少气懒言，面色萎黄，四肢倦怠消瘦，舌淡边有齿痕、苔白，脉缓弱。

问题：1. 病在何脏？

2. 试分析其病理变化。

四、肝

肝位于腹腔，横膈之下，右胁之内。肝为刚脏，体阴用阳；肝主升主动，被称为“将军之官”。

（一）肝的生理功能

1. 主疏泄 疏泄，即疏通宣泄、通达条畅之意。肝主疏泄，是指肝对人体之气具有疏通宣泄、通达条畅的作用。肝的疏泄正常是机体多种生理功能正常发挥的重要条件。其作用主要体现在以下几个方面。

（1）条畅气机 气机，即气的升降出入运动。人体的脏腑、经络、形体、官窍的功能活动，全赖气的升降出入运动，各种复杂的物质代谢，均在气机的升降出入运动过程中完成。从生理特性而言，肝主升发、性喜条达，这一特性对维持气机疏通畅达具有重要作用。故肝的疏泄功能正常，则气机条畅、气血和调、经络通利，脏腑组织的活动也就正常协调。若肝疏泄功能异常，则可出现两个方面的病理现象：一是疏泄不及，升发不足，通达受阻，气机郁滞，称为肝气郁结，可见胸胁、乳房或少腹胀满不适；二是疏泄太过，升发亢奋，则肝气上逆，血随气涌，多见急躁易怒、头目胀痛、面红目赤、吐血、咯血，甚则卒倒昏厥等症。

（2）调节情志 情志活动由心所主，但分属五脏，是五脏精气和功能活动的外在表现，人的情志活动以五脏精气和功能活动为基础，而五脏的精气和功能又有赖于气机的条畅。肝主疏泄可条畅气机，也可调节人的精神情志活动。肝的疏泄功能正常，气机条畅，气血调和，则精神愉悦，心情舒畅。若肝失疏泄，肝气郁结，则表现为郁郁寡欢、多愁善虑、喜叹息等；疏泄太过，肝气上逆，则表现为精神亢奋、烦躁易怒。

（3）促进消化 肝对脾胃消化吸收功能的促进作用，是通过两个方面来实现的。一是协调脾胃的气机升降。脾主运化，胃主受纳；脾主升清，胃主降浊，共同完成饮食物的消化吸收。肝的疏泄功能是维持脾胃之气升降协调的前提条件。肝的疏泄正常，则升清降浊调和，饮食物的消化吸收也就正常。若肝失疏泄，可致胃失和降，则见恶心、呕吐、嗳气、呃逆、胃脘胀满疼痛等肝胃不和的症状；若肝失疏泄，可致脾失健运，则见腹胀、腹痛、腹泻等肝脾不调的症状。二是调节胆汁的分泌和排泄。胆汁来源于肝，贮藏于胆，胆汁排泄到肠腔内，以助饮食物的消化吸收。肝的疏泄功能促进胆汁的分泌和排泄，帮助脾胃对饮食物的消化吸收。若肝失疏泄，肝气郁结或肝气上逆，可导致胆汁的分泌和排泄异常，引起脾胃的消化吸收障碍，出现胁肋胀痛、口苦纳呆、厌食油腻，甚至黄疸等症。

此外，肝主疏泄，条畅气机还有利于三焦水道的通利，协调水液代谢；调和气血，调理冲任，从而调节妇女的月经及孕育功能；疏泄有度，又可调节男子精液的正常排泄。

2. 主藏血 肝主藏血，是指肝具有贮藏血液和调节血量的功能。

（1）贮藏血液 血液来源于水谷精微，化生于脾而藏于肝。血液生成后，一部分运行于全身，被各脏腑组织器官所利用，另一部分则流入肝而贮藏，以备在应急的情况下使用。肝内贮存一定的血液，既可以濡养自身，以制约肝的阳气而维持肝的阴阳平衡、气血调和，又可以防止出血。

（2）调节血量 人体各部分的血液需要量，常随着不同的生理情况而改变。当机体处于安静状态或情绪稳定时，外周的血量需求相对减少，部分血液便回流至肝并贮藏起来；当人体处于运动状态或情绪激动时，机体各部分的血液需要量增加，于是肝所贮藏的血液向机体的外周输布，以供机体之需。

当肝藏血功能发生障碍时，可出现两种病理情况：一是藏血不足，则分布到全身各处的血液不能满足生理活动的需要，可出现血虚失养的病理变化。如目失血养，则两目干涩昏花，或为夜盲；筋失所养，则筋脉拘急，肢体麻木，屈伸不利；胞宫失养，妇女可见月经量少，甚至闭经等。二是肝不藏血，可发生出血倾向，如吐血、衄血、月经过多、崩漏等。

肝的疏泄与藏血之间的关系：两者之间，相互依存、相互制约。在生理方面，肝主疏泄，条畅气机，气行血行，血方能归藏和调节；肝血充足，肝之阴血又能制约肝阳，使其正常疏泄而不致太过。

在病理方面，藏血与疏泄的病变常相互影响。肝失疏泄可以影响血液的归藏和运行，如肝郁气滞，气机不畅，则血亦随之而瘀滞。若疏泄太过，肝气上逆，血随气逆，又可导致出血。反之，若肝失所藏，肝血不足，血不养肝，可致肝疏泄失职，表现为性急易怒，烦躁不宁或性情抑郁，夜寐多梦，同时又可见胸胁隐痛、月经不调等症。

考点：肝的生理功能

（二）肝的系统联系

1. 肝合胆 肝与胆通过经络相互属络，构成表里关系。

2. 在体合筋，其华在爪 筋，即筋膜，包括肌腱、韧带等组织结构。筋膜附于骨而聚于关节，联结关节、肌肉，专司运动的组织。肝在体合筋，是说全身筋膜的弛张收缩活动与肝有关，是因为筋的功能的发挥须赖肝血的濡养。因此，肝血充盈，筋得其养，肢体强健，运动有力，灵活自如，故有“足受血而能步，掌受血而能握，指受血而能摄”之说。若肝血不足，筋膜失养，可引起手足蠕动、筋脉拘急、肢体麻木或屈伸不利；若邪热亢盛，燔灼肝经，耗伤津血，筋膜失其滋养，可见手足震颤、四肢抽搐、角弓反张、颈项强直等肝风内动之症。故《素问·至真要大论》曰：“诸风掉眩，皆属于肝。”

爪，即爪甲，包括指甲和趾甲，为筋之延续，故又称爪为筋之余。爪甲亦赖肝血濡养，肝血充足，则爪甲坚韧、红润光泽；若肝血不足，则爪甲失养，而见爪甲苍白、软薄或枯槁，甚则变形、脆裂。

3. 开窍于目 肝的经脉上系于目，肝之精血也循经上注于目，目的视觉的发挥有赖于肝血的滋养。故《素问·五脏生成》指出：“肝受血而能视。”肝血充足，目得所养，则双目有神、视物清晰；若肝血不足，目失所养，则目干无神、视物昏花，或夜盲；肝火上炎，则目赤肿痛；肝经风热，则目赤痒痛；肝胆湿热，则目睛黄染；肝风内动，可见目睛斜视或上视。目虽为肝之窍，但五脏六腑之精气皆上注于目。所以，双目明亮有神，表示脏腑精气充盛。

4. 在志为怒 怒是人在受到外界刺激的一种情志变化，怒志活动以肝血为物质基础，并与肝的疏泄升发密切相关。适度有节之怒，通常有疏展肝气之效。但大怒或郁怒不解，则可引起肝气郁结，气机不畅，导致肝气上逆，血随气逆，而见面红目赤、头胀头痛，甚至呕血或昏厥等症。

5. 在液为泪 泪从目出，有濡润、保护眼睛的功能。由于肝开窍于目，泪由肝阴所化，故泪为肝液。肝的功能正常，则泪液分泌适量，滋润于目而不外溢。若肝的阴血不足，则泪液分泌减少，可见两目干涩；肝经湿热，则目眵增多；肝经风热，则迎风流泪。

考点：肝的系统联系

案例3-4

杨某，女，30岁，职员。患者近3个月来常感胸胁、乳房胀痛，经期前加重；情绪闷闷不乐、易怒；痛经；舌淡紫有瘀斑，苔薄白，脉弦。

问题：1. 病在何脏？

2. 试分析其病理变化。

五、肾

肾位于腰部，脊柱两侧，左右各一，外形椭圆弯曲，状如豇豆。肾为人体脏腑阴阳之本，生命之源，故称为“先天之本”。

（一）肾的生理功能

1. 藏精 精，又称精气，是构成人体和维持人体生命活动的最基本物质，是生命之源，是脏腑形体官窍功能活动的物质基础。肾藏精是指肾具有封藏和贮存人体精气的作用。肾藏之精，一部分来源于父母的生殖之精，称为“先天之精”，与生俱来，是构成人体胚胎的原始物质，是生命产生的本源；

另一部分是人出生之后，来源于脾胃化生的水谷之精，是维持人体生长发育及生命活动的物质基础，称为“后天之精”。先天、后天之精相互资助，相互为用，先天之精依赖于后天之精的不断充养，以充分发挥其生理效应。后天之精则有赖于先天之精的资助，才能不断地化生，并输布全身，营养脏腑组织；两者相互作用，共同促进人的生长、发育和生殖，维持人体的正常生理功能。

（1）促进生长、发育和生殖　肾中精气的盛衰，决定着人的生长壮老的生命过程及生殖功能成熟与衰退。人从幼年开始，肾中精气逐渐充盛，表现为头发生长、乳齿更换、身体增高；至青壮年时期，肾中精气更加充盛，形体发育健壮，表现为身体强壮，筋骨坚强，精神饱满，牙齿坚固，头发黑亮，并产生了一种促进和维持生殖功能的精微物质“天癸”，在“天癸”的作用下，人的生殖器官的发育也趋于成熟，女子出现月经来潮，男子产生精液，具备了生殖能力。以后，随着人从中年进入老年，肾精也由充盛而逐渐衰减，“天癸”的生成也随之减少，甚至逐渐耗竭，生殖能力也随之下降，直至丧失。人的形体也逐渐衰老，出现筋骨运动不灵活，齿摇发脱，表现出衰老之象。故《素问·上古天真论》有“女子七岁，肾气盛，齿更发长；二七而天癸至，任脉通，太冲脉盛，月事以时下，故有子；三七，肾气平均，故真牙生而长极……七七，任脉虚，太冲脉衰少，天癸竭，地道不通，故形坏而无子也。丈夫八岁，肾气实，发长齿更；二八，肾气盛，天癸至，精气溢泻，阴阳和，故能有子；三八，肾气平均，筋骨劲强，故真牙生而长极……八八，则齿发去”之说。由此可见，人的整个生命过程，就是肾中精气盛衰的变化过程。

（2）推动和调节脏腑功能　肾中精气化生肾阴与肾阳，共同维持机体阴阳动态平衡，推动和调节脏腑功能。

肾阳，又称元阳、真阳、命门之火，为人体一身阳气之本，能推动激发脏腑经络的功能，温煦脏腑官窍，促进精血津液的化生和输布运行。肾阴，又称元阴、真阴、命门之水，为人体一身阴液的根本，能滋润、濡养脏腑组织，调节脏腑的气化功能及精血津液的化生。

肾阴与肾阳之间，既相互依存，又相互制约，始终处于一种动态的平衡状态，这对于人体全身阴阳的平衡起着重要的调节作用。如果肾中阴阳平衡遭到破坏，即可形成肾阴虚和肾阳虚的病理变化。若肾阳虚，温煦、推动力弱，则脏腑功能减退，可表现为形寒肢冷、腰膝冷痛、小便频数、五更泄泻、男子阳痿早泄、女子宫寒不孕等症状。若肾阴虚，滋润、濡养功能减退，可表现为五心烦热、潮热盗汗、眩晕耳鸣、腰膝酸软、男子遗精、女子梦交等症状；基于阴阳互根的特性，在病变过程中，肾阴虚与肾阳虚常互相影响，当肾阴虚发展到一定程度时，可以累及肾阳；反之，肾阳虚严重时，亦会损及肾阴，最终导致阴阳俱虚的病理状态。

2. 主水　是指肾具有主持和调节人体水液代谢的功能。肾主水的功能是依靠肾阳对水液的气化作用来实现的。

水液代谢过程中，水饮入胃，由脾的运化和转输而上输于肺，肺的宣发和肃降而通调水道，使清者（有用的津液）以三焦为通道而输送到全身，发挥其生理作用；浊者（代谢后的津液）则化为汗液、尿液和浊气等分别从皮肤汗孔、尿道、呼吸道排出体外，从而维持体内水液代谢的相对平衡。在这一代谢过程中，肾的蒸腾气化使肺、脾、膀胱等脏腑在水液代谢中发挥各自的生理作用。被脏腑组织利用后的水液从三焦下行而归于肾，经肾的气化作用分为清浊两部分。清者，经肾的蒸腾气化，再通过三焦上升，归于肺而布散于周身；浊者化为尿液，下输膀胱，由肾阳控制膀胱开合，从尿道排出体外，维持水液代谢的平衡。

3. 主纳气　纳，容纳、摄纳的意思。肾主纳气，是指肾具有摄纳肺所吸入的清气，防止呼吸表浅的作用，才能保证体内外气体的正常交换。人体的呼吸运动，虽为肺所主，但吸入之清气，则由肺之肃降下达于肾，依赖于肾气的摄纳作用，呼吸才能通畅、调匀。正常的呼吸运动是肺肾之间相互协调的结果。

肾气充沛，摄纳正常，则呼吸均匀调和。若肾气衰减，摄纳无力，清气不能下纳至肾，则出现呼吸表浅、呼多吸少、动则气喘等肾不纳气的病理表现。

考点：肾的生理功能

（二）肾的系统联系

1. 肾合膀胱 肾与膀胱通过经络相互属络，构成表里关系。

2. 在体合骨，生髓，其华在发 肾藏精，精生髓，髓藏于骨腔以养骨，称为骨髓。肾精充足，髓化有源，骨骼得养，则坚固有力。若肾精不足，髓化无源，骨骼失养，小儿可见骨骼发育不良或生长迟缓、骨软无力、囟门迟闭等；成年人则可见腰膝酸软、步履蹒跚，甚则脚痿不能行动；老年人骨质松脆易折等。齿与骨同出一源，皆由肾精充养，故称“齿为骨之余”。肾精充足，则牙齿坚固、完整；若精髓不足，则小儿牙齿生长迟缓，成年人牙齿易松动脱落。

髓分为骨髓、脊髓和脑髓，皆由肾精所化。脊髓上通于脑，聚而为脑髓，故称“脑为髓之海”。肾精充足，髓海得养，则精力充沛、思维敏捷、耳聪目明、记忆力强。若肾精亏虚，髓化生无源，髓海空虚，小儿则表现为大脑发育不全、智力低下甚或痴呆；成年人则表现为记忆力减退、精神萎靡、反应迟钝、头晕、眼花、耳鸣、失眠、健忘等症。

发的生长赖血以养，故称“发为血之余”。但发的生机根源于肾，肾藏精，精化血，精血旺盛，则毛发粗壮而润泽。从幼年时期开始，肾的精气开始充盛，头发开始生长；青壮年精血旺盛，发长而润泽；老年人精血衰少，发白而脱落。若肾精不足，发失所养，则见头发枯萎、早脱早白等症。

3. 开窍于耳及二阴 耳为听觉器官，耳的听觉功能灵敏与否，与肾精盛衰密切相关。这是因为肾的经脉上行进入耳中，肾的精气也循经上荣于耳，以维持耳的听觉功能，只有肾精充足，耳得所养，才能使听觉灵敏。若肾精虚衰，髓海失养，则听力减退，甚则耳鸣耳聋。

二阴，指前阴和后阴。前阴是排尿和生殖器官。后阴，即肛门，主要排泄大便。尿液的生成及排泄依赖于肾气的蒸化和固摄，若肾气虚衰，则可见小便清长、尿频、遗尿、少尿、尿闭、尿余沥不尽等症；肾虚则会出现阳痿、遗精、早泄等生殖系统病理变化。粪便的排泄，虽然主要与大肠和脾相关，但又需要肾阴的滋润，肾阳的温养、推动和封藏。若肾阴不足，致肠道失润，则见大便干结；肾阳虚衰，脾失温养，则见大便溏泄，甚则出现五更泄，或使大肠传送无力，大便艰难不行；肾气不固，肾失封藏，则见久泻滑脱。

4. 在志为恐 恐的情志活动主要以肾中精气为物质基础。肾精充足，蛰藏有度，则人体在接受外界相应刺激时，一般表现为恐而不过，有所节制。若肾精不足，蛰藏失司，则稍受刺激，即易出现恐惧不安，手足无措，或两腿无力而瘫软等表现。反之，大恐、多恐则能伤肾，导致肾气下泄，肾失封藏，出现二便失禁、滑胎、遗精等病症。

5. 在液为唾 唾，与涎同为口津，是唾液中质地较稠厚者。肾的经脉上挟于舌根部，通舌下，唾为肾精所化，故肾在液为唾。肾精充足则唾液分泌正常，表现为口腔润泽，吞咽顺畅。若肾精不足，则唾少咽干；肾阳虚衰，肾液不固，则口中多唾。反之，若多唾或久唾，则会耗损肾精。

考点：肾的系统联系

案例3-5

朱某，男，53岁，工人。患者近3年来出现夜尿频多或尿后余沥不尽，腰膝酸软，神疲倦怠乏力，舌淡苔白，脉沉弱。

问题：1.病在何脏？

2.试分析其病理变化。

附：命　门

“命门”一词首见于《黄帝内经》，本义是指眼睛，《灵枢·根结》中提到“命门者，目也”。将其作为内脏始于《难经》，此后历代医家多有争论，提出种种见解。如晋代医家王叔和、宋代医家陈无择、明代医家李梴等认为右肾为命门。明代医家张景岳等认为两肾俱为命门，在《类经附翼·求正录》中提出“命门为元气之根，水火之宅，五脏之阴气非此不能滋，五脏之阳气非此不能发”。明代医家赵献可等认为命门位于两肾之间等。关于命门的部位、形态和功能，历代医家的争议较大，提出各种不同的见解，但对于命门的主要生理功能和命门与肾相通的认识却无分歧。命门之火即肾阳，命门之水即肾阴。古代医家之所以称为命门，无非是强调肾中阴阳的重要性而已。

第2节 六 腑

六腑，即胆、胃、小肠、大肠、膀胱、三焦的总称。六腑大多是中空的有腔结构。共同的生理功能可概括为“传化物而不藏”。

链接 六腑以“通降”为“补”

传统意义的“补”，主要是利用补益药调补脏腑气血津液等亏虚，使其恢复至正常状态，而六腑之“补”则明显不同。因其“通降”的生理功能特点，六腑发生病变，多表现为传化不通，只要恢复六腑通畅的生理状态，病证自然痊愈。

一、胆

胆，附于肝之短叶，与肝相连，呈中空的囊状体。胆既是六腑之一，又属于奇恒之腑。胆的主要生理功能是贮藏、排泄胆汁和主决断。胆的生理特性是胆气主升。

（一）胆的主要生理功能

1. 贮藏和排泄胆汁 胆，内藏胆汁，胆汁色黄绿，味苦，古称“精汁”“清汁”，来源于肝脏，由肝之精气所化，故称胆为“中精之府”“清净之府”。胆汁由肝脏形成和分泌出来，然后进入胆腑贮藏、浓缩，并通过胆管排泄于小肠。胆汁具有促进饮食物消化的作用，是脾胃消化吸收功能正常进行的重要条件。胆汁生成和排泄受肝主疏泄功能的控制和调节，肝的疏泄功能正常，则胆汁的分泌和排泄也正常，脾胃运化功能健旺。若肝气郁结，肝失疏泄，导致胆汁排泄不畅，即可影响饮食物的消化，出现胁腹胀满疼痛、厌食油腻、大便失调等；若肝的疏泄太过，胆气上逆，则见口苦、呕吐黄绿苦水；若湿热蕴结肝胆，疏泄失常，胆汁排泄异常，可见黄疸；胆汁排泄不畅，瘀积日久可形成砂石。

2. 主决断 胆主决断，指胆在精神意识思维活动过程中，具有判断事物、作出决定的作用。胆主决断对于防御和消除某些精神刺激（如卒惊大恐）的不良影响，以维持和控制气血的正常运行，确保脏器之间的协调关系有着重要的作用。故《素问·灵兰秘典论》曰：“胆者，中正之官，决断出焉。”《素问·六节藏象论》又云：“凡十一脏，取决于胆也。”精神心理活动与胆之决断功能有关，胆能助肝之疏泄以条畅情志。肝胆相济，则情志和调稳定。胆气豪壮者，剧烈的精神刺激对其所造成的影响不大，且恢复也较快。胆气虚弱的人，表现为胆怯、易惊善恐、遇事不决、失眠、多梦等。

（二）胆的生理特性

胆气主升 是指胆气在人体气机运行中有向上升发和向外宣泄的作用。《黄帝内经素问集注》云：“胆气升，则十一脏腑之气皆升”。胆合肝属木，与春季相通应，春生物长。胆气升发，肝气条达疏泄，脏腑之气机则条畅。

链接 胆的双重属性

胆为中空的囊状体，具有排泄胆汁，促消化作用，具备腑的特征，属于六腑之一。同时，胆可贮藏胆汁（精汁），且在不排泄胆汁时，保持充盈状态，与五脏“藏精气”“满而不实”的生理功能和特性相似，故又属于奇恒之腑。

考点：胆的生理功能

二、胃

胃又称胃脘，位于膈下，上连食管，下通小肠，分为上、中、下三部，即上脘、中脘、下脘。胃的上口为贲门，下口为幽门。与脾相表里，脾胃常合称为“后天之本”。胃的主要生理功能是受纳、腐熟水谷。生理特性是主通降、喜润恶燥。

（一）胃的主要生理功能

受纳、腐熟水谷 受纳是接受和容纳之意。腐熟是饮食物经过胃的初步消化，形成食糜的过程。胃主受纳、腐熟水谷，是指胃接受由口摄入的饮食物并使其在胃中短暂停留，进行初步消化，将水谷变成食糜。故称胃为“太仓”“水谷之海”。胃的受纳、腐熟作用为脾主运化提供了物质基础，是脾主运化的前提条件，因此常把脾胃同称为“后天之本”“气血生化之源”。胃的受纳、腐熟与脾的运化功能综合概括为“胃气”。人体后天营养的来源与“胃气”的强弱密切相关，临床常把“胃气”的强弱作为判断疾病轻重、预后的一个重要依据，治疗上注重“保胃气”。

如果胃的受纳、腐熟功能失常，则会出现胃脘胀痛、纳呆厌食、嗳腐酸臭或消谷善饥等；胃气大伤，则饮食难进，预后较差；胃气衰败，则生命垂危，故有“有一分胃气便有一分生机”“无胃气则死”之说。

（二）胃的生理特性

1. 主通降 是指胃腑的气机宜通畅、下降的特性。饮食物入胃，经过胃的腐熟，初步进行消化之后，下行入小肠，再经小肠的分清泌浊，其浊者下传大肠，然后化为粪便排出体外，从而保证了胃肠虚实更替的状态。这是由胃气通畅下行作用而完成的。所以胃气主降，以下行为顺。胃的通降还包括小肠、大肠的传化功能在内。胃主通降是与脾主升清相对而言，故又称降浊。降浊是胃继续受纳的前提。若胃失和降，饮食物滞留于胃，不仅出现胃脘胀痛、不思饮食等症，进而可致胃气上逆，发生嗳气、呃逆、恶心、呕吐等症。另外，胃气不降，还会影响脾气的升清作用。

2. 喜润恶燥 一方面，胃气通降依赖于胃阴的濡养。另一方面，胃气与脾喜燥恶湿的特性产生阴阳相济关系，保证脾升胃降的动态平衡。治疗胃病时，应注意保护胃阴，避免长期或过多使用化燥伤阴之品。

考点：胃的生理功能

三、小　肠

小肠居腹中，上接幽门与胃相通，下通阑门与大肠相连，为中空的管状体。小肠的主要生理功能是主受盛化物和泌别清浊。生理特性是升清降浊。

（一）小肠的主要生理功能

1. 主受盛化物 受盛，即接受、容纳之意。小肠接受由胃初步消化的饮食物，故小肠是接受胃内容物的盛器。饮食物在小肠内停留时间较长，以利于进一步地消化，从而使水谷化为精微，以营养全身。化物，有消化、变化的意思，是指小肠将胃初步消化的饮食物进一步消化吸收。如果小肠受盛化物功能失常，可致消化、吸收障碍，表现为腹胀、腹痛、腹泻、便溏等。

2. 泌别清浊 泌，分泌；别，分别；清，即指水谷精微；浊，即指食物残渣。小肠的泌别清浊功能表现为两个方面：一是将来自胃中的饮食物进一步消化后分别为精微物质和糟粕两部分，吸收其精微物质，经脾向上转输，并将食物残渣向大肠输送；二是小肠在吸收水谷精微的同时，也吸收了大量的水液，泌渗进入膀胱而为尿。故有“小肠主液”之说。

小肠泌别清浊功能正常，清浊各走其道，精微物质输布全身，糟粕下归大肠，部分水液泌渗入膀胱。若小肠有病，不仅引起消化功能失常，还可导致水走肠道，出现小便短少，大便稀溏。临床常采用分利之法，即所谓“利小便以实大便”。小肠有热，亦可采用利小便的方法治疗。

（二）小肠的生理特性

升清降浊 小肠化物而泌别清浊，将水谷化为精微和糟粕，精微依赖脾的升清作用输布全身，糟粕依靠小肠通降作用下传大肠。升降有权，小肠分清泌浊。若升降紊乱，清浊不分，则表现为腹胀、呕吐、泄泻等。

考点：小肠的生理功能

四、大　肠

大肠居腹中，其上口通过阑门与小肠相连，其下端与肛门相通，是一个管道体，呈回环叠积状。大肠的主要生理功能为传化糟粕和主津。生理特性以通降为用。

（一）大肠的主要生理功能

1. 传化糟粕 是指大肠接受小肠下传的食物残渣，并吸收多余的水分，使之形成粪便，经肛门排出体外，故有“传导之官”之称。大肠的传导功能是胃降浊功能的延伸，且与脾之运化、肺之肃降以及肾之气化封藏密切相关。若传导失常，则可致排便异常。如大肠实热，肠液干枯而见便秘；若大肠湿热，气机阻滞，则见腹痛腹泻、里急后重、下痢脓血等。

2. 主津 大肠在传导由小肠下注的饮食残渣过程中，会将其中多余的水分重新吸收。如大肠虚寒，无力吸收水分，可出现肠鸣、腹痛、腹泻等；大肠有热，肠道失润，则大便秘结。

（二）大肠的生理特性

通降为用 大肠将小肠的饮食残渣下移并形成粪便排出体外，须按照生理活动规律进行，以通降为顺。若通降失常，则出现腹痛、腹胀、便秘等。

考点：大肠的生理功能

五、膀　胱

膀胱又名净腑、脬，位于下腹部，为中空的囊状体，上接输尿管与肾相通，下通尿道，开口于前阴。膀胱的主要生理功能是贮存和排泄尿液。

饮入于胃，通过肺、脾、肾等脏腑的综合作用，化为津液，分布于周身，发挥润泽营养作用。代谢后的津液，经三焦之通路，下达于肾，经肾的气化，清者留存体内，浊者化为尿液，贮存于膀胱内，当达到一定量时，在肾的气化作用下，膀胱开启，尿液自主排出体外。

膀胱仅贮存尿液，开阖由肾气控制。肾气化功能失常，膀胱开阖失司，则见小便不利，或为尿闭；或是遗尿、尿失禁；或见尿频、尿急、尿痛等。

考点：膀胱的生理功能

六、三　焦

三焦是上焦、中焦、下焦的合称，为六腑之一，又称“孤府”。从人体部位划分，横膈以上的胸腔部位为上焦，包括心肺；膈以下脐以上的部位为中焦，包括脾胃；脐以下的腹部为下焦，包括肾、膀胱、大小肠等。因肝肾同源，生理和病理关系密切，常将肝肾同归于下焦。三焦的主要生理功能是通行诸气和通行水液。生理特性是上焦如雾、中焦如沤、下焦如渎。

（一）三焦的主要生理功能

1. 通行诸气 人体一身上下之气，如肾精化生的元气，通过三焦输布全身，以激发、推动各个脏腑组织器官的功能活动。胸中气海的宗气，自上而下归肾以资助元气，而脏腑之气的升降亦是以三焦为通路。三焦通，则内外左右上下皆通。故说三焦主持诸气，总司人体的气化。

2. 通行水液 是指三焦具有疏通水道，运行水液的作用。人体水液代谢虽然有赖各脏腑共同作用来完成，但又必须以三焦水道的通畅为条件才能正常进行，若三焦水道不利，则肺、脾、肾三脏的调节水液代谢的功能难以发挥。因此三焦在水液代谢中起着重要的作用。故说“三焦者，决渎之官，水道出焉”（《素问·灵兰秘典论》）。

（二）三焦的生理特性

1. 上焦如雾 是指上焦主宣发卫气、敷布精微的作用。上焦接受来自中焦脾胃的水谷精微，通过心肺的宣发敷布，布散于全身，发挥其营养滋润作用，若雾露之溉。故称“上焦如雾”。

2. 中焦如沤 是指脾胃运化水谷、化生气血的作用。胃受纳腐熟水谷，由脾之运化而形成水谷精微，以此化生气血，并通过脾的升清转输作用，将水谷精微上输于心肺以濡养周身。因为脾胃有腐熟水谷、运化精微的生理功能，故喻之为“中焦如沤”。

3. 下焦如渎 是指肾、膀胱、大小肠等脏腑主分别清浊，排泄废物的作用。下焦将饮食物的残渣糟粕传送到大肠，变成粪便，从肛门排出体外，并将体内剩余的水液，通过肾和膀胱的气化作用变成尿液，从尿道排出体外。这种生理过程具有向下疏通、向外排泄之势，故称“下焦如渎”。

考点：三焦的生理功能

第3节　奇恒之腑

一、脑

脑居颅内，与脊髓相通，由髓汇集而成，《灵枢·海论》说：“脑为髓之海”。

关于脑的生理作用，古人虽未明确，但已初步认识到以下两点：一是把脑与精神活动联系起来。如明代李时珍明确提出“脑为元神之府”，指出脑是神的发源所在。《素问·脉要精微论》说：“头者，精明之府。”二是认为脑与听觉、视觉、嗅觉及思维、记忆、言语等功能有关。故有“髓海不足”或“上气不足”皆可出现“脑转耳鸣”“目无所见”“懈怠安卧”等视觉、听觉及精神状态的病理变化。清代汪昂提出“人之记性，皆在脑中”。王清任更明确地把思维、记忆以及听、视、嗅、言等功能皆归于脑。

前人将脑的生理和病理统归于心而分属于五脏，即心藏神、主喜；肺藏魄、主悲；脾藏意、主思；肝藏魂、主怒；肾藏志、主恐。其中特别与心、肝、肾关系更为密切。这是因为心为“君主之官”“主神志”，为“五脏六腑之大主”；而肝主疏泄，调节情志；肾藏精，生髓，通于脑。正因为脑与五脏有关，故在临床实践中，很多属于脑的证候和治疗，都包含在五脏的辨证论治中。

二、女子胞

女子胞，又称胞宫，即子宫，位于下腹腔正中，膀胱之后，直肠之前。下口与阴道相连，呈倒置的梨形。女子胞的主要生理功能是司月经和孕育胎儿。

（一）司月经

女子14岁左右，肾中精气逐渐充盛，产生了天癸，在天癸的作用下，胞宫发育完善，任脉通畅，冲脉气血充盛，月经按时来潮。到49岁左右，肾中精气渐衰，天癸渐竭，冲任二脉气血衰少，月经紊乱，乃至绝经。因此，女子胞是女子发育成熟，产生月经的重要器官。

（二）孕育胎儿

女子胞宫发育成熟后，月经按时来潮，具备了孕育胎儿的功能。受孕之后，胎儿在胞宫中发育，受母体气血的充养，直至十月期满分娩。因此女子胞又是孕育胎儿的重要器官。

第4节　脏腑之间的关系

人体是一个有机整体，构成人体的各脏腑组织以五脏为中心，与六腑相配合，以精气血津液为物质基础，通过经络的联络沟通，形成了一个协调的统一体，任何一个脏腑的功能活动，都是机体整体活动的组成部分。它们不仅在生理上相互协调，在病理上常常通过一定的途径或规律相互影响。

一、脏与脏的关系

“五脏之气，皆相贯通”（《侣山堂类辩》）。脏与脏之间的关系不单是表现在形态结构方面，更重要的是它们彼此之间在生理活动和病理变化上有着必然的内在联系，因而形成了脏与脏之间相互资生、相互制约的关系。

前人在理论上多是以五行生克理论来阐述五脏之间的生理联系，用五行乘侮理论来说明五脏之间的病理影响。但五脏之间的关系早已超越了五行生克乘侮的范围，所以，应从各脏的生理功能及病理变化方面来阐释其相互之间的关系。

（一）心与肺

心肺同居上焦，心肺在上，心主血，肺主气。心与肺之间的关系实际上就是气和血的关系。

心主一身之血脉，上朝于肺；肺主一身之气，贯通心脉而行血液，因此，心主血脉的功能，有赖于肺主气功能的发挥，而肺气的敷布，又离不开心血的运载，两者相互配合，保证气血的正常运行，维持机体各脏腑组织的新陈代谢。所以，气为血之帅，血为气之母。若肺气虚弱，宗气不足，运血无力，则见胸痛、心悸、舌质紫暗等心血瘀阻之证；若心血不畅，可致肺气郁滞，肺失宣降，出现胸闷、咳喘等症。

（二）心与脾

心主血而行血，脾主统血，参与血液生成，所以心与脾的关系，主要表现在血液的生成和运行两个方面。

1. 血液生成　心主血脉，脾主运化为气血生化之源。心血有赖于脾气转输的水谷精微以化生，而脾的运化功能又有赖于心血的不断滋养和心阳的推动，并在心神的统率下维持其正常的生理活动。脾气健运，化源充足，则心血充盈；心血旺盛，脾得濡养，则脾气健运。

2. 血液运行　血液在脉内循行，既赖心气的推动，又靠脾气的统摄，方能循经运行而不溢于脉外。两者相互配合，共同维持血液的正常运行。若脾失健运，化源不足，或脾不统血，血溢脉外，则致心血不充；若心血亏虚，脾失所养，可使脾失健运。心脾两脏的病变相互影响，最终导致心脾两虚之证，表现为心悸、失眠、多梦、食少、腹胀、便溏、体倦、面色无华等症。

（三）心与肝

心主血，肝藏血，心主神志，肝主疏泄而调节情志。所以，心与肝之间的关系，主要表现在血液运行和情志调节两个方面。

1. 血液运行　心主血，心是一身血液运行的枢纽；肝藏血，肝是贮藏和调节血液的重要脏腑。两者相互配合，共同维持血液的运行。心血充盈，肝有所藏，才能发挥其贮藏血液和调节血量的作用；肝血充足，肝体得养，肝阳有制而疏泄有度，气血流畅，有助于心主血脉功能的正常进行。

2. 情志调节 心主神志，肝主疏泄。人的精神、意识和思维活动，主要由心主宰，与肝的疏泄功能亦密切相关。血液是神志活动的物质基础。心血充足，肝有所藏，则肝之疏泄正常，气机条畅，气血和调，精神愉悦。肝藏血充足，心血亦能充盈，心得血养，神志活动正常。由于心与肝均依赖血液的濡养滋润，阴血充足，两者功能协调，才能精神饱满，情志舒畅。

心与肝在病理上的相互影响，主要反映在阴血不足和神志不安两个方面，心肝血虚则见心悸、失眠、多梦、面色无华、头晕、目涩、视物昏花、爪甲不荣等；心肝火旺则见烦躁易怒、失眠、多梦等。

（四）心与肾

心在五行属火，位居于上而属阳；肾在五行属水，位居于下而属阴。从阴阳、水火的升降理论来说，在上者宜降，在下者宜升。因此，生理情况下，心火必须下降于肾，与肾阳共同温煦肾阴，使肾水不寒；肾水必须上济于心，与心阴共同涵养心阳，使心火不亢，从而维持心肾之间的阴阳相互协调平衡。心与肾之间这种阴阳交通、水火互济的关系，称为心肾相交，或水火既济。若肾阴不足，不能上济心阴以制约心阳，致心火独亢于上，则见心悸、健忘、失眠多梦、腰膝酸软或男子遗精、女子梦交的阴虚火旺的“心肾不交”之证。若心阳不振，不能下温肾水；或肾阳虚衰，不能温化水液，可表现为水肿、尿少、畏寒肢冷、面色㿠白、心悸怔忡，甚则咳喘不能平卧等症，称为水气凌心。

（五）肺与脾

肺主气，通调水道；脾主运化，为气血生化之源。所以，脾和肺的关系主要表现于气的生成和水液代谢两个方面。

1. 气的生成 肺主气，司呼吸，吸入自然界清气；脾主运化，化生水谷精气，上输于肺，两者结合化为宗气，这是气的生成的物质基础。肺功能活动需靠脾运化的水谷精微以充养，脾所化生的水谷精气，必须有赖于肺气的宣降才能敷布全身。因此，肺气的盛衰在很大程度上取决于脾气的强弱，故有“肺为主气之枢，脾为生气之源”之说。只有在肺脾两脏的协同作用下，才能保证气的正常生成与敷布。病理上，肺与脾的病变常相互影响，如脾气虚弱，气生不足，常导致肺气亏虚；而肺病日久，肺气虚弱，又常累及于脾，导致脾气亦虚，最终形成肺脾气虚之证，出现食少、腹胀、便溏、体倦乏力、喘咳气怯、声低懒言等症。

2. 水液代谢 肺主行水而通调水道，脾主运化水液，为调节水液代谢的重要脏器。肺的宣发肃降和通调水道，有助于脾的运化水液的功能，防止水湿的潴留，脾转输水液于肺，为肺通调水道的功能发挥提供了条件。病理上，若脾虚不运，水湿不化，湿聚成痰，痰饮上犯于肺，则见久咳不愈，或咳喘痰多等，故有“脾为生痰之源，肺为贮痰之器”之说。反之，肺病日久，又可影响于脾，导致脾失健运。

（六）肺与肝

肺居上焦，主肃降；肝居下焦，主升发。肺和肝的关系主要体现在气机的调节方面。肝升肺降，共同调节着气机的升降运动。病理情况下，肝火旺盛，气火上逆，灼伤肺津，使肺降不及，则出现胸胁胀满疼痛、咳逆上气，甚则咯血等症；反之，若燥热伤肺，肺失肃降，使肝之气火上升，则见咳嗽气喘、胸胁胀痛、头晕目眩等表现。

（七）肺与肾

肺属金，肾属水，金生水，故肺肾关系称为金水相生，又名肺肾相生。肺为水之上源，肾为主水之脏；肺主呼气，肾主纳气。所以肺与肾的关系，主要表现在呼吸运动、水液代谢和阴液互资三个方面。

1. 呼吸运动 肺司呼吸，肾主纳气。人体的呼吸运动，虽然由肺所主，但需要肾的纳气作用来协助。只有肾气充盛，吸入之气才能经过肺之肃降，而下纳于肾。肺肾相互配合，共同完成呼吸的生理活动。所以说："肺为气之主，肾为气之根。"

2. 水液代谢 肺为水之上源，肾为主水之脏。在水液代谢过程中，肺主行水而通调水道，水液只有经过肺的宣发和肃降，才能使精微津液布散到全身各个组织器官中去，浊液下归于肾而输入膀胱。所以说，小便虽出于膀胱，而实则肺为水之上源。肾为主水之脏，有气化升降水液的功能，又主开阖。下归于肾之水液，通过肾的气化，使清者升腾，通过三焦回流体内；浊者变成尿液而输入膀胱，从尿道排出体外。肺肾两脏密切配合，共同调节水液的代谢。若肺失宣降，通调失职，累及肾，则出现水肿、尿少等症；若肾阳虚衰，气化失常，水液泛溢，则全身水肿，影响及肺，又可见喘促、咳逆不能平卧等寒饮射肺的表现。

3. 阴液互资 肺与肾之间的阴液也是相互资生的。肺属金，肾属水，金能生水，肺阴充足，输精于肾，使肾阴充盛，保证肾的功能旺盛。水能润金，肾阴为一身阴液之根本，肾阴充足，循经上润于肺，保证肺气清宁，宣降正常。故曰："肺气之衰旺，关于寿命之短长，全恃肾水充足，不使虚火烁金，则长保清宁之体"（《医医偶录·卷二》）。若肺阴虚损，久必及肾而致肾阴不足；肾阴亏虚，不能滋养肺阴，亦可致肺阴不足，故肺肾阴虚常同时并见，表现为两颧潮红、骨蒸潮热、盗汗、干咳少痰、声音嘶哑、腰膝酸软、夜梦遗精等症。

（八）肝与脾

肝主疏泄，脾主运化；肝藏血，脾生血又统血。因此，肝与脾的关系具体体现在消化和血液运行两个方面。

1. 消化 一方面，肝主疏泄，分泌胆汁，输入肠道，帮助脾胃消化饮食物；另一方面，肝主疏泄，条畅气机，协助脾胃之气的升降，从而协助消化。所以，脾得肝之疏泄，则升降协调，运化功能健旺。此外，脾胃为气机升降的枢纽，脾升胃降，也有利于肝的疏泄。肝脾互用，消化功能才能正常。若肝失疏泄，则可出现胸胁胀满、精神抑郁、腹胀、腹痛、泄泻、便溏等肝脾不调之症，或见胃脘胀痛、恶心、呕吐、纳呆等肝胃不和的表现；反之，若脾胃湿热内蕴，熏蒸肝胆，而致疏泄失职，则可见纳呆、腹胀、便溏、胸胁胀痛或黄疸等症。

2. 血液运行 肝藏血，脾主生血、统血。脾之运化，赖肝之疏泄，而肝藏之血，又赖脾之化生。脾气健运，血液的化源充足，则生血、统血功能旺盛。脾能生血、统血，则肝有所藏，肝血充足，方能根据人体生理活动的需要来调节血液。此外，肝血充足，则疏泄正常，气机条畅，使气血运行无阻。所以肝脾相互协作，共同维持血液的生成和循行。在病理情况下，脾气虚弱，化源不足，或脾不统血，血溢脉外，均可导致肝藏血不足，而形成肝脾两虚之证。

（九）肝与肾

肝藏血，肾藏精；肝主疏泄，肾主闭藏。肝与肾的关系主要表现在精血同源、阴液互养、藏泄互用三个方面。

1. 精血同源 肝藏血，肾藏精，精血相互资生。在正常生理状态下，肝血依赖肾精的滋养，肾精又依赖肝血的不断补充，肝血与肾精相互资生、相互转化，故称"精血同源"。若肾精不足，则可致肝血亏虚；肝血不充，又能使肾精虚损，最终形成肝肾两虚。

2. 阴液互养 肝在五行属木，肾在五行属水，在生理情况下，肾阴上济于肝以滋养肝阴，制约肝阳，使肝阳不亢，即"水能涵木"。若肾阴不足，不能上滋于肝，致肝阴亏虚，阴不制阳，而致肝阳上亢，即水不涵木证。若肝火旺盛，亦可下劫肾阴，最终形成肝肾阴虚、肝阳上亢之证，而见头晕目眩、耳鸣耳聋、腰膝酸软等症。

3. 藏泄互用 肝主疏泄，肾主封藏，肝之疏泄与肾之封藏是相反相成的。肝气疏泄可使肾气封藏而开合有度，肾气封藏又可制约肝之疏泄太过，封藏与疏泄相互为用、相互制约，共同调节女子的行经和男子排精功能。若肝肾藏泄互用失常，女子可见月经周期紊乱、经量过多或闭经，男子可见遗精、滑精或阳强不泄等症。

考点：精血同源

（十）脾与肾

脾主运化，为后天之本；肾藏精，主水，为先天之本。脾与肾的关系主要体现在先后天相互资生和水液代谢两个方面。

1. 先后天相互资生 脾主运化水谷精微，化生气血，为后天之本；肾藏精，主促进人体的生长、发育和生殖，为先天之本。脾的运化，必须得肾阳的温煦蒸化，始能健运。肾精又赖脾运化水谷精微的不断补充，才能充盛，即先天温养后天，后天滋养先天，两者之间相互充养，相互促进。病理上也常相互影响，如肾阳不足，不能温养脾土，或脾阳不振，进而损伤肾阳，均可导致脾肾阳虚，出现腹部隐痛、喜温喜按、便溏腹泻或五更泄泻等症。

2. 水液代谢 脾主运化水液，须有肾阳的温煦蒸化；肾主水，有赖脾化湿制水的作用，即土能制水。脾肾两脏相互协作，共同完成水液的正常代谢。若脾虚不能化湿或肾虚气化不利，均可导致水液代谢失常，而见水肿、尿少的病理表现。

二、脏与腑的关系

脏与腑的关系，实际上就是脏腑阴阳表里配合关系。由于脏属阴，腑属阳；脏为里，腑为表，一脏一腑，一表一里，一阴一阳，相互配合，并通过经络相互联络，构成表里络属关系。

（一）心与小肠

生理结构上，手少阴心经属心络小肠，手太阳小肠经属小肠络心，心与小肠通过经脉的相互络属，构成脏腑表里关系。病理上，心与小肠相互影响，心火可下移于小肠，小肠实热亦可上熏于心。

（二）肺与大肠

肺与大肠通过经脉的相互络属，构成脏腑表里配合关系。功能上，肺主肃降，大肠主传导。肺气清肃下降，有助于大肠的传导功能的正常发挥，而大肠的传导功能正常，又有助于肺气的清肃下降，从而协助肺主呼吸功能的正常进行。

（三）脾与胃

脾与胃通过经络互相络属而构成脏腑表里配合关系。功能上，脾胃同为后天之本，在饮食物的受纳、消化、吸收和输布的生理过程中共同协作，密切配合。脾与胃之间的关系，具体表现在纳运协调、升降相因、燥湿相济三个方面。

1. 纳运协调 胃的受纳和腐熟，为脾之运化奠定基础；脾主运化，消化水谷，转输精微，为胃继续纳食创造条件。一纳一运共同完成饮食物的消化吸收及精微物质的输布。

2. 升降相因 脾胃位居中州，为气机升降之枢纽。脾主升清，使水谷精微得以吸收，并上输心肺，化生气血，以营养全身。胃主降浊，使初步消化的食物得以下传小肠，糟粕下传大肠，形成粪便，排出体外，故“脾宜升则健，胃宜降则和”（《临证指南医案》）。脾胃健旺，升降相因，是胃主受纳、脾主运化的正常生理状态。

3. 燥湿相济 脾为阴脏，以阳气为用，脾阳健则能运化，故性喜温燥而恶阴湿。胃为阳腑，赖阴液滋润，胃阴足则能受纳腐熟，故性柔润而恶燥。故曰：“太阴湿土，得阳始运，阳明阳土，得阴自安。以脾喜刚燥，胃喜柔润也”（《临证指南医案》）。燥湿相济，脾胃功能正常，饮食水谷才能消化吸收。胃津充足，才能受纳腐熟水谷，为脾之运化吸收水谷精微提供条件。脾不为湿困，才能健运不息，从而保证胃的受纳和腐熟功能不断地进行。

脾与胃，纳运结合，升降相因，燥湿相济，相反相成，相互为用，共同完成饮食物的消化吸收、精微物质的输布及糟粕的排泄。因此，脾与胃在病变过程中，通常相互影响，出现脾胃同病，常见纳差、腹胀、便溏、腹泻，或恶心、呕吐、食谷不化等症。

（四）肝与胆

肝与胆通过经脉相互络属，构成脏腑表里配合的关系，在功能上又密切配合，肝主疏泄，分泌胆汁；胆附于肝，贮藏、排泄胆汁。两者共同合作使胆汁疏泄肠道，以帮助脾胃消化食物。所以，肝的疏泄功能正常，胆才能贮藏、排泄胆汁；胆之疏泄正常，胆汁排泄无阻，肝才能发挥正常的疏泄作用。因此说“肝胆同主疏泄”。病理上，肝与胆的病变常相互影响，形成肝胆同病，如肝胆火旺，见口苦、胁痛、目赤肿痛、耳鸣耳聋等；肝胆湿热，则见胁肋胀痛、口苦、黄疸等。

（五）肾与膀胱

肾为水脏，膀胱为水腑。两者密切相连，又有经络互相络属，构成脏腑表里相合的关系。膀胱的贮尿和排尿功能，依赖于肾的气化作用。肾气充足，固摄有权，膀胱开合有度，则尿液能够正常地贮存和排泄。如肾阳虚衰，气化无权，影响膀胱气化，则出现小便不利、癃闭或尿频、遗尿、尿失禁等。

考点：脏与腑的表里关系

三、腑与腑的关系

六腑的共同生理功能是受盛和传化水谷。六腑之间的关系主要体现在饮食物消化、吸收，以及糟粕排泄过程中的相互协同和密切配合。

饮食入胃，经胃的腐熟进行初步消化，然后下传小肠，同时胆腑排泄胆汁入小肠，助小肠进行进一步消化。小肠受盛化物，分清泌浊，使清者经脾的升清作用化为精微，输布全身，发挥其营养作用；浊者，即剩余的水液和食物残渣经胃的降浊作用下传于大肠，经大肠的传化形成粪便排出体外；多余的水液，经肾的气化作用渗入膀胱，以尿液的形式排出体外。在整个饮食物的消化过程中，三焦不仅是水谷传化的通路，还是水谷精微气化的场所，推动和维持着饮食物的消化、吸收及废物排泄的正常运行。由于六腑传化水谷的功能需要不断地受纳和排空，虚实更替，宜通不宜滞，故有“六腑以通为用”“六腑以降为顺”之说。

在病理情况下，六腑的病变以壅塞不通为多见，且常相互影响，互为因果。如胃有实热，消灼津液，则可致大肠传导不利，大便秘结不通；大肠燥结也可导致胃失和降，胃气上逆而见恶心、呕吐等症；胆失疏泄，常可犯胃，出现恶心、呕吐、嗳气、呃逆等。若脾胃湿热，熏蒸肝胆，又可导致胆汁外溢而见黄疸。

目标检测

一、名词解释

1. 藏象 2. 气机 3. 肝主藏血 4. 心主血 5. 脾主统血 6. 三焦 7. 主决断 8. 泌别清浊

二、选择题

【A型题】

1. 五脏生理功能的特点是（ ）
   A. 传化物而不藏，实而不能满
   B. 藏精气而不泻，实而不能满
   C. 藏精气而不泻，满而不能实
   D. 传化物而不藏，满而不能实
   E. 虚实交替，泻而不藏
2. 心对血液的主要作用是（ ）
   A. 化生血液 B. 推动血行
   C. 固摄血液 D. 贮藏血液
   E. 调节血量
3. 下列哪项在心主血脉中起关键作用（ ）
   A. 心血充盈 B. 心气充沛
   C. 心神安宁 D. 心搏如常
   E. 脉道通利
4. 肺的通调水道功能主要依赖于（ ）
   A. 肺主一身之气 B. 肺司呼吸
   C. 肺主宣发和肃降 D. 肺朝百脉

E. 肺输精于皮毛

5.“朝百脉”是何脏的功能（ ）

A. 心 B. 肝

C. 脾 D. 肺

E. 肾

6. 脾主运化是指（ ）

A. 运化水液 B. 运化水湿

C. 运化水谷 D. 运化水谷和水液

E. 化生血液

7. 内脏下垂与下列哪个脏腑功能失常有关（ ）

A. 心 B. 肝

C. 脾 D. 肾

E. 肺

8. 脾统血的作用机制是（ ）

A. 气的固摄作用 B. 气的温煦作用

C. 气的气化作用 D. 气的卫外作用

E. 气的防御作用

9. 当人处于安静状态时，血主要归藏于（ ）

A. 心 B. 肝

C. 脾 D. 肾

E. 肺

10. 在肝主疏泄的各种生理作用中最根本的是（ ）

A. 调节情志 B. 调节脾胃升降

C. 条畅气机 D. 调节胆汁分泌

E. 调节女子月经和男子排精

11. 称为全身阴阳之根本的脏是（ ）

A. 心 B. 肝

C. 脾 D. 肺

E. 肾

12. 与脑髓充盈关系最密切的脏是（ ）

A. 心 B. 肺

C. 脾 D. 肾

E. 肝

13. 下列哪种说法错误（ ）

A. 心主血 B. 肝藏血

C. 脾统血 D. 肺行血

E. 肾精化血

14. 既属于六腑之一，又属于奇恒之腑的是（ ）

A. 胆 B. 胃

C. 脾 D. 大肠

E. 脑

15. 胆汁的化生和排泄主要依赖于（ ）

A. 脾主运化功能 B. 肾主藏精功能

C. 肺主宣发功能 D. 肝主疏泄功能

E. 心主血脉功能

16.“利小便以实大便”治法的依据是（ ）

A. 脾运化水液 B. 肺通调水道

C. 大肠传化糟粕 D. 小肠泌别清浊

E. 膀胱贮尿、排尿

17. 全身“元气”和“水液”运行的通道是（ ）

A. 三焦 B. 肺脾肾

C. 十二经脉 D. 奇经八脉

E. 以上均不是

18. 精血同源是指哪两脏的关系？（ ）

A. 心与肾 B. 脾与肾

C. 肝与肾 D. 肺与肾

E. 肝与脾

19. 两脏关系表现为阴阳水火既济的是（ ）

A. 心与肾 B. 肝与肾

C. 脾与肾 D. 心与肺

E. 心与肝

20. 下列不是奇恒之腑的是（ ）

A. 胆 B. 肝

C. 脑 D. 女子胞

E. 骨

21. 下列主管精神、意识及思维的脏腑是（ ）

A. 脾 B. 肝

C. 脑 D. 肾

E. 肺

22. 下列主管月经的脏腑是（ ）

A. 心 B. 肝

C. 女子胞 D. 肾

E. 膀胱

【B型题】

（第23、24题备选答案）

A. 心 B. 肺

C. 脾 D. 肝

E. 肾

23. 被称为“先天之本”的是（ ）

24. 被称为“后天之本”的是（ ）

（第25～27题备选答案）

A. 心 B. 肺

C. 脾 D. 肝

E. 肾

25. 与小肠相表里的是（ ）

26. 与膀胱相表里的是（ ）

27. 与胆相表里的是（ ）

（第28～31题备选答案）

A. 心 B. 胃

C. 脾 D. 肝

E. 胆

28. 喜润，以降为顺的脏腑是（ ）

29. 喜燥，主升清的脏腑是（ ）

30. 主决断的是（ ）

31. 主神志的是（ ）

【X型题】

32. 心的主要生理功能是（ ）

A. 宣散卫气 B. 推动血行

C. 总司气化　　D. 主藏神
E. 开泄汗液

33. 五脏中与水液代谢密切相关的是（　　）
A. 心　　B. 肝
C. 脾　　D. 肺
E. 肾

34. 呼吸主要与哪几脏有关（　　）
A. 肺　　B. 脾
C. 肝　　D. 心
E. 肾

35. 肝主疏泄的功能可体现于下列哪些方面（　　）
A. 促进脾胃运化功能
B. 调节胆汁的分泌和排泄
C. 条畅气机
D. 条畅情志
E. 调理冲任

36. 脾的生理功能包括（　　）
A. 主运化　　B. 主升清
C. 主统血　　D. 主藏血
E. 主神志

37. 心的生理功能失常，可能表现为（　　）
A. 心悸　　B. 失眠
C. 多梦　　D. 黄疸
E. 腹泻

38. 脾的运化功能失常，可出现（　　）
A. 腹胀　　B. 便溏
C. 浮肿　　D. 咳嗽
E. 腰痛

39. 肺的生理功能失常，可出现（　　）
A. 咳嗽　　B. 气短
C. 失眠　　D. 皮肤干燥
E. 尿频

40. 下列脏腑存在表里关系的是（　　）
A. 脾与胃　　B. 肝与胆
C. 心与三焦　　D. 肺与大肠
E. 肾与膀胱

41. 下列脏腑位于下焦的是（　　）
A. 胃　　B. 肺
C. 胆　　D. 小肠
E. 膀胱

42. 三焦的生理特性为（　　）
A. 上焦如渎　　B. 中焦如沤
C. 下焦如雾　　D. 上焦如雾
E. 下焦如渎

43. 下列哪些脏腑属于奇恒之腑（　　）
A. 髓　　B. 小肠
C. 脑　　D. 女子胞
E. 骨

44. 女子胞的功能有（　　）
A. 主持月经　　B. 主藏精
C. 孕育胎儿　　D. 主水
E. 主藏血

45. 肝与脾的关系具体体现在哪两个方面（　　）
A. 消化　　B. 呼吸
C. 水液代谢　　D. 血液运行
E. 气的生成

三、简答题

1. 脏腑是如何分类的？五脏和六腑的功能分别是什么？
2. 如何理解“主一身之气”？
3. 简述心主血脉与心藏神之间的关系。
4. 何谓脾主运化？脾主运化包括哪几个方面？
5. 简述肝主疏泄功能的具体作用。
6. 如何理解“胆者，中正之官，决断出焉”？
7. 简述脾、胃生理功能的异同点。
8. 简述心与肾的关系。

（陈应娟　代　涛　阳　敬）

第4章
精气血津液学说

学习目标

1. 知识目标：掌握人体之精、气的基本概念、分类、生成及生理功能。掌握人体之气的运动形式。掌握血、津液的基本概念、生成、生理功能和运行。掌握津液的输布和代谢。熟悉精、气、血、津液之间的关系。

2. 能力目标：能够逐步建立并运用中医辨证思维方式。

3. 素质目标：加深学生对人类复杂生命现象的认识，理解不同医学体系对于生命现象认知的差异，从而拓宽视野、开阔思路，热爱生命、热爱祖国传统中医学。

精、气、血、津液学说中的精、气概念，与中国古代哲学的精、精气、气范畴有着密切的关系。应注意哲学上的精、气范畴是抽象的概念，医学中的精、气则是具体的物质概念，两者有联系亦有严格区别。我们理解中医的精、气、血、津液的内涵时，须把精、气、血、津液理解为实体及其作用、功能、属性的辩证统一。精、气、血、津液是构成人体和维持人体生命活动的基本物质，其运动变化规律也是人体生命活动的规律。它们与脏腑经络及组织器官的生理和病理有着密切联系。

第1节　精

一、精的基本概念

精泛指一切构成人体和维持生命活动的基本物质，是人体一切精微物质的概括，亦被称作“精气”，贮藏于脏腑之中或流动于脏腑之间，为人体的生理活动提供物质支撑。如《素问·金匮真言论》中提到“夫精者，身之本也”。精有广义与狭义之分，人体的气、血、津液乃至人体从饮食中吸收的水谷精微都可理解为“精”的范畴，这是广义的精。狭义的精指生殖之精，是促进人体生长、发育和生殖功能的基本物质。

二、精的分类

从来源上说，精分为先天之精与后天之精；从分布部位上说，有各脏腑之精；从特殊功能上说，有生殖之精。

先天之精即生殖之精，禀受于父母，与生俱来，是构成人体的原始物质。“两神相搏，合而成形，常先身生，是谓精”（《灵枢·决气》）。

后天之精是人体通过脾胃的运化及脏腑的生理活动，将摄入的饮食转化而来的水谷之精。脏腑之精的本质是后天之精，脾胃除了将食物营养转化为水谷之精以外，也会将水谷之精转输到五脏六腑，而成为五脏六腑之精。

三、精的生成

人之始生，秉精血以成，借阴阳而赋命。父母生殖之精结合，形成胚胎之时，便转化为胚胎自身之精，这就是禀受于父母以构成脏腑组织的原始生命物质。在女子胞（子宫）中，胚胎形成之后直至胎儿发育成熟，全赖气血养育，胞中气血为母体摄取的水谷之精而化生。因此，先天之精，实际上包括原始生命物质，以及从母体所获得的各种营养物质，主要秘藏于肾。

后天之精来源于水谷，又称“水谷之精”，是人体通过脾胃的运化及脏腑的生理活动，将摄入的饮食转化而来，因此脾胃为人后天之根本。人之生赖水谷精微以养，当脾胃强健，运化水谷精微的能力增强，营养来源充足，人体则精血充足。由此可见，肾藏的精，既包括先天之精，也包括后天之精。

四、精的贮藏、运行和施泄

（一）精的贮藏

人体之精主要藏于肾中，但五脏皆有藏寓，只是成分比例各不相同。肾主要贮藏先天之精，亦受后天之精充养；其他脏腑主要贮藏后天之精，亦受先天之精驱使。人体藏寓的精有先天和后天之分，但先天之精与后天之精的关系并不是独立存在的。先天之精需要后天之精的不断补充和培育，才能发挥其生理效应；后天之精则必须得到先天之精的活力资助，才能充盛而不衰。两者相互依存，相互促进，进而保持人体之精气充盈。

（二）精的运行

精的运行即精在人体内的代谢过程，包括精的生成、贮藏和施泄。

（三）精的施泄

精的施泄主要有两种形式：一是散布于各个脏腑之中，濡养脏腑，并化气以推动和调控各脏腑功能。二是化为生殖之精，有度地排泄以繁衍生命。

五、精的功能

精作为构成人体和维持人体生命活动的精微物质，其生理功能如下：

（一）繁衍生殖

生殖之精与生俱来，是生命起源的原始物质，具有生殖繁衍后代的作用。这种具有生殖能力的精是繁衍后代的物质基础，肾精充足，则生殖能力强；肾精不足，就会影响生殖能力。故补肾填精是临床上治疗不育不孕等生殖功能低下的重要方法。

（二）生长发育

人之生始于精，由精而成形。人出生之后，尤赖阴精的充养，才能维持正常的生长发育。随着精气由盛而衰的变化，人也从幼年至青年至壮年而步入老年，呈现出生、长、壮、老、已的生命运动规律；这是临床上补肾以治疗五软、五迟等生长发育障碍以及防治早衰的理论依据。

链接　中医看待小儿生长发育迟缓（五迟）

五迟是指立迟、行迟、齿迟、发迟和语迟，为小儿生长发育迟缓的疾病。《医宗金鉴·幼科心法要诀》载：“小儿五迟之证，多因父母气血虚弱，先天有亏，致儿生下筋骨软弱，行步艰难，齿不速长，坐不能稳，要皆肾气不足之故。”

（三）生髓、充脑、养骨、化血

人身之髓又有脑髓、骨髓、脊髓之分。肾藏精，精生髓。故肾精充盛，则脑髓充足而肢体行动灵活，耳目聪敏。精盈髓充则脑自健，脑健则能生智慧，强意志，利耳目，轻身延年。故防治老年性痴呆多从补肾益髓入手。肾精充足，则骨髓充满，骨骼因得髓之滋养而坚固有力，运动轻捷；齿为骨之余，牙齿亦赖肾精生髓而充养，肾精充足则牙齿坚固而有光泽。

精生髓，髓可化血，故精血同源。临床上多选用血肉有情之品补益精髓，用于治疗血虚证。

（四）濡润脏腑

人以水谷为本，受水谷之气以生。饮食经脾胃消化吸收，转化为精，水谷精微不断地输布到五脏六腑等全身各组织器官之中，起到滋养作用，维持人体的正常生理活动。其剩余部分则归藏于肾，储以备用。肾中所藏之精，既贮藏又输泄，如此生生不息。中医历来有“久病及肾”之说，故疾病末期常需补益肾精。

考点：精的概念、生成及生理功能

第2节 气

气是不断运动着的精微物质，是构成人体和维持人体生命活动的最基本物质。

链接 元气一元论

“元气一元论”，又称“元气论”“气一元论”，简称气论，是中国古代哲学理论范畴。气论的哲学思想认为：其一，气是物质；其二，气是天地万物的本原（元素）；其三，由气的运动变化而形成一切事物和现象的发生、发展及变化。

中医学的经典著作《黄帝内经》全面汲取并应用元气一元论，以气为总纲，根据气的分布部位、功能作用的不同，命名了八十余种气，用元气一元论统一说明自然现象、生理活动、精神意识、病理变化、临床诊断、针药治疗、养生保健等，从而说明了气是人体生命活动的总源。在中医学中，气具有物质和功能的双重属性，不存在没有功能的物质，也不存在没有物质支撑的功能。

气与精相比较而言，气是无形可征的，肉眼所不能见的极精微的物质，言气必影于物，只有通过生命运动现象，脏腑经络的生理功能，才能把握气的存在及其运动变化。而精则是有形的。气属阳，主动，运行有序而不乱；精属阴，主静，宁谧秘藏而不妄泄。

一、气的生成

人体的气，源于先天之精气、后天摄取的水谷精气与自然界的清气，通过全身各脏腑组织的综合作用而生成，其中与肺、脾胃和肾等脏腑的关系尤为密切。

（一）先天之精气

先天之精气禀受于父母，并受后天之精的充养，也称为元气，是人体之气的根本。肾对精气具有封藏作用，同时对气的生成至关重要。肾封藏的肾精，不可无故流失，保存在体内可化为气，这就是所谓的精充则气足；反之，肾失封藏，则精耗气衰。

（二）后天之精气

后天之精气源于水谷精气和自然界的清气。因为这类精气是出生之后获得的，故称后天之精气。

脾胃为气血化生之源，饮食物必须经过胃的腐熟、脾的运化，才能将水谷精气（即饮食中营养物质）化生为可以利用的水谷精微，输布于全身，滋养脏腑，化生气血。如果脾胃受纳腐熟、运化转输的功能失常，不能消化饮食，则后天水谷精气的来源匮乏，进而影响人体气的生成。

肺主气，司呼吸，为体内外之气交换的场所。通过肺的宣发和肃降，吸入自然界的清气，呼出体内的浊气，实现体内外气体的交换。自然界的清气源源不断地进入体内，参与机体的新陈代谢。如果肺的功能失常，则吸入的清气减少，导致后天之精气乏源。

二、气的生理功能

气，是构成人体和维持人体生命活动的最基本物质，正是由于气的不断运动变化，才产生人体各种生理活动。气的生理功能主要有以下五个方面。

（一）推动作用

气具有激发和推动作用。气是活力很强的精微物质，能激发和促进人体的生长发育以及各脏腑、经络等组织器官的生理功能，能推动血液的生成、运行，以及津液的生成、输布和排泄等。

气的这种推动作用，主要表现为人体的生长发育和生殖功能，依赖于肾气的推动；水谷精微的化生依赖于脾胃之气的推动等。

（二）温煦作用

气的温煦作用是指气具有温暖和激发人体生理功能的作用，是机体热量的来源，是体内产生热量的物质基础。气的温煦作用是通过激发和推动各脏腑器官生理功能，促进机体的新陈代谢来实现的，故曰“气主煦之”。

温煦作用具有重要的生理意义。人体的体温，需要气的温煦作用来维持；各脏腑、经络的生理活动，需要在气的温煦作用下进行；人体的血和津液等液态物质，都需要在气的温煦作用下，才能正常循行。

若气虚而温煦作用减弱，则可出现畏寒肢冷、脏腑功能衰退、血液和津液的运行迟缓等寒性病理变化；气有余便是火，如果气聚而不散，则会郁而化热，出现恶热喜冷、发热等病理变化。故有“气实者，热也；气虚者，寒也”之说。

（三）防御作用

气的防御作用是指气护卫肌肤、抗御邪气的作用。中医学中“正气”代表人体的抗病能力，“邪气”代表一切致病因素，正气不能抵御邪气的侵袭则产生疾病。故曰：“正气存内，邪不可干。”气的防御作用主要有以下几个方面表现。

1. 护卫肌表，抵御外邪　皮肤是人体的藩篱，具有屏障作用。肺合皮毛，肺宣发卫气于皮毛，卫气行于脉外，达于肌肤，而发挥防御外邪侵袭的作用。

2. 正邪交争，祛邪外出　邪气侵入机体之后，机体的正气奋起与之抗争，正盛邪去，邪气迅即被祛除体外，疾病便不能发生。

3. 自我修复，恢复健康　在疾病之后，邪气已微，如果此时正气能使机体阴阳恢复平衡，则使机体病愈而康复。

（四）固摄作用

气的固摄作用，是指气对人体的液态物质有统摄控制，防止其流失的作用。气的固摄作用具体表现如下。

1. 气能摄血，约束血液，使之循行于脉中，而不至于溢出脉外。

2. 气能摄津，约束汗液、尿液、唾液、胃肠液等，调控其分泌量或排泄量，防止其异常丢失。如病后体虚出汗，常固涩药与补气药并举。

3. 固摄精液，使之不因妄动而频繁遗泄。

（五）气化作用

气化泛指人体内气的运行变化。是通过气的正常运动而产生的各种正常生理变化。包括体内物质的新陈代谢、物质转化和能量转化等。气化是生命活动的基本特征，存在于生命的整个过程。如果气的气化作用失常，则能影响整个物质代谢过程。如影响饮食物的消化吸收，影响气、血、津液的生成、输布，影响汗液、尿液和粪便的排泄等，从而形成各种复杂的病变。

气的推动、温煦、防御、固摄、气化等功能，虽然不尽相同，但密不可分，在生命活动中相互促进，协调配合，共同维系着人的生命过程。

三、气的分类

人体之气，根据其生成来源、分布部位和功能特点不同，一般分为元气、宗气、营气、卫气四种。

（一）元气

元气又名原气、真气，是人体中最基本、最重要的气，是人体生命活动的原动力。

1. 生成 元气是由肾中所藏的先天之精气所化生。以先天之精气为基础，又赖后天水谷之气的培育和补充。因此元气的盛衰，既取决于先天禀赋，又与脾胃运化水谷精气的功能密切相关。所以《景岳全书》有“人之自生至老，凡先天之有不足者，但得后天培养之力，则补天之功，亦可居其强半”之说。

2. 分布 元气根于肾，通过经络流布全身，内至五脏六腑，外达肌肤腠理，无所不至。

3. 功能 具有推动人体生长发育和生殖，温煦和激发各个脏腑、经络等组织器官的生理功能。所以称元气是人体生命活动的原动力，是人体最重要的一种气。元气充沛，则脏腑组织功能健旺、机体强健而少病。若元气亏少，年少会出现生长发育障碍，发育迟缓、筋骨痿软等；成年则出现未老先衰，齿摇发落。

（二）宗气

宗气是由肺吸入的清气与脾胃化生的水谷精气结合聚于胸中而成，又称“大气”“动气”。

1. 生成 宗气主要由水谷精气和自然界的清气所组成。肺主气司呼吸和脾胃运化转输功能的正常与否，直接影响着宗气的盛衰。

2. 分布 宗气积聚于胸中，贯注于心肺。宗气在胸中积聚之处，又称为“气海”或者“膻中”。其向上出于肺，循喉咙而走息道；向下蓄丹田经气街注入足阳明胃经行于足。

3. 功能 一是走息道而助肺呼吸，因此呼吸的强弱、语音的低微高亢、发声的平稳与否，均与宗气的盛衰有关；二是贯心脉而助心行血，因此气血的运行、心脏脉搏的强弱及节律等，都与宗气的盛衰有关，如果宗气不足，则心行血无力，可引起瘀血等病理变化；三是与人的视、听、言等感觉和肢体运动有关。

（三）营气

营气，是血脉中的具有营养作用的气。因其富于营养，故称为“荣气”。由于营气行于脉中，又能化生血液，故常常与“营血”并称。营气与卫气相对而言，属于阴，故又称为“营阴”。

1. 生成 主要来源于脾胃运化的水谷之精气，由水谷精气中的精华部分所化生，是水谷精微中的精纯部分。

2. 分布 它行于脉管之中，通过十二经脉和任督二脉而循行，贯五脏而络六腑，营运于全身。

3. 功能 一是营养人体，为脏腑、经络的生理活动提供营养物质。行于脉中则滋养五脏六腑，散于外则浇灌皮毛筋骨。二是化生血液，成为血液的组成成分之一。

（四）卫气

卫，有“护卫”“保卫”之义。卫气是行于脉外之气，具有护卫机体，避免邪气入侵的作用。卫气与营气相对而言，属于阳，故又称“卫阳”。

1. 生成 亦由脾胃运化的水谷之精气所化生，是水谷精气中性质慓悍、运行滑利的部分，故有

“卫者，水谷之悍气也”。

2. 分布 卫气经肺的宣发，运行于脉外、皮肤、分肉之间，熏于肓膜，散于胸腹。正合“卫气者，所以温分肉，充皮肤，肥腠理，司关合者也”。

3. 功能 主要表现在防御、温煦和调节三个方面。

（1）护卫肌表，防御外邪入侵。卫气既可以抵御外邪的入侵，又可驱邪外出。

（2）温养脏腑、肌肉、皮毛。卫气可以保持体温，保障脏腑生理活动所需温度。卫气对肌肉、皮肤等的温煦，使肌肉充实，皮肤润滑。

（3）调节控制肌腠的开合、汗液的排泄。卫气的这一作用既是气的固摄作用的体现，也是气的推动作用的体现。卫气通过有规律地调节肌腠的开合来调节人体的水液代谢和体温，以维持人体内外环境的平衡。

此外，卫气循行与人的睡眠也有密切关系。当卫气行于体内时，人便入睡；当卫气自睛明出于体表时，人便醒寤。

四、气的运动形式

气的运动称为气机，有“升、降、出、入”四种基本运动形式。其中，升降，指气的上下运动，表示里气与里气相回旋；出入，指气的内外运动，表示里气与外气相交接。人体是一个不断地发生着升降出入的气化作用的机体，诸如呼吸运动、水谷的消化吸收、津液代谢、气血运行等，无不赖于气的升降出入运动才能实现。升和降、出和入之间必须协调平衡，才能维持正常的生理活动。气的升降出入运动一旦停止，就失去了维持生命活动的作用，人的生命活动也就终止了。

考点：气的概念、生成及生理功能；气的分类及运动形式

第3节 血

血，即血液，是循行于脉中的富有营养的红色的液态物质，是构成人体和维持人体生命活动的基本物质之一。血主于心，藏于肝，统于脾，布于肺，根于肾，有规律地循行脉管之中，在脉内营运不息，充分发挥灌溉一身的生理作用。

脉是血液循行的管道，又称“血府”。在某些因素的作用下，血液不能在脉内循行而溢出脉外时，称为出血，即“离经之血”。由于离经之血离开了脉道，失去了其发挥作用的条件，所以就丧失了血的生理功能。

一、血的生成

中医主要从以下两个方面来认识血液的生成：一是血液化生的物质基础；二是血液生成与相关脏腑功能的关系。

（一）血液化生的物质基础

生成血液的最基本的物质是水谷精微和精髓，以营气和津液为构成部分，这四部分缺一不可。人体摄入的食物经脾胃的消化吸收，才能生成水谷之精微和津液，所以有脾胃为“气血生化之源”的说法。精髓也是化生血液的基本物质，肾藏精，精生髓，髓可生血，因此有“精血同源”之说。

（二）血液生成与相关脏腑功能的关系

1. 脾胃 脾为后天之本，气血生化之源。脾胃所化生的水谷精微是化生血液的最基本物质，饮食营养的优劣，脾胃运化功能的强弱，直接影响着血液的化生。“盖饮食多自能生血，饮食少则血不生”。

长期饮食营养摄入不足，可导致血液的生成不足而形成血虚的病理变化。如中焦脾胃虚弱，或脾胃的运化功能长期失调，则不能运化水谷精微，化源不足，也会导致血虚。

2. 心肺 心主血脉，一则行血以输送营养物质，使全身各脏腑获得充足的营养，维持其正常的功能活动，从而促进血液的生成。二则水谷精微通过脾的转输升清作用，上输于心肺，在肺吐故纳新之后，复注于心脉化赤而变成新鲜血液。

3. 肝肾 精髓也是化生血液的基本物质。肾藏精，精生髓，这充分说明肾中所藏之精，是血液化生的物质基础。肝主疏泄而藏血，又因精血同源，肝血充足，精有所资，故肾亦有所藏，精充则血足。

综上所述，血液是以水谷精微和精髓为主要物质基础，在脾胃、心肺、肝肾等脏腑的共同作用下而生成的。故临床上常用补养心血、补益心脾、滋养肝血和补肾益髓等法以治血虚之证。

二、血的生理功能

（一）濡养滋润全身

血沿脉管循行于全身，为全身各脏腑组织的功能活动提供营养。全身各部（内脏、五官、九窍、四肢、百骸）无一不是在血的濡养滋润作用下而发挥功能的，如鼻能嗅、眼能视、耳能听、喉能发音、手能摄物等。《难经·二十二难》将血的这一作用概括为“血主濡之”。血的濡养滋润作用可以从面色、肌肉、皮肤、毛发等方面反映出来。血的濡养滋润作用正常，则面色红润，肌肉丰满壮实，肌肤和毛发光滑等；反之，机体除脏腑功能低下外，还可见到面色不华或萎黄，肌肤干燥，肢体或肢端麻木，运动不灵活等临床表现。

（二）神志活动的物质基础

血是产生神志并维持神志的主要物质基础，这一作用是古人通过大量的临床观察而认识到的。无论是何种原因形成的血虚或运行失常，均可以出现不同程度的神志方面的症状。心血虚、肝血虚，常有惊悸、失眠、多梦等神志不安的表现，失血甚者还可出现烦躁、恍惚、癫狂、昏迷等神志失常的改变。可见血与神志活动有着密切关系，所以说“血者神气也”(《灵枢·营卫生会》)。

三、血的运行

血液循行于脉道之中，脉为血之府。脉管是一个相对密闭、如环无端、自我衔接的管道系统。血液在脉管中运行不息，流布于全身，环周不休，营养人体的周身内外上下。

血液正常循行必须具备两个条件：一是脉管系统的完整性，二是全身各脏腑发挥正常生理功能，特别是与心、肺、肝、脾四脏的关系尤为密切。

心主血脉，心气维持心的正常搏动，为血液循行提供动力，脉是血循行的通路，血在心气的推动下循行于脉管之中。心脏、脉管和血构成了一个相对独立的系统。全身的血液，依赖心气的推动，通过经脉而输送到全身，发挥其濡养作用。心气充沛与否，心脏的搏动是否正常，在血循环中起着十分关键的作用。

肺朝百脉。血运行的基本动力虽然是心气，而肺司呼吸且主一身之气，调节着全身的气机，可辅助心脏推动和调节血的运行。

脾主统血，五脏六腑之血全赖脾气统摄。脾之所以统血，与脾为气血生化之源密切相关。脾气健旺，气血旺盛，则气之固摄作用也就健全，而血就不会溢出脉外。

肝主藏血，具有贮藏血和调节血流量的功能。根据人体动静的不同情况，调节脉管中的血流量，使脉中循环血维持在一个恒定水平上。此外，肝的疏泄功能可条畅气机，一方面保障着肝本身的藏血功能，另一方面对血通畅循行也起着一定的作用。

综上所述，血正常循行是在心、肺、肝、脾等脏腑相互配合下进行的。其中任何一个脏腑生理功能失调，都会引起血行失常。此外，血充盈，寒温适度，脉道通利等均是血正常运行的必要条件。

考点：血的概念、生成及生理功能

第 4 节　津　液

津液是人体一切正常水液的总称，包括各脏腑组织的正常体液和正常的分泌物，如胃液、肠液、唾液、关节液等，也包括人体的代谢产物如尿、汗、泪等。习惯上，在体内除血液外，其他所有正常的水液均属于津液范畴。

津与液虽同属水液，但在性状、功能及其分布部位等方面又有一定的区别。一般来说，性质清稀，流动性大，主要布散于体表皮肤、肌肉和孔窍等部位，并渗入血脉，起滋润作用者，称为津；其性较为稠厚，流动性较小，灌注于骨节、脏腑、脑、髓等组织器官，起濡养作用者，称为液。但津与液往往可以相互转化，故临床上多以津液同称。

一、津液的生成、输布和排泄

津液的生成、输布和排泄，是一个涉及多个脏腑一系列生理活动的复杂生理过程。"饮入于胃，游溢精气，上输于脾，脾气散精，上归于肺，通调水道，下输膀胱，水精四布，五经并行"（《素问·经脉别论》），是对津液代谢过程的简要概括。

（一）津液的生成

津液来源于饮食，通过脾、胃、小肠和大肠消化吸收饮食中的水分和营养而生成的。其具体过程如下。

饮食入胃，胃为水谷之海，主受纳腐熟，游溢精气，上输于脾，吸收水谷中部分精微；小肠泌别清浊，吸收饮食物中大部分的营养物质和水分上输于脾，赖脾气之升清，将胃肠吸收的谷气与津液上输于心肺，而后输布全身，并将水液代谢产物经肾输入膀胱，把糟粕下输于大肠；大肠主津，接受小肠下注的饮食物残渣和剩余水分，将其中部分水液重新吸收，使残渣形成粪便而排出体外。由此可见，津液的生成是在脾的主导下，由胃、小肠、大肠共同参与而完成的。

总的来说，津液的生成取决于如下两个方面的因素：一是充足的水饮类食物，这是生成津液的物质基础；二是脏腑功能正常，特别是脾胃、大小肠的功能正常。其中任何一方面因素的异常，均可导致津液生成不足，引起津液亏乏的病理变化。

（二）津液的输布

津液的输布主要依靠脾、肺、肾、肝及三焦等脏腑生理功能的综合作用而完成的。其中最主要的脏腑是脾、肺、肾、三焦。

脾气散精，脾对津液的输布，一方面通过其转输升清的作用将吸收的津液上输于肺，由肺的宣发和肃降，使津液输布全身而灌溉脏腑、形体和诸窍；另一方面，又可直接将津液向四周布散至全身，即脾有"灌溉四旁"之功能，所谓"脾主为胃行其津液者也"（《素问·厥论》）的作用。

肺主行水，通调水道，为水之上源。肺接受从脾转输而来的津液之后，一方面通过宣发作用将津液输布至人体上部和体表；另一方面，通过肃降作用，将津液输布至肾和膀胱以及人体下部形体。

肾对津液输布起着主宰作用。"肾者水脏，主津液"（《素问·逆调论》）。主要表现在两个方面：一是肾中阳气的蒸腾气化作用，是胃"游溢精气"、脾的散精、肺的通调水道，以及小肠的泌别清浊等作用的动力，推动着津液的输布；二是由肺下输至肾的津液，在肾的气化作用下，清者蒸腾，经三焦上输于肺而布散于全身，浊者化为尿液注入膀胱。

肝主疏泄气机，调畅气机以促进津液的输布，气行则津行。肝主疏泄正常，则气机条畅，津液的输布环流正常；否则气机郁滞，气滞津停。

三焦为“决渎之官”，是津液在体内流注输布的通道，对水液有通调之功。三焦气化正常，水道通利，津液就畅通协调地在体内布散。

（三）津液的排泄

津液的排泄与津液的输布一样，主要依赖于肺、脾、肾等脏腑的综合作用，其具体排泄途径如下：

一是汗、呼气。由肺气宣发，将津液输布到体表皮毛，被阳气蒸腾而形成汗液，由汗孔排出体外。肺在呼气时也带走部分津液（水分）。

二是尿液。为津液代谢的最终产物，其形成虽与肺、脾、肾等脏腑密切相关，但尤以肾为关键。肾之气化作用与膀胱的气化作用相配合，将多余的水液共同化成尿液并排出体外。肾在维持人体津液代谢平衡中起着决定性作用。

三是粪便。大肠排出的水谷糟粕所形成的粪便中亦带走一些津液。腹泻时，大便中含水多，带走大量津液，易引起伤津。

综上所述，津液代谢的生理过程，需要多个脏腑的综合调节，其中尤以肺、脾、肾三脏为要。若三脏功能失调，则可影响津液的生成、输布和排泄等过程，破坏津液代谢的平衡，从而导致津液生成不足，或环流障碍，水液停滞，或津液大量丢失等病理改变。其中，尤以肾的功能最为关键。

二、津液的生理功能

津液的生理功能主要包括滋润濡养、化生血液、调节阴阳和排泄废物等。

（一）滋润濡养

津液以水为主体，具有很强的滋润作用，富含多种营养物质，具有营养功能。津质地轻清，滋润作用较为明显；液的质地较为稠厚，其营养作用较为突出。内而脏腑筋骨，外而皮肤毫毛，莫不赖津液以濡养。分布于体表的津液，能滋润皮肤，温养肌肉，使肌肉丰润，毛发光泽；体内的津液能濡养脏腑，维持各脏腑的正常功能；注入孔窍的津液，使口、眼、鼻等九窍滋润；流入关节的津液，能滑利关节；渗入骨髓的津液，能充养骨髓和脑髓。

（二）化生血液

津液经孙络渗入血脉之中，成为化生血液的基本成分之一。津液使血液充盈，并濡养和滑利血脉，而血液环流不息。故曰：“中焦出气如露，上注溪谷，而渗孙脉，津液和调，变化而赤为血”。

（三）调节阴阳

在正常情况下，人体阴阳之间处于相对平衡状态。津液作为阴液的一部分，对调节人体的阴阳平衡起着重要作用。脏腑之阴的正常与否，与津液的盛衰是分不开的。人体根据体内的生理状况和外界环境的变化，通过津液的自我调节使机体保持正常状态，以适应外界的变化。如寒冷的时候，皮肤汗孔闭合，津液不能借汗液排出体外，而下降入膀胱，使小便增多；夏暑季节，汗多则津液减少下行，使小便减少。当体内丢失水液后，则多饮水以增加体内的津液。由此调节机体的阴阳平衡，从而维持人体的正常生命活动。

（四）排泄废物

津液在其自身的代谢过程中，能把机体的代谢产物通过汗、尿等方式不断地排出体外，以维持机体各脏腑的正常活动。若这一作用受到损害或出现障碍，就会使代谢产物潴留于体内，而产生痰、饮、水、湿等多种病理变化。

考点：津液的概念、生成及生理功能

第5节 精气血津液之间的关系

精、气、血、津液均是构成人体和维持人体生命活动的基本物质，均赖脾胃化生的水谷精微不断地补充，在脏腑活动中，它们相互渗透、相互促进、相互转化；在生理功能上，它们又存在着相互依存、相互制约和相互为用的密切关系。

一、精与气、血、津液之间的关系

（一）精与气的关系

1. 精对气的作用 精能化气。藏于肾中的精，可以化为元气，水谷之精也可化生营气。“精化为气，谓元气由精而化也”（《类经·阴阳类》）。精为气化之本源，精足则人体之气得以充盛，不断地供给五脏六腑，以促进脏腑的生理活动。五脏六腑的功能正常，则元气方能化生不已。精盈则气盛，精少则气衰。故元精失则元气不生，元阳不充。所以失精的病人常见少气不足以息、动辄气喘、懒言、肢倦神疲等气虚之证。

2. 气对精的作用 气能生精，气的运动不息能促进精的化生。精包括先天之精和后天之精。精之生成源于气，精之生理功能赖于气之推动和激发。气不但能促进精的化生，而且能固摄肾精。如肾精之秘藏，赖元气固护于外。气聚则精盈，气弱则精走。元气亏损，肾失封藏，常出现失精的病症。

精之与气，本自互生，精气充足，则神自旺。

（二）精与血的关系

精与血同源于水谷精微与肾精，两者在生理上存在着相互资生、相互转化的关系，即精能化血，血能生精，精血互生，故有“精血同源”之说。

1. 精对血的作用 精能化血。精是化生血液的主要物质，其中包括水谷之精与肾精。水谷之精化生的营气与津液，是血液的重要组成部分。肾藏精，精生髓，髓养骨，“骨髓坚固，气血皆从”（《素问·生气通天论》）。精充则血足，所以肾精亏损可导致血虚。治疗再生障碍性贫血，用补肾填精之法而获效。以补肾为主治疗精亏血虚之要法，就是以精可化血为理论依据的。

2. 血对精的作用 血能生精。人体之精主要贮藏于肾，其充养来源于水谷精微与血之濡润。血液流于肾中，与肾精化合而成为肾所藏之精。由于血能生精，血旺则精充，血亏则精衰。临床上每见血虚之候往往有肾精亏损之征象。

（三）精与津液的关系

精与津液的关系，主要是针对水谷之精与津液而言。两者同源于水谷，生成于脾胃。水谷经脾胃的消化和吸收而成水谷之精微，其中既有水谷之精，又有津液在内，两者是同生同化的。在病理情况下，有精亏而伴有津液不足者，也有津液不足而致精虚者。

二、气与血的关系

气属阳，主动，主煦之；血属阴，主静，主濡之。这是气与血在属性和生理功能上的区别。但两者都源于脾胃化生的水谷精微和肾中精气，在生成、输布（运行）等方面关系密切，《难经正义》故曰：“然气中有血，血中有气，气与血不可须臾之相离，乃阴阳互根，自然之理也”。这种关系可概括为“气为血之帅”“血为气之母”。

（一）气对血的作用

气对血的作用，是“气为血之帅”，气为血帅包含着三个方面的含义：气能生血，气能行血，气能摄血。

1. 气能生血 指气的运动变化是血液生成的动力，血液的组成也离不开气的气化作用。从摄入的饮食物转化成水谷精微，再转化成营气和津液，再转化成赤色的血，其中每一个转化过程都离不开气的运动变化，而气的运动变化又是通过脏腑的功能活动表现出来的。气的运动变化能力旺盛，则脏腑的功能活动旺盛，化生血液的功能亦强；气的运动变化能力减弱，则脏腑功能活动衰退，化生血液的功能亦弱。气旺则血充，气虚则血少。故在临床治疗血虚或者气血两虚证时，常补血药配合补气药，目的就是补益生血的动力。

2. 气能行血 指气的推动作用是血液循行的动力。气一方面可以直接推动血行，如心气和宗气；另一方面又可通过促进脏腑的功能活动来推动血运行，如肺气的宣发肃降和肝气的疏泄条达等。气生成于血中而固护于血外，血在脉中流行，有赖于气的统领和推动作用。因此气的正常运动，对保证血运行有着重要意义。总之，气行则血行，气止则血止，气有一息之不运，则血有一息之不行，故临床上治疗血行失常，常以调气为主，调血次之，如气虚不能行血则面色㿠白，补气行血则面色润泽；气滞导致血瘀，妇女月经闭止，行气活血则经通。

3. 气能摄血 指气对血的统摄作用，使血液正常循行于脉管之中而不溢出脉外。可见气摄血，实际上是脾统血的作用。脾为气血运行上下之总枢，如果脾虚不能统血，则血无所主，因而脱陷妄行。临床上治疗妇女月经崩漏，常配伍健脾补气药以统摄血液从而达到止血目的；每见血脱之危重证候，常采用大剂独参汤补气摄血，气充血止，这种治本的方法称作“血脱者固气”之法。

（二）血对气的作用

血对气的作用，即血为气之母，指气在生成和运行中始终离不开血。血为气母的含义有二：其一，血能生气。气存血中，血不断地为气的生成和功能活动提供主要物质基础——水谷精微，而水谷精微又赖血以运之，为脏腑的功能活动不断地供给营养，使气的生成与运行正常地进行。所以血盛则气旺，血衰则气少。其二，血能载气，气存于血中，赖血之运载而达全身。血为气之守，气必依附于血而静谧。否则，血不载气，则气将飘浮不定，无所归附。故气不得血，则散而无所附。所以在临床上，每见大出血之时，气亦随之而涣散，形成气随血脱之候。

综上所述，气与血，一阴一阳，互相维系，气为血之帅，血为气之守。若血气不和，则百病丛生。

考点：气与血的关系

三、气与津液的关系

气属阳，津液属阴，这是气和津液在属性上的区别，但两者均源于脾胃所运化的水谷精微，在其生成和输布过程中有着密切的关系。在病理上病气即病水，病水即病气。在治疗上，治气即是治水，治水即是治气。

（一）气对津液的作用

气对津液的作用表现为气能生津、气能行津、气能摄津三个方面。

1. 气能生津 气是津液生成与输布的物质基础和动力。津液源于水谷精气，而水谷精气赖脾胃之腐熟运化而生成。气推动和激发脾胃的功能活动，使中焦之气机旺盛，运化正常，则津液充足。津液的生成、输布和排泄均离不开气的作用，所以气旺则津充，气弱则津亏。若三焦之气失职，则津液停聚而为湿为水为肿。

2. 气能行津 指气的运动变化是津液输布排泄的动力。气的升降出入运动作用于脏腑，表现为脏腑的升降出入运动，而脾、肺、肾、肝等脏腑的升降出入运动完成了津液在体内的输布、排泄过程。当气的升降出入运动异常时，津液输布、排泄过程也随之受阻。反之，由于某种原因，使津液的输布和排泄受阻而发生停聚时，气的升降出入运动也会随之而不利。由气虚、气滞而导致的津液停滞，称作气不行水；由津液停聚而导致的气机不利，称作水停气滞。两者互为因果，可形成内生之水湿、痰饮，甚则水肿等病理变化。这是在临床上治疗水肿时行气与利水法常常并用的理论依据之一。

3. 气能摄津　指气的固摄作用控制着津液的排泄。体内的津液在气的固摄作用下维持动态平衡。若气的固摄作用减弱，则体内津液经汗、尿等途径外流，出现多汗、漏汗、多尿、遗尿的病理现象，临床治疗时应注意补气固津。

（二）津液对气的作用

津液对气的作用，主要体现在津能化气和津能载气两个方面。

水谷化生的津液，通过脾气升清散精，上输于肺，再经肺之宣降通调水道，下输于肾和膀胱。在肾阳的蒸腾推动下，化而为气，升腾敷布于脏腑，发挥其滋养作用，以保证脏腑组织的正常生理活动。此外，津液是气的载体，气必须依附于津液而存在，否则将涣散不定而无所归。因此，津液的丢失，必导致气的耗损。如暑病伤津耗液，不仅口渴喜饮，且津液虚少无以化气，而见少气懒言、肢倦乏力等气虚之候。若因汗、吐太过，使津液大量丢失，则气亦随之而外脱，形成“气随津脱”之危候。

考点：气与津液的关系

四、血与津液的关系

血与津液均是液态物质，均有滋润和濡养作用，与气相对而言，两者均属于阴，在生理上相互补充，病理上相互影响。

（一）血对津液的作用

运行于脉中的血液，渗于脉外便化为有濡润作用的津液。“十二经脉，三百六十五络，其血气皆上于面而走空窍……其气之津液皆上熏于面”（《灵枢・邪气脏腑病形》）。当血液不足时，可导致津液的病变。如血液瘀结，津液无以渗于脉外，以濡养皮肤肌肉，则肌肤干燥粗糙甚至甲错。失血过多时，脉外之津液渗入脉中以补偿血容量的不足，因之而导致脉外的津液不足，出现口渴、尿少、皮肤干燥等表现。所以，中医有“夺血者无汗”“衄家不可发汗”“亡血者，不可发汗”之说。

（二）津液对血的作用

津液和血液同源于水谷精微，被输布于肌肉、腠理等处的津液，不断地渗入孙络，成为血液的组成成分。所以，有“津血同源”之说。汗为津液所化，汗出过多则耗津，津耗则血少，故又有“血汗同源”之说。如果津液大量损耗，不仅渗入脉内之津液不足，甚至脉内之津液还要渗出于脉外，形成血脉空虚、津枯血燥的病变。所以，对于多汗夺津或津液大量丢失的患者，不可用破血逐瘀之峻剂，故有“夺汗者无血”之说。

血与津液均是周流于全身的液态物质，不仅同源于水谷精微，而且在运行输布过程中相辅相成，互相交会，津可入血，血可成津，“水中有血，血中有水”“水与血，原并行而不悖”（《血证论・阴阳水火气血论》），共同发挥其滋养、濡润作用。

在病理上血与津液又相互影响，“孙络水溢，则经有留血”（《素问・调经论》），“经为血，血不利则为水，名曰血分”（《金匮要略・水气病脉证并治》）。

另外，血、水还可以同时发病，如妇女经闭水肿、外伤瘀血水肿等。由于血液与津液在病理上常互相影响而并存，故在治疗上应注意水病治血、血病治水、水血兼顾等。

目标检测

一、名词解释

1. 精　2. 气
3. 津液　4. 气机
5. 气化　6. 宗气
7. 元气　8. 卫气
9. 营气　10. 精血同源

二、选择题

【A型题】

1. 狭义之精是指（　　）
   A. 气　B. 血
   C. 津　D. 液
   E. 生殖之精
2. 以濡养脑髓和滑利关节为主要功能的是（　　）
   A. 精　B. 气
   C. 液　D. 血
   E. 津
3. 治疗血瘀病证时配行气药物的理论依据是（　　）
   A. 血能载气　B. 气能行血
   C. 气能摄血　D. 气能生血
   E. 血能养气
4. 下列不属于气的固摄作用的是（　　）
   A. 固摄精带　B. 防止汗泄过多
   C. 控制血液　D. 控制尿液
   E. 固摄和稳定内脏位置
5. 与听、视、言、动的强弱关系最密切的是（　　）
   A. 元气　B. 卫气
   C. 宗气　D. 谷气
   E. 营气
6. 治疗血虚证时，常在补血药中配用益气之品的道理是（　　）
   A. 气能摄血　B. 气能生血
   C. 血为气之母　D. 气能行血
   E. 血能载气
7. 具有“慓疾滑利”特点的是（　　）
   A. 元气　B. 宗气
   C. 营气　D. 卫气
   E. 清气
8. 津液代谢与下列哪组脏腑关系最为密切（　　）
   A. 脾、肾、小肠、三焦
   B. 脾、肝、肾、三焦
   C. 肺、肾、三焦、小肠
   D. 肺、脾、肾、三焦
   E. 心、肾、小肠、膀胱
9. 机体内物质转化和能量转化的过程实际上是指（　　）
   A. 气的推动作用　B. 气的温煦作用
   C. 气机　D. 气化
   E. 气的固摄作用
10. 生命活动的原动力是（　　）
   A. 卫气　B. 营气
   C. 宗气　D. 元气
   E. 大气

【B型题】

（第11、12题备选答案）
A. 推动作用　B. 温煦作用
C. 防御作用　D. 固摄作用
E. 气化作用

11. 治疗大汗出、遗尿时加入补气药是因气的（　　）
12. “宗气……贯心脉而行呼吸”是指气的（　　）

（第13、14题备选答案）
A. 上荣于目
B. 与血同行，环周不休
C. 熏于肓膜，散于胸腹
D. 通于三焦，流行全身
E. 上出息道，下走气街

13. 元气的分布是（　　）
14. 营气的分布是（　　）

（第15、16题备选答案）
A. 气化作用　B. 防御作用
C. 固摄作用　D. 推动作用
E. 营养作用

15. 气能防止精、血、津液滑脱的作用称为（　　）
16. 气具有保护机体，防止外邪侵犯的作用称为（　　）

（第17、18题备选答案）
A. 润泽肌肤　B. 营养周身
C. 温煦内脏　D. 补益脑髓
E. 以上都不是

17. 液的作用重在（　　）
18. 营血的作用重在（　　）

【X型题】

19. 以下说法不正确的是（　　）
   A. 津能载气　B. 气能载血
   C. 气为血之母　D. 血为气之母
   E. 气为血帅
20. 血液的生成与下列哪项有关（　　）
   A. 营气　B. 津液
   C. 卫气　D. 精
   E. 元气
21. 与气的生成来源有关的脏腑有（　　）
   A. 肝　B. 肾
   C. 脾胃　D. 肺
   E. 心

三、简答题

1. 血的生成和运行与哪几脏有关？各起何作用？
2. 气和血在生理方面的关系如何？

（黄志端）

第5章
经络学说

学习目标

1. 知识目标：掌握经络的概念、经络系统的组成、十二经脉的命名、十二经脉走向和交接、十二经脉的分布和表里关系；熟悉奇经八脉的组成、经络的生理功能；了解经络的临床应用。

2. 能力目标：能够准确辨识十二经脉及奇经八脉的循行路径，并能初步应用于解释常见疾病的经络病变机制。

3. 素质目标：通过经络学说的学习，培养学生的中医整体观念，加深对中医传统文化的理解，增强对中医药文化的认同感和自豪感。

经络学说是研究人体经络系统的组成结构、循行分布、生理功能、病理变化及其与脏腑相互关系的理论体系，作为中医理论体系的重要组成部分和针灸学的核心理论基础，经络学说源于古代医家在长期医疗实践中的经验总结，包括针灸、推拿、气功等疗法的临床经验，并结合当时的解剖知识，经过系统归纳而逐步形成的一套完整理论。它不仅是针灸、推拿、气功等学科的理论基础，而且对指导中医临床各科有十分重要的意义。所以，历代医学家都十分重视经络学说。《灵枢·经脉》云："经脉者，所以能决死生，处百病，调虚实，不可不通。"

第1节　经络系统的组成

一、经络的概念

经络，是经脉和络脉的总称，是运行全身气血，联络脏腑形体官窍，沟通上下内外，感应传导信息的通路系统，是人体结构的重要组成部分。

经络，作为人体一种组织结构的名称，《素问·调经论》曰："经脉者，所以行血气而营阴阳，濡筋骨，利关节者也"。"经"，含有路径之意，是经络系统中纵行的主干线（直行），大多循行于深部，有固定的循行路线和一定的数量；"络"，具有网络之意，是从经脉上发出的横行的分支，循行于较浅部位，纵横交错，网络全身。经脉和络脉，相互沟通联系，内属于脏腑，外络于肢节，将人体五脏六腑、四肢百骸、五官九窍、皮肉筋脉等组织器官紧密地联结成一个统一的有机整体。人体通过经络运行气血，营养全身，调节阴阳，使人体各部的功能活动得以保持协调和相对平衡。

考点：经络的概念

二、经络系统的组成

经络系统是由经脉系统和络脉系统组成。其中经脉系统包括十二经脉、奇经八脉，以及附属于十二经脉的十二经别、十二经筋、十二皮部。络脉系统包括十五别络、浮络和孙络。

十二经脉，即手三阴经（手太阴肺经、手厥阴心包经、手少阴心经）、手三阳经（手阳明大肠经、手少阳三焦经、手太阳小肠经）、足三阴经（足太阴脾经、足厥阴肝经、足少阴肾经）、足三阳经（足阳明胃经、足少阳胆经、足太阳膀胱经）的总称。十二经脉有一定的起止、循行部位和交接顺序，在肢体的分布和走向有一定的规律，直接络属脏腑，是经络系统的主体，人体运行气血的主要通道，故又称“十二正经”。奇经八脉，即督脉、任脉、带脉、冲脉、阴跷脉、阳跷脉、阴维脉、阳维脉的总称，具有统率、联络和调节全身气血盛衰的作用。

十二经别，是从十二经脉所别出的重要分支，它们分别起于四肢肘膝以上部位，循行于体内，联系脏腑，上出颈项浅部。阳经的经别从本经别出而循行体内，上达头面后，仍回到本经；阴经的经别从本经别出而循行体内，上达头面后，与相为表里的阳经相合，即离、合、出、入于表里经之间。由此可见，十二经别不仅可以加强十二经脉中相为表里的两经之间的联系，还联系了某些正经未循行到的器官与形体部位，从而补充了正经之不足。

十二经筋，是十二经脉之气“结、聚、散、络”于筋肉、关节的体系，是十二经脉循行部位上分布于筋肉系统的总称，具有联络百骸，维络周身，约束关节，主司关节运动的作用。

十二皮部，是十二经脉的功能活动反映于体表的部位。把全身皮肤分为十二部分，分属于十二经，即称“十二皮部”。十二皮部居人体最外层，是机体的卫外屏障。

络脉系统中，以十五络脉为主，包括从十二经脉各分出一支，任、督两脉各分出一支，再加上脾之大络，功能是加强表里阴阳两经间的联系与调节作用。浮络是指浮行于浅表部位的络脉。孙络是指络脉中最细小的分支，遍布全身，难以计数。经络系统组成简图见图5-1。

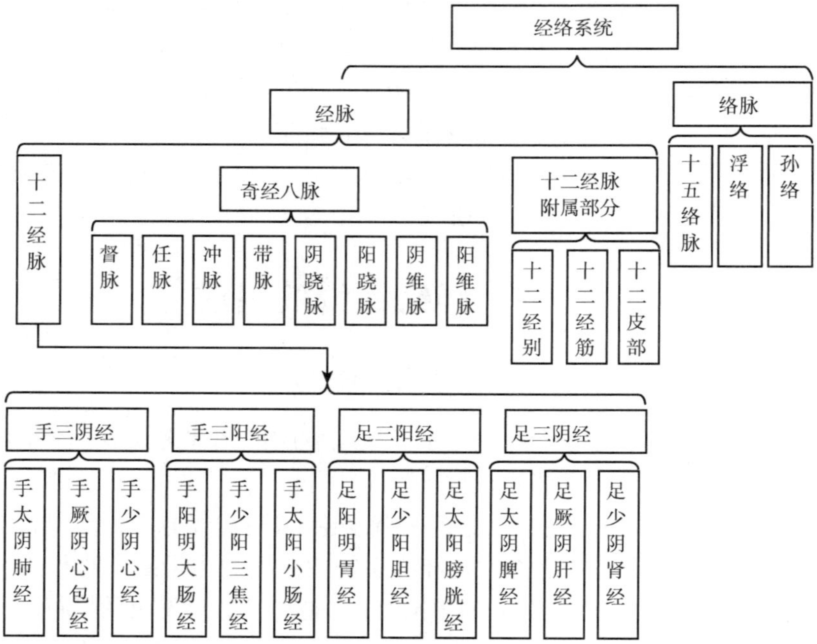

图5-1 经络系统组成简图

考点：经络系统的组成

第2节 十二经脉

十二经脉是经络系统的核心组成部分。经络系统的十二经别及络脉等都是从十二经脉中分出，彼此联系，相互配合而协同发挥作用。

一、十二经脉的命名

十二经脉的命名是综合了阴阳、手足、脏腑三个方面。其一，十二经脉对称性分布于人体的两侧，分别循行于四肢内侧、外侧，其中循行于四肢内侧的为阴经，循行于四肢外侧的为阳经，以阴阳来表明它的属性。其二，每一条经脉又分别连属于一个脏或一个腑，其中连属于脏的为阴经，阴经有太阴、厥阴、少阴；连属于腑的为阳经，阳经有阳明、少阳、太阳。其三，循行于上肢的为手经，循行于下肢的为足经。综上可知，凡是循行于手足内侧、连属于脏的为阴经，凡是循行于手足外侧、连属于腑的为阳经，故十二经脉分为手三阴经、足三阴经、手三阳经、足三阳经四组。每一组都是依据分布手足内外、阴阳属性和所属脏腑而命名的。十二经脉的具体名称是手太阴肺经、手厥阴心包经、手少阴心经、手阳明大肠经、手少阳三焦经、手太阳小肠经、足太阴脾经、足厥阴肝经、足少阴肾经、足阳明胃经、足少阳胆经、足太阳膀胱经。

考点：十二经脉的命名

二、十二经脉的分布

十二经脉在人体的头面、躯干及四肢有一定的分布规律。如六条阴经分布于四肢的内侧和胸腹部，即上肢内侧为手三阴经，下肢内侧为足三阴经。六条阳经分布于四肢的外侧和头面、躯干，即上肢外侧为手三阳经，下肢外侧为足三阳经。手足三阴经，太阴经在前、厥阴经在中、少阴经在后；手足三阳经，阳明经在前、少阳经在中、太阳经在后（表5-1）。但在小腿下半部和足背部，脾经在中线，肝经在前，至内踝上8寸处交叉，脾经在前，肝经在中线。

表5-1　十二经脉名称及分布表

阳经（属表属腑络脏）	阴经（属里属脏络腑）	循行部位（阴经行于内侧，阳经行于外侧）	
手阳明大肠经	手太阴肺经	上肢	前线
手少阳三焦经	手厥阴心包经		中线
手太阳小肠经	手少阴心经		后线
足阳明胃经	足太阴脾经	下肢	前线
足少阳胆经	足厥阴肝经		中线
足太阳膀胱经	足少阴肾经		后线

考点：十二经脉的分布

三、十二经脉走向和交接

十二经脉的走向和交接是有一定规律的。《灵枢·逆顺肥瘦》曰："手之三阴，从脏走手；手之三阳，从手走头；足之三阳，从头走足；足之三阴，从足走腹。"即手三阴经从胸部起始到达上肢，沿上肢内侧循行到达手指端，交于手三阳经；手三阳经从手指端起始到达上肢，沿上肢外侧循行上达头部，与足三阳经相交；足三阳经从头部起始，过躯干，经下肢外侧走行于足，交于足三阴经；足三阴经从足部起始到达下肢，沿下肢内侧上行，过腹部，抵达胸部，与手三阴经相交。这样衔接，构成了一个周而复始、阴阳相贯、如环无端的传注系统（图5-2）。

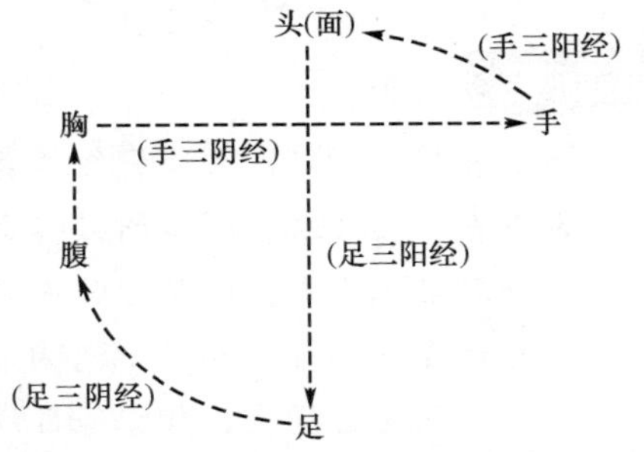

图5-2　十二经脉走向和交接规律示意图

四、十二经脉气血流注次序

十二经脉分布、循行于全身内外、上下，其中的气血是流动不息，循环贯注，换而言之，十二经脉中气血的流注是有一定次序的，即从手太阴肺经开始，依次流注至足厥阴肝经，再流注至手太阴肺经。这样就形成了一个首尾相贯、如环无端的密闭的循环流注系统。其流注次序如图5-3所示。

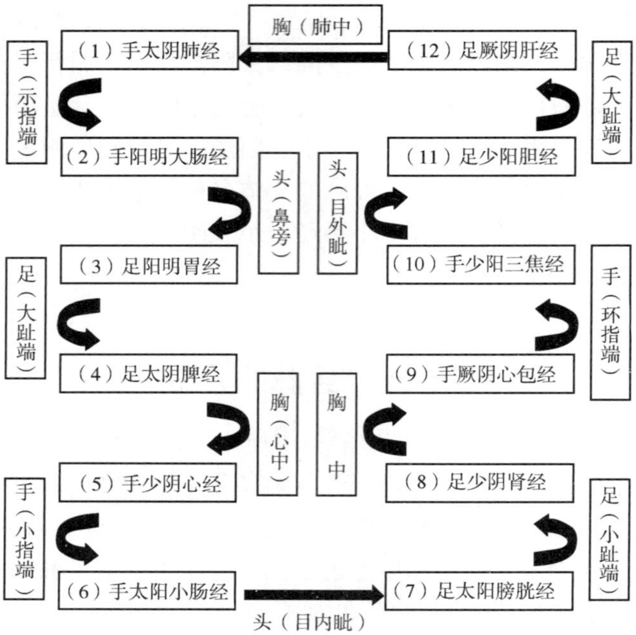

图5-3 十二经脉气血流注次序图

五、十二经脉的表里关系

十二经脉中，阴经皆属脏络腑，阳经皆属腑络脏。属，有隶属之意；络，有联络之意，由此脏与腑构成表里相合的关系。通过经别和别络互相沟通，阴经与阳经也形成表里络属关系。手足三阴经这六条阴经与手足三阳经这六条阳经共组合成六对“表里相合”关系，即手阳明大肠经与手太阴肺经相表里，手少阳三焦经与手厥阴心包经相表里，手太阳小肠经与手少阴心经相表里，足阳明胃经与足太阴脾经相表里，足少阳胆经与足厥阴肝经相表里，足太阳膀胱经与足少阴肾经相表里。互为表里的两条经脉，分别循行于四肢内外两侧的相对位置，并于四肢末端相交接（表5-2）。

表5-2 十二经脉表里关系表

表	手阳明大肠经	手少阳三焦经	手太阳小肠经	足阳明胃经	足少阳胆经	足太阳膀胱经
里	手太阴肺经	手厥阴心包经	手少阴心经	足太阴脾经	足厥阴肝经	足少阴肾经

考点：十二经脉的走向和交接

链接 助记口诀——十二经脉气血流注次序：

肺大表里示指端，大肠胃经鼻翼边，
胃脾表里交大趾，脾心阴接心上间，
心肠表里小指端，小肠膀胱内眦边，
膀肾表里足小趾，肾经心包胸中始，
心包三焦无名指，三焦胆经目外眦，
胆肝表里足大趾，肝肺阴接肺中始。

第3节 奇经八脉

奇经八脉是督脉、任脉、冲脉、带脉、阴跷脉、阳跷脉、阴维脉、阳维脉八条经脉的总称。它们的分布不像十二正经那样规则，既无络属脏腑，又无表里相合关系，别行奇道，故称“奇经”。其生理功能，主要是加强十二经脉之间的联系，并对十二经脉的气血有蓄积和渗灌的调节作用。此外，奇经与肝肾等脏腑及女子胞、脑、髓等奇恒之腑的关系密切，在生理、病理上有一定的联系。

督脉起于胞中，下出会阴，循行于腰背正中，上至头面，诸阳经均与其交会，具有调节全身阳经经气的作用，即能总督一身阳经，故称为“阳脉之海”。

任脉起于胞中，下出会阴，沿腹、胸部正中线上行，至咽喉，上行至下颌，环绕口唇，沿面颊，分行至目眶下，为诸条阴经交会之脉，具有调节全身阴经经气的作用，故称为“阴脉之海”。任脉与督、冲二脉皆起于胞中，同出“会阴”，称为“一源三歧”。

冲脉与足少阴肾经并行，夹脐而上，环绕口唇，十二经脉气血均来汇聚，能调节十二经气血，为气血的要冲，故称为“十二经之海”，亦称“血海”。

带脉起于胁下，环腰一周，状若束带，约束纵行诸经。

阴维脉起于小腿内侧足三阴经交会之处，沿下肢内侧上行，阳维脉起于外踝下，与足少阳胆经并行，沿下肢外侧向上，分别调节六阴经和六阳经的经气，以维持阴阳协调、平衡。

阴跷脉起于内踝下照海穴处，沿内踝后直上下肢内侧，阳跷脉起于外踝下申脉穴处，沿外踝后上行，它们共同调节肢体运动和眼睑的开合功能。

由于奇经八脉中的腧穴，大多寄附于十二经脉之中，唯任、督二脉，各有其专属的腧穴，故有与十二经相提并论，合称为“十四经”的说法。

考点：奇经八脉的组成

第4节　经络的生理功能

经络在人体内纵横交错、协调内外、联系上下，沟通了人体脏与脏之间、脏腑之间、脏腑官窍之间的联系，使人体成为一个有机的整体；经络传注气血，使气血周流全身，以营养各脏腑组织器官，抗御外邪，保卫机体，使人体完成正常的生理功能。

1. 通行气血，濡养脏腑组织　经络是气血运行的主要通道。人体的各个脏腑组织，均需要气血的濡养才能维持其正常的生理活动。而气血之所以能通达全身，发挥其营养组织器官、抗御外邪、保卫机体的作用，皆依赖于经络的传注。故《灵枢·本脏》说：“经脉者，所以行气血而营阴阳，濡筋骨，利关节者也。”

2. 沟通表里上下，联络脏腑器官　人体是由五脏六腑、五官九窍、四肢百骸、皮肉脉筋骨等组成的复杂的有机整体。各部分具有不同的生理功能，又共同完成着有机的整体活动。这种有机配合，相互联系，主要依靠经络的沟通、联络作用实现的。由于十二经脉及其分支的纵横交错，入里出表，通达上下，相互络属于脏腑；奇经八脉联系沟通十二经脉；十二经筋、十二皮部联络筋脉皮肉。这样就使人体脏腑与体表之间、脏腑同官窍之间、脏腑与脏腑之间、经脉与经脉之间有机联系起来，构成一个内外、表里、左右、上下彼此之间紧密联系、协调共济的统一整体。

3. 协调阴阳，维持机体平衡　经络能运行气血和协调阴阳，使人体功能活动保持相对的平衡。若人体的气血阴阳失去协调平衡，通过经络系统的自我调节，仍不能恢复正常者，则发生疾病。当人体发生疾病时，即可针对气血失和、阴阳盛衰的具体证候，运用针灸、推拿等方法，通过对适当的穴位施以补泻手法，激发经络的调节作用，以“泻其有余，补其不足”，来协调阴阳，维持机体平衡。

4. 感应传导作用　感应传导是指经络系统对于针刺或其他刺激有感觉传递和通导作用，如在针刺治疗中的得气现象和行气现象即是经络感应传导功能的具体体现。当体表受到如针刺等刺激时，相关信息通过经络传导于相应脏腑，以达到调整脏腑功能的目的。脏腑功能活动的变化，也可通过经络的传导反映于体表。

考点：经络的生理功能

第5节 经络的临床应用

一、阐释病理变化

在正常生理情况下，经络有运行气血，感应传导的作用。所以在发生病变时，经络就成为传递病邪和反映病变的途径。当体表受到病邪侵袭时，可通过经络由表及里，由浅入深，内传于五脏六腑。如外邪侵袭肌表，初见发热、恶寒、头痛身疼等症，由于肺合皮毛，外邪循经内客于肺，继而可见咳嗽、喘促、胸闷、胸痛等肺部病证。此外，经络也是脏腑之间、脏腑与体表组织器官之间病变相互影响的渠道。如足厥阴肝经挟胃、注肺中，所以肝病可犯胃、犯肺；足少阴肾经入肺、络心，所以肾虚水泛可凌心、射肺。相为表里的两经，因络属于相为表里的脏腑，在病理上常相互影响。如心火可下移小肠；大肠实热，腑气不通，可使肺气不利而喘咳胸满等。

经络不仅是外邪由表入里和脏腑之间病变相互影响的途径，而且通过经络的传导，内脏的病变可以反映于外，而表现于某些特定的部位或与其相应的官窍上。如肝气郁结常见两胁、少腹胀痛，这是因为足厥阴肝经抵小腹、布胁肋；真心痛，不仅表现为心前区疼痛，且常引及上肢内侧尺侧缘疼痛，这是因为手少阴心经行于上肢内侧后缘。此外，如胃火炽盛之牙龈肿痛、肝火上炎之目赤等症，都体现了病邪沿经络传注的病理特点。

二、指导临床诊断

1. 辨证归经的诊断 由于经络有一定的循行部位和脏腑络属，它可以反映所属脏腑的病证，因而在临床上，就可以根据疾病所出现的症状，结合经络循行的部位及所联系的脏腑，作为辨证的依据。例如，头痛一证，即可根据经脉在头部的循行分布而辨别，其痛在前额者多与阳明经有关；痛在两侧者多与少阳经有关；痛在颈项者多与太阳经有关；痛在巅顶者多与厥阴经有关。

2. 经络、腧穴的诊断 在临床实践中常发现在经络循行通路上，或在经气聚集的某些穴位处，有明显的压痛、结节、条索状反应物等，或局部皮肤形态变化，皮肤温度、电阻改变等，常有助于对疾病的诊断。如肺有病时可在肺俞穴出现结节或中府穴有压痛；肠痈患者，可在足阳明胃经的上巨虚穴附近出现压痛；长期消化不良的患者，可在脾俞穴见到异常体征变化。临床上采用循经诊察、经络电测定等方法检查有关经络、腧穴的病理变化，可为疾病诊断提供重要参考依据。

3. 切脉诊断 中医切脉诊病，无论是目前常采用的手太阴肺经寸口诊法，还是古时的三部九候诊法、人迎趺阳诊法，均以经络学说为基础。

三、指导临床治疗

经络学说还广泛用于指导临床各科的治疗，特别是对针灸、推拿和药物治疗，更具有重要指导意义。

经络按其络属脏腑和循行部位，其经穴都有相应的作用部位和主治范围。所有经穴对经脉循行的肢体部位的疾病都有治疗作用。针灸与推拿疗法的主要治疗原则是，针对某一经络或某一脏腑的病变，在病变的邻近部位或该经络循行的远隔部位取穴，通过针灸或推拿等调整经络气血的功能活动，从而达到治疗的目的。而穴位的选取，必须按经络学说来进行辨证，断定疾病属于何经之后，再根据经络的循行分布路线和联系范围来确定，这就是循经取穴。

药物治疗也是以经络为渠道，通过经络的传导转输，才能使药到病所，发挥其治疗作用。古代医家根据某些药物对某一脏腑的特殊选择作用，逐渐形成了药物归经理论和引经报使理论。如头痛病证，若后枕及颈项部头痛，痛连项背，属太阳经头痛，可选用羌活，因羌活入太阳经，故可治太阳经头痛；若两侧或偏侧头痛，属少阳经头痛，可选用柴胡，因柴胡入少阳经，故可治少阳经头痛；若前额痛，痛连眉棱骨，属阳明经头痛，可选用白芷，因白芷入阳明经，故可治阳明经头痛。羌活、柴胡、白芷分别归太阳经、少阳经、阳明经，作为他药的向导，引导他药归入上述各经而发挥治疗作用。再如黄连、黄芩、黄柏三药均有清热作用，但黄连入心经以清心火，黄芩入肺经以清肺热，黄柏入肾经以清肾火。

考点：经络的临床应用

（一）十二经脉的循行

1. 手太阴肺经 见图5-4。

（1）经脉循行 起于中焦（脾胃），向下联络大肠，再上行穿过横膈膜，入属于肺；从肺系（指肺与喉咙相联系的部位）横出腋下，沿上臂内侧行于手少阴和手厥阴之前，下行到肘窝中，沿着前臂掌面桡侧入寸口（桡动脉搏动处），过鱼际，沿鱼际的边缘，出拇指的桡侧端。支脉：从列缺穴处分出，一直走向示指桡侧端，与手阳明大肠经相接。

（2）主治概要 本经主治胸、肺、喉部疾病及经脉循行部位的病变。

（3）常用腧穴 中府、云门、天府、侠白、尺泽、孔最、列缺、经渠、太渊、鱼际、少商。

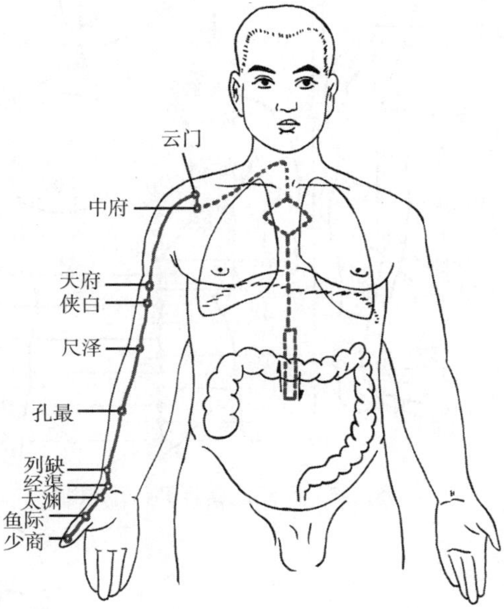

图5-4 手太阴肺经循行示意图

2. 手阳明大肠经 见图5-5。

（1）经脉循行 起于示指桡侧端（商阳），沿示指桡侧，通过第1、2掌骨之间，向上进入拇长伸肌腱与拇短伸肌腱之间的凹陷中，沿前臂背面桡侧缘，至肘部外侧，再沿上臂外侧上行至肩端（肩髃），沿肩峰前缘，向上交会于大椎穴，再向下进入缺盆，联络肺，通过横膈，属于大肠。缺盆部支脉：上走颈部（扶突），经过面颊，进入下齿龈，回绕口唇，交叉于人中，左脉向右，右脉向左，分布在鼻旁（迎香），与足阳明胃经相接。

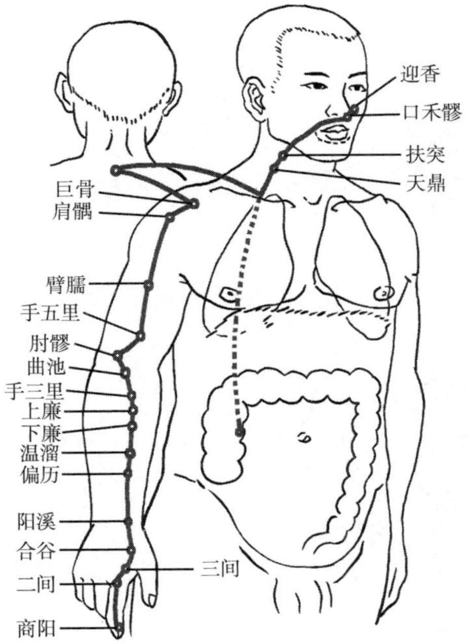

图5-5 手阳明大肠经循行示意图

（2）主治概要 本经主治头面、五官疾病和经脉循行部位的病变。

（3）常用腧穴 商阳、二间、三间、合谷、阳溪、偏历、温溜、下廉、上廉、手三里、曲池、肘髎、手五里、臂臑、肩髃、巨骨、天鼎、扶突、口禾髎、迎香。

3. 足阳明胃经 见图5-6。

（1）经脉循行 起于鼻翼两侧（迎香），上行到鼻根部，与旁侧足太阳经交会，向下沿着鼻的外侧（承泣），入上齿龈，回出环绕口唇，向下交会于颏唇沟内承浆穴（任脉）处，再向后沿着口腮后下方，出于下颌大迎处，沿着下颌角颊车，上行耳前，经过上关（足少阳经），沿发际至额（头维），与督脉会于神庭。

下行支脉：从大迎前下走人迎，沿着喉咙，会大椎，入缺盆，分为两支。

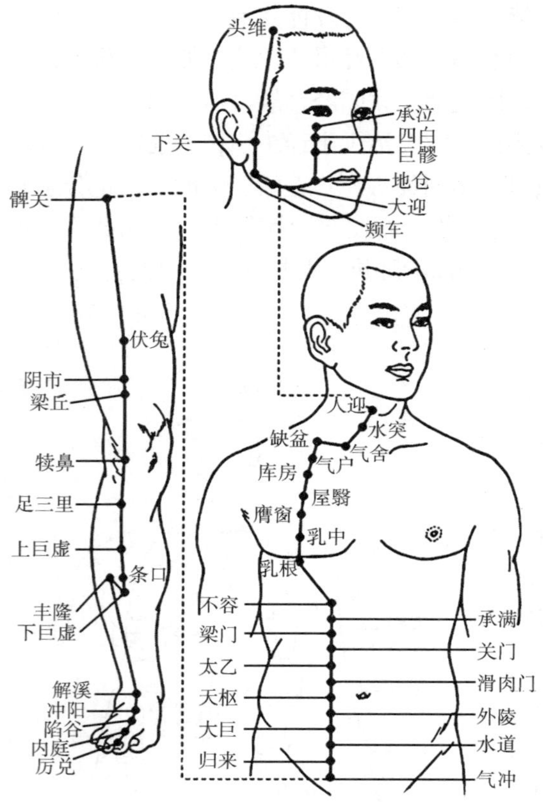

图5-6 足阳明胃经循行示意图

外行支脉：由缺盆经乳头，向下挟脐旁，入小腹两侧气冲。

内行支脉：由缺盆，向下通过横膈，属胃，络于脾。沿着腹里向下到气冲处与外行支脉会合，再由此向下至髀关，直抵伏兔部，下至膝髌（髌骨），沿着胫骨前嵴外侧，下经足背，进入足第2趾外侧端（厉兑）。

胫部支脉：从膝下3寸（足三里）处分出，进入足中趾外侧。

足背部支脉：从足背上（冲阳）分出，进入足大趾内侧端（隐白），与足太阴脾经相接。

（2）主治概要　本经主治胃肠病、神志病和头、面、眼、鼻、口、齿疾病，以及经脉循行部位的病变。

（3）常用腧穴　承泣、四白、巨髎、地仓、大迎、颊车、下关、头维、人迎、水突、气舍、缺盆、气户、库房、屋翳、膺窗、乳中、乳根、不容、承满、梁门、关门、太乙、滑肉门、天枢、外陵、大巨、水道、归来、气冲、髀关、伏兔、阴市、梁丘、犊鼻、足三里、上巨虚、条口、下巨虚、丰隆、解溪、冲阳、陷谷、内庭、厉兑。

4. 足太阴脾经　见图5-7。

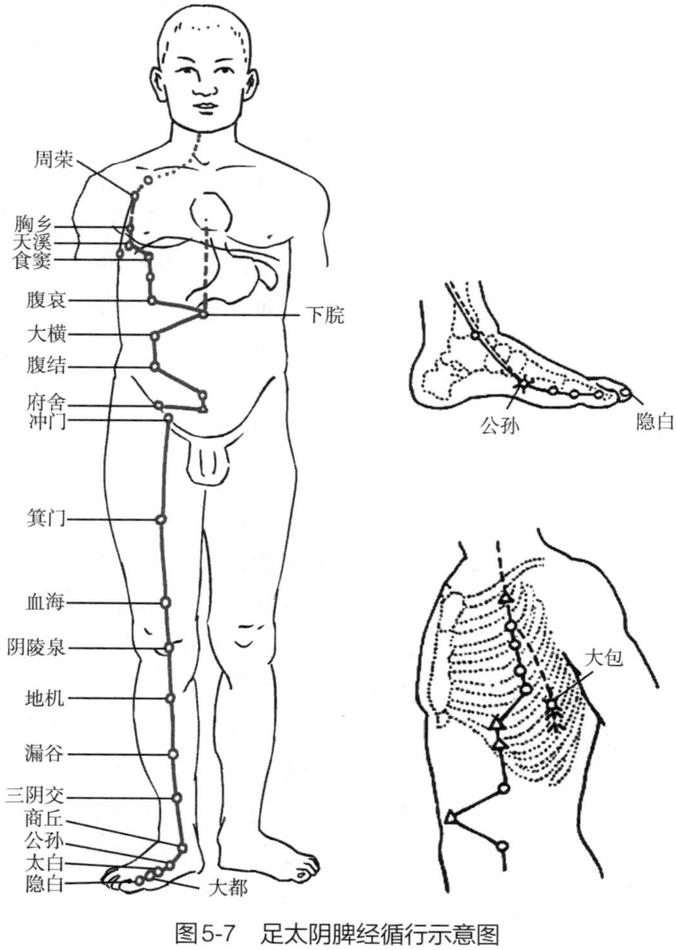

图5-7 足太阴脾经循行示意图

（1）经脉循行　起于足大趾末端（隐白），沿着大趾内侧赤白肉际，经第1跖趾关节向上行至内踝前，上行腿肚，沿胫骨后交出足厥阴经之前，经膝、股部内侧前缘入腹，属脾，络胃，过横膈上行，挟咽旁系舌根，散舌下。

胃部的支脉：向上再通过横膈，流注于心中，与手少阴心经相接。

（2）主治概要　本经主治胃脘痛、腹胀、呕吐嗳气、便溏、黄疸、身体沉重无力、舌根强痛、膝股部内侧肿胀、厥冷等病证。

（3）常用腧穴　隐白、大都、太白、公孙、商丘、三阴交、漏谷、地机、阴陵泉、血海、箕门、冲门、府舍、腹结、大横、腹哀、食窦、天溪、胸乡、周荣、大包。

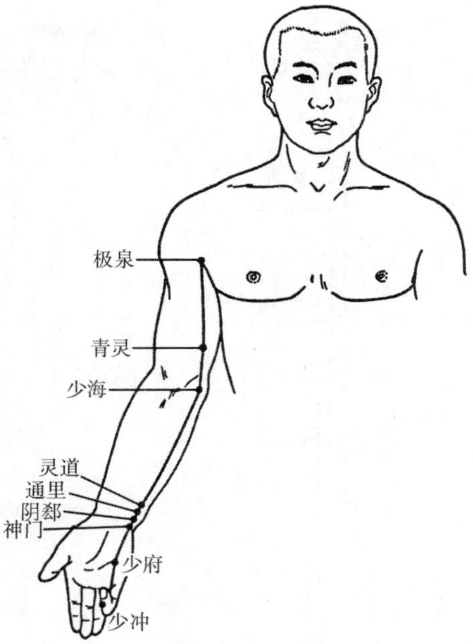

图5-8　手少阴心经循行示意图

5. 手少阴心经　见图5-8。

（1）经脉循行　起于心中，出属于心系（心与其他脏器相连系的部位），过膈，下络小肠。

心系向上支脉：挟喉上行，连系于目系（眼球连系于脑的部位）。

心系直行之脉：上行于肺部，横出于腋窝（极泉），沿上臂内侧后缘、行于手太阴和手厥阴经的后面，至掌后豌豆骨部入掌内，沿小指内侧至末端（少冲）交于手太阳小肠经。

（2）主治概要　本经主要治疗心、胸、神志病证，以及本经循行部位的病变。

（3）常用腧穴　极泉、青灵、少海、灵道、通里、阴郄、神门、少府、少冲。

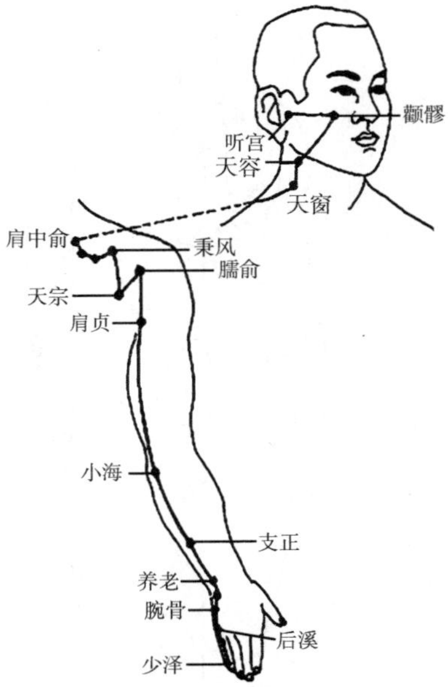

图5-9　手太阳小肠经循行示意图

6. 手太阳小肠经　见图5-9。

（1）经脉循行　起于手小指外侧端（少泽），沿手背外侧至腕部直上，沿前臂外侧后缘，经尺骨鹰嘴与肱骨内上髁之间，出于肩关节，绕行肩胛部，交于大椎（督脉）向下入缺盆络于心，沿食管过膈达胃，属于小肠。

缺盆部支脉：沿颈部上达面颊，至目外眦，转入耳中（听宫）。

（2）主治概要　本经主治头项部疾病、五官病证、热病、神志疾病及本经部位的病变。

（3）常用腧穴　少泽、后溪、腕骨、养老、支正、小海、肩贞、臑俞、天宗、秉风、肩中俞、天窗、天容、颧髎、听宫。

7. 足太阳膀胱经　见图5-10。

（1）经脉循行　起于目内眦，上额交会于巅顶（百会）。

巅顶部支脉：从头顶到颞颥部。

巅顶部直行的脉：从头顶入里联络于脑，回出分开下行项后，沿肩胛部内侧，挟脊柱，到达腰部，从脊旁肌肉入内络于肾，属膀胱。

腰部支脉：向下通过臀部，进入腘窝内。

后项部支脉：通过肩胛骨内缘直下，经过臀部下行，沿大腿后外侧与腰部下来的支脉会合于腘窝中。从此向下，出于外踝后，第5跖骨粗隆，至小趾外侧端（至阴），与足少阴经相接。

（2）主治概要　主治头、项、目、背、腰、下肢部病证及神志病，背部第一侧线的背俞穴及第二侧线相平的腧穴，主治与其相关的脏腑病证和有关的组织器官病证。

（3）常用腧穴　睛明、攒竹、曲差、承光、通天、天柱、大杼、风门、肺俞、厥阴俞、心俞、督俞、膈俞、肝俞、胆俞、脾俞、胃俞、三焦俞、肾俞、气海俞、大肠俞、关元俞、小肠俞、膀胱俞、

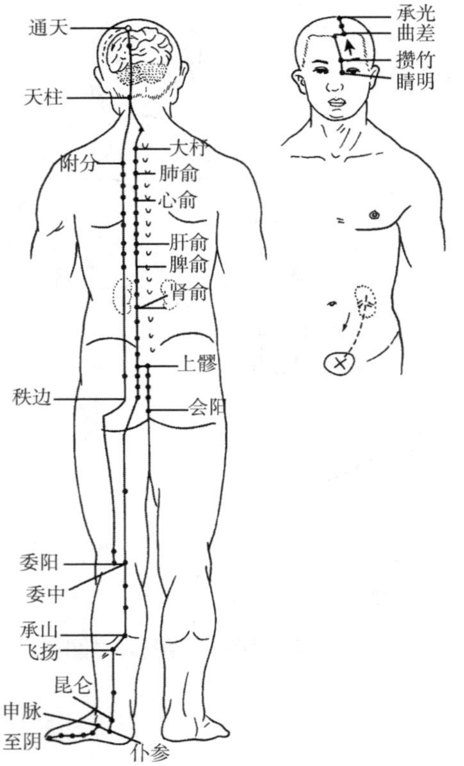

图5-10 足太阳膀胱经循行示意图

中膂俞、白环俞、上髎、次髎、中髎、会阳、委阳、委中、秩边、承山、飞扬、昆仑、仆参、申脉、至阴。

8. 足少阴肾经 见图5-11。

（1）经脉循行 起于足小趾之下，斜向足心（涌泉）出于骨粗隆下，沿内踝后向上行于腿肚内侧，经股内后缘，通过脊柱（长强）属于肾，络于膀胱，还出于前（中极，属任脉）。

肾部直行脉：从肾向上通过肝和横膈，进入肺中，沿着喉咙，挟于舌根部。肺部支脉：从肺部出来，络心，流注于胸中，与手厥阴心包经相接。

（2）主治概要 本经主要治疗妇科病（如月经不调、阴挺）、肾脏病（如遗精）、肺与咽喉病证，以及小便不利、水肿、便秘、泄泻等症，同时可治疗经脉循行部位的相关病变。

（3）常用腧穴 涌泉、然谷、太溪、大钟、水泉、照海、阴谷、横骨、肓俞、幽门、步廊、俞府。

9. 手厥阴心包经 见图5-12。

（1）经脉循行 ①胸部支脉，沿胸中，出于胁肋至腋下（天池），上行至腋窝中，沿上臂内侧正中，行于手太阴和手少阴经之间，经肘窝下行于前臂中间进入掌中，沿中指到指端（中冲）；②掌中支脉，从劳宫分出，沿环指到指端（关冲），与手少阳三焦经相接。

（2）主治概要 本经主要治疗心、胸、胃部病证及神志病证，如心痛、心悸、胃痛、呕吐、胸痛、癫狂、昏迷及经脉循行部位的病变。

（3）常用腧穴 天池、天泉、曲泽、郄门、间使、内关、大陵、劳宫、中冲。

10. 手少阳三焦经 见图5-13。

（1）经脉循行 起于环指尺侧末端（关冲），上行于手背第4、5掌骨间，沿腕背、出于前臂外侧尺桡骨之间，经肘尖沿上臂外侧达肩部，交大椎，再向前入缺盆，分布于胸中，络于心包，过膈，从胸至腹，属于上、中、下三焦。

胸中支脉：从胸向上出于缺盆部，上走项部，沿耳后直上至额角，再下行经面颊部至目眶下。

耳部支脉：从耳后入耳中、耳前，与前脉交叉于面颊部，到目外眦，与足少阳胆经相接。

（2）主治概要 本经主要治疗头、耳、目、咽喉、胸胁部病证和热病，如偏头痛、胁肋痛、耳鸣、耳聋、目痛、咽喉痛及经脉循行部位的病变。

（3）常用腧穴 关冲、液门、中渚、阳池、外关、支沟、会宗、三阳络、四渎、天井、清冷渊、消泺、臑会、肩髎、天髎、天牖、翳风、瘈脉、颅息、角孙、耳门、耳和髎、丝竹空。

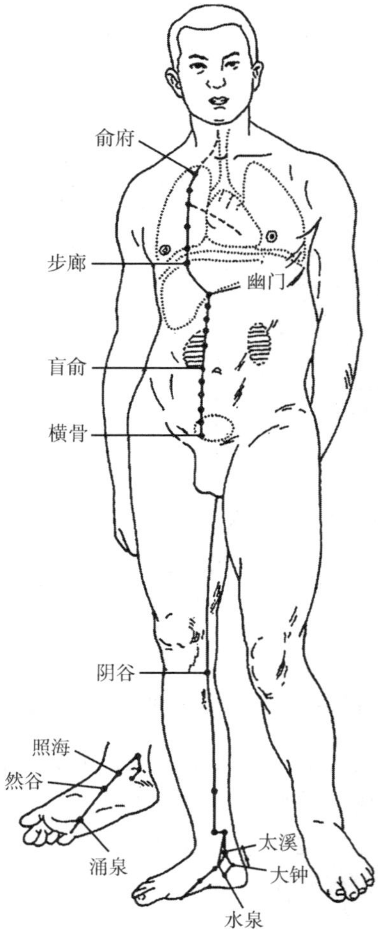

图5-11 足少阴肾经循行示意图

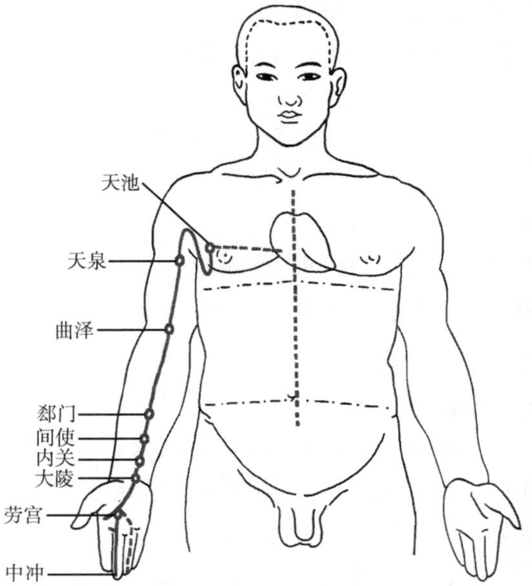

图5-12 手厥阴心包经循行示意图

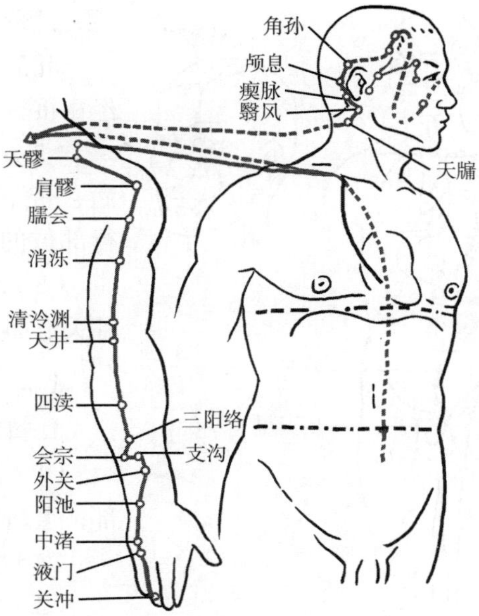

图5-13 手少阳三焦经循行示意图

11. 足少阳胆经 见图5-14。

（1）经脉循行 起于目外眦（瞳子髎），向上到额角返回下行至耳后，沿颈部向后交会大椎穴再向前入缺盆部入胸过膈，络于肝，属胆，沿胁肋部，出于腹股沟，经外阴毛际，横行入髋关节（环跳）。

耳部支脉：从耳后入耳中，出走耳前，到目外眦处后向下经颊部会合前脉于缺盆部。下行腋部、侧胸部，经季肋和前脉会于髋关节后，再向下沿大腿外侧，行于足阳明经和足太阳经之间，经腓骨前直下到外踝前，进入足第4趾外侧端（足窍阴）。

足背部支脉：从足临泣处分出，沿第1、2跖骨之间，至大趾端（大敦）与足厥阴经相接。

（2）主治概要 主治侧头部、目、耳、咽喉疾病，神志病，热病，以及经脉循行部位的其他病证。

（3）常用腧穴 瞳子髎、听会、上关、颔厌、悬颅、悬厘、曲鬓、率谷、天冲、浮白、头窍阴、完骨、本神、阳白、头临泣、目窗、正营、承灵、脑空、风池、肩井、渊腋、辄筋、日月、京门、带脉、五枢、维道、居髎、环跳、风市、中渎、膝阳关、阳陵泉、阳交、外丘、光明、阳辅、悬钟、丘墟、足临泣、地五会、侠溪、足窍阴。

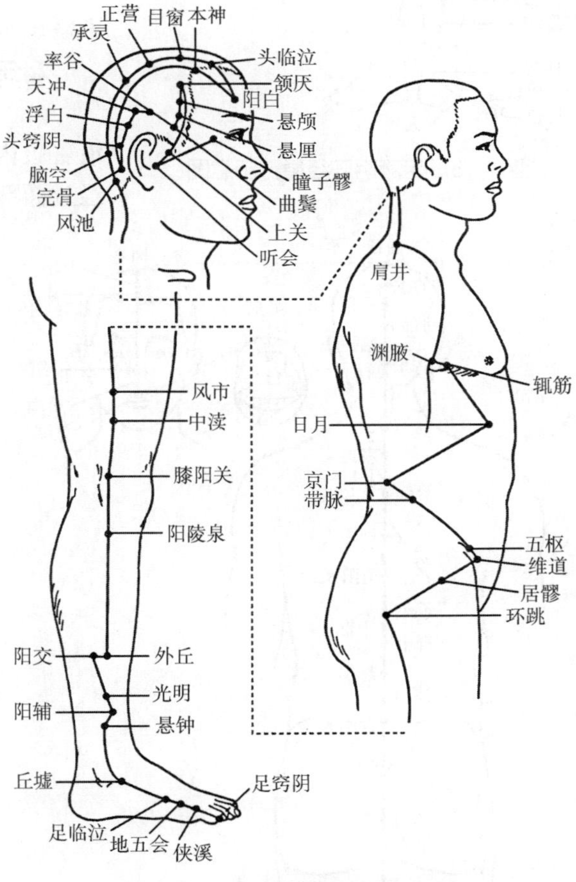

图5-14 足少阳胆经循行示意图

12. 足厥阴肝经 见图5-15。

（1）经脉循行 起于足大趾上毫毛部（大敦），经内踝前向上至内踝上8寸处交出于足太阴经之后，上行沿股内侧，进入阴毛中，绕阴器，上达小腹，挟胃旁，属肝络胆，过膈，分布于胁肋，沿喉咙后面，向上入鼻咽部，连接于目系，上出于前额，与督脉会合于巅顶。

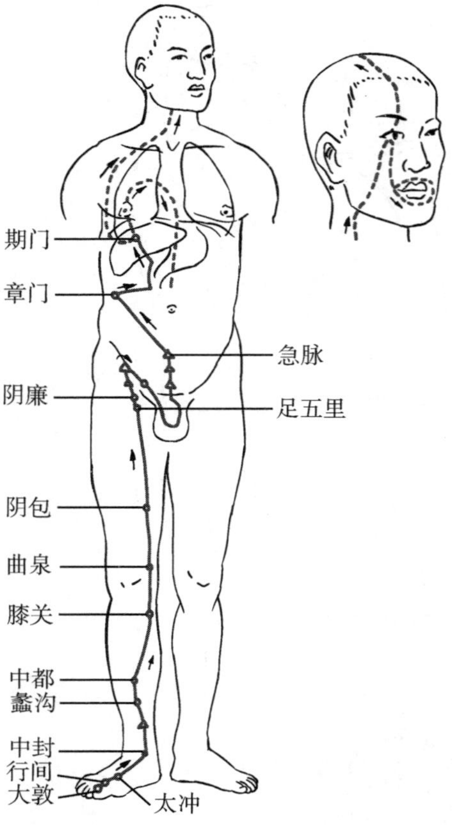

图5-15 足厥阴肝经循行示意图

目系支脉：下行颊里、环绕唇内。

肝部支脉：从肝分出，过膈，向上流注于肺，与手太阴肺经相接。

（2）主治概要　主治肝胆病证、妇科生殖病证（如月经病、带下病）、前阴部位病证（如阴痒、疝气），以及经脉循行部位的其他病证。

（3）常用腧穴　大敦、行间、太冲、中封、蠡沟、中都、膝关、曲泉、阴包、足五里、阴廉、急脉、章门、期门。

（二）奇经八脉的循行

1. 督脉　见图5-16。

（1）循行　起于小腹内，下出于会阴部；向后行于脊柱的内部；上达项后风府，进入脑内；上行巅顶；沿前额下行至鼻柱。

（2）主治概要　主治热病、脊柱强痛。

（3）常用腧穴　长强、腰俞、腰阳关、命门、悬枢、脊中、中枢、筋缩、至阳、灵台、神道、身柱、陶道、大椎、哑门、风府、脑户、强间、后顶、百会、前顶、囟会、上星、神庭、素髎、水沟、兑端、龈交。

2. 任脉　见图5-17。

（1）循行　起于小腹内，下出会阴部；向上行于阴毛部；沿着腹内，向上经过关元等穴；到达咽喉部；再上行环绕口唇；经过面部；进入目眶下（承泣穴属足阳明胃经）。

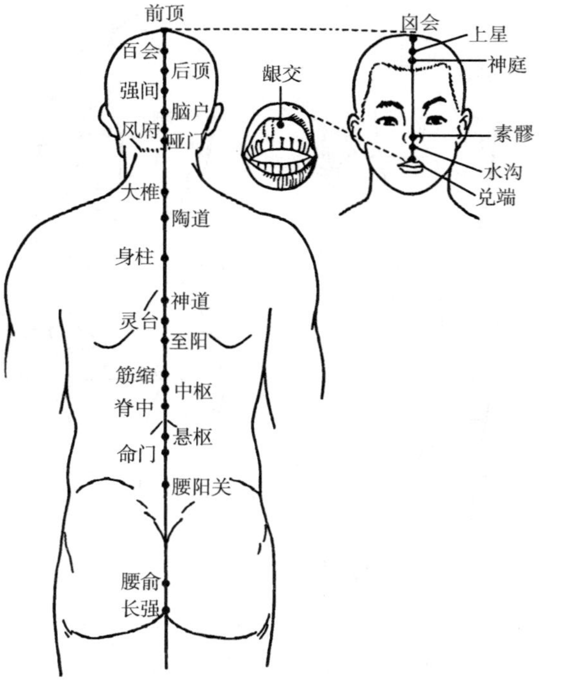

图5-16 督脉循行示意图

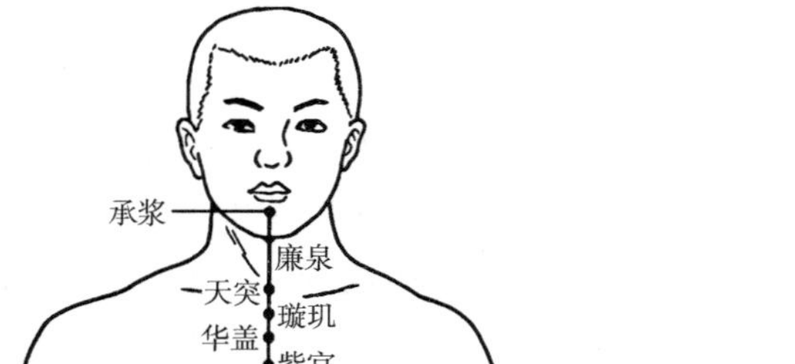

图5-17 任脉循行示意图

（2）主治概要　主治腹、胸、颈头面的局部病证及相应的内脏器官疾病。少数腧穴有强壮作用，或可治神志病。

（3）常用腧穴 会阴、曲骨、中极、关元、石门、气海、阴交、神阙、水分、下脘、建里、中脘、上脘、巨阙、鸠尾、中庭、膻中、玉堂、紫宫、华盖、璇玑、天突、廉泉、承浆。

目标检测

一、名词解释

1. 经络 2. 奇经八脉
3. 一源三歧 4. 十二经脉之海

二、选择题

【A型题】

1. 经络系统中，与脏腑有直接络属关系的是（ ）
   A. 奇经八脉 B. 十二经别
   C. 十五别络 D. 十二经筋
   E. 十二经脉
2. 经络系统中，“内属于腑脏，外络于肢节”的为（ ）
   A. 经别 B. 经筋
   C. 正经 D. 奇经
   E. 别络
3. 大多循行于人体深部，且有一定循行径路的是（ ）
   A. 络脉 B. 孙络
   C. 浮络 D. 别络
   E. 经脉
4. 具有联缀四肢百骸、主司关节运动作用的是（ ）
   A. 经别 B. 经筋
   C. 皮部 D. 经脉
   E. 别络
5. 能调节十二经脉气血，主要与奇恒之腑间关系密切的是（ ）
   A. 皮部 B. 别络
   C. 正经 D. 奇经
   E.经别
6. 十二经脉之气“结、聚、散、络”于筋肉、关节的体系是（ ）
   A. 十五别络 B. 十二经别
   C. 十二经筋 D. 十二皮部
   E. 奇经八脉
7. 十二经脉的功能活动反映于体表的部位是（ ）
   A. 浮络 B. 孙络
   C. 经筋 D. 别络
   E. 皮部
8. 内踝上8寸处以下，循行于下肢内侧中线的经脉是（ ）
   A. 足少阴肾经 B. 足太阴脾经
   C. 足厥阴肝经 D. 足阳明胃经
   E. 足少阳胆经
9. 下列各组经脉中，从胸腔走向手指末端的是（ ）
   A. 心、肝、肾经 B. 胆、胃、三焦经
   C. 心、肺、心包经 D. 心、胆、小肠经
   E. 肺、脾、胆经
10. “头为诸阳之会”是由于（ ）
   A. 头居上部，且有阳经分布
   B. 同名的手足三阳经均在头面部交接
   C. 有“阳脉之海”之称的督脉上行于脑
   D. 与阴经相表里的阳经输送气血于脑
   E. 头为五脏六腑精气汇聚之所
11. 十二经脉气血流注形式为（ ）
   A. 直线贯注 B. 手足贯注
   C. 上下贯注 D. 循环贯注
   E. 左右贯注
12. 下列经脉中，不与脏腑连属的是（ ）
   A. 太阳经 B. 厥阴经
   C. 冲脉 D. 任脉
   E. 带脉
13. 具有约束纵行诸经作用的经脉是（ ）
   A. 督脉 B. 带脉
   C. 任脉 D. 阴维脉
   E. 阳维脉
14. 下列经脉中，具有表里关系的是（ ）
   A. 冲脉与任脉 B. 足阳明与足少阴
   C. 阴维脉与阳维脉 D. 阴跷脉与阳跷脉
   E. 手太阳与手少阴
15. 具有濡养眼目、司眼睑之开合和下肢运动功能的经脉是（ ）
   A. 足阳明胃经 B. 足少阴肾经
   C. 足厥阴肝经 D. 阳跷脉、阴跷脉
   E. 足太阴脾经

【B型题】

（第16～18题备选答案）
A. 孙络 B. 浮络
C. 别络 D. 正经
E. 奇经

16. 行于浅表而常浮现的是（ ）
17. 主要加强相为表里两经间在体表联系作用的是（ ）
18. 在人体上肢无分布的是（ ）

（第19～21题备选答案）
A. 督脉 B. 足厥阴肝经
C. 足少阴肾经 D. 足太阳膀胱经

E. 手太阳小肠经
19. 其脉左右交会于头顶部的是（　　）
20. 出于额上达巅顶的是（　　）
21. 沿头部正中线，经头顶的是（　　）
（第22～24题备选答案）
A. 冲脉　　B. 任脉
C. 督脉　　D. 阴跷脉
E. 阴维脉
22. 称为“血海”的经脉是（　　）
23. 称为“十二经脉之海”的经脉是（　　）
24. 称为“阴脉之海”的经脉是（　　）
（第25～27题备选答案）
A. 督脉　　B. 任脉
C. 阳跷脉　　D. 冲脉
E. 带脉
25. 与女子月经关系最密切的经脉是（　　）
26. 与妇女妊娠关系最密切的经脉是（　　）
27. 能调节全身阳经气血的经脉是（　　）

【X型题】

28. 下列属于经脉的是（　　）
A. 十二经别　　B. 十二经筋
C. 十二皮部　　D. 十二经脉
E. 奇经八脉
29. 分布于躯干部侧面的经络有（　　）
A. 肺经　　B. 脾之大络
C. 胃经　　D. 肾经
E. 胆经
30. 经络学说的产生与哪些医疗实践关系最为密切（　　）
A. 熨法　　B. 针灸
C. 气功　　D. 推拿
E. 敷药
31. 奇经八脉的作用是（　　）
A. 进一步密切十二经脉之间的联系
B. 加强五脏六腑间的联系
C. 与肝、肾、脑、髓关系密切
D. 调节十二经脉气血
E. 统帅全身络脉
32. 属于足厥阴肝经循行的部位有（　　）
A. 阴器　　B. 少腹
C. 两胁　　D. 两乳
E. 巅顶
33. 起于胞中的经脉有（　　）
A. 冲脉　　B. 带脉
C. 任脉　　D. 阴维脉
E. 督脉
34. “奇经”异于“正经”之处是（　　）
A. 不是气血运行的主要通道
B. 分布没有正经规则
C. 与脏腑不直接络属
D. 相互间无表里关系
E. 人之气血并非常行奇经

三、简答题

1. 经络的主要功能有哪些？
2. 十二经脉的走向规律如何？

（朱　玉）

第6章 病因学说

学习目标

1. 知识目标：掌握六淫、七情、痰饮、瘀血等常见病因的概念、性质、致病特点及临床主要病理表现；熟悉饮食失宜、劳逸失度等类型、表现及防治措施；了解疠气的种类、致病特点、发生与流行因素；了解七情与脏腑气血关系。

2. 能力目标：能够运用中医病因理论，分析病因，为患者提供审因论治服务。

3. 素质目标：应该从中医整体观念出发，根据中医病因理论分析患者病因；树立为患者提供精准服务意识。

病因，是指导致疾病发生的原因，又称致病因素、病邪或邪气。凡是破坏人体阴阳相对平衡状态而引发疾病的因素即为病因。

在中医学发展过程中，对于病因的分类，历代医家提出不同的分类方法。如《黄帝内经》提出阴阳分类法，《金匮要略》提出病位深浅分类法，宋代陈言在张仲景分类的基础上将病因与发病途径结合起来提出三因分类法等。中医学的病因主要包括六淫、疠气、七情内伤、饮食失宜、劳逸失度、外伤、药毒、先天因素、痰饮、瘀血、结石、内生"五邪"等。

本章将病因分为外感病因、内伤病因、病理产物性病因、其他致病因素及内生"五邪"病因五类。

第1节 外感病因

外感病因是指来源于自然界，多从肌表口鼻侵入人体而导致发病的致病因素，包括六淫、疠气。

一、六 淫

（一）六淫的基本概念

六淫是风、寒、暑、湿、燥、火（热）六类外感病邪的统称。淫，有太过、浸淫之意。风、寒、暑、湿、燥、火（热）本是自然界的六种正常气候变化，称为"六气"。六淫与六气既有联系，又有区别。

六气的正常交替变迁，是万物生长的条件，也是人体赖以生存的外界环境。人体在生命活动的过程中，通过自身的调节机制，产生了一定的适应自然环境的能力，从而使人体的生理活动与六气的变化相适应，所以正常的六气一般不易使人生病。

但是，当六气变化异常，超过了一定限度，如六气的太过或不及，非其时而有其气（如春天应温而反寒，冬天应寒而反温等）；气候变化过于急骤（如暴冷、暴热等），超过了人体的适应能力；或者，当人体正气不足，抵抗力下降时，即使气候变化基本正常，机体仍然不能与之相适应，从而导致疾病的发生。这些情况下的六气，便被称为"六淫"，即能导致机体发生疾病的六气便称之为"六淫"。

因此，自然界的气候变化，是六气还是六淫，主要取决于机体是否发病，具有相对性。

（二）六淫共同的致病特点

1. 外感性 六淫之邪多从肌表、口鼻而入。例如，风寒多伤于肌表，温邪多自口鼻而入。故把六淫所致疾病称为外感病。

2. 季节性 六淫致病常有明显的季节性。如春季多风病，夏季多暑病，长夏多湿病，秋季多燥病，冬季多寒病等，这是一般规律。由于气候变化是非常复杂的，人体的感受也各有不同，因此夏季也可有寒病，冬季也可有热病。

3. 地域性 六淫致病常与生活、工作的区域环境密切相关。如西北高原地区多寒病、燥病；东南沿海地区多湿病、温病；久居潮湿环境多湿病；长期高温环境作业者多燥热或火热病等。

4. 相兼性 六淫既可单独侵袭人体发病，如寒邪直中脏腑而致泄泻；又可两种以上外邪相兼同时侵犯人体而致病，如风热表证是风邪与热邪相兼致病，风寒湿痹证则是“风寒湿三气杂至，合而为痹也”(《素问·痹论》)。

5. 转化性 六淫致病以后，在疾病发展过程中，不仅可以互相影响，而且在一定条件下，其病理表现和性质可发生转化。如寒邪可郁而化热；暑湿日久可化燥伤阴；六淫皆可从热化火等。这种转化多为失治或误治，或与机体的体质密切相关。

从现代医学角度分析，六淫致病除气候因素对机体免疫力的影响外，还包括生物（细菌、病毒、寄生虫等）、物理、化学等多种致病因素作用于机体所引起的病理反应。

（三）六淫各自的性质和致病特点

1. 风邪 凡致病具有轻扬开泄、善动不居等特性的外邪，称为风邪。

（1）风的自然特性 风，四季皆有，一年二十四个节气中，大寒、立春、雨水、惊蛰四个节气为风气主令，因为风气通于肝，故又称春为风木当令的季节。风虽为春季的主气，但四时皆有。风邪多从肌表侵袭人体，是外感病证的先导，寒、湿、热、暑、燥等外邪多依附风共同侵袭人体。

（2）风邪的性质和致病特点

1）风为阳邪，其性开泄，易袭阳位：风邪具有轻扬、升发、向上、向外的特性，故属于阳邪。其性开泄，风邪易使腠理疏泄开张而有汗出。侵袭人体常伤及人体的上部、外部，如头面、肺、肌表、肩背等属阳的部位。《素问·太阴阳明论》云：“伤于风者，上先受之。”临床常见头痛、鼻塞咽痒、汗出恶风、身背项疼等症状。

2）风性善行而数变：“善行”，是指风邪致病具有行无定处、病位游移的特性。如风寒湿三气兼夹入侵而引起的痹证，以游走性关节疼痛，痛无定处为主要表现的，属于风邪偏盛，称之为“行痹”或“风痹”。“数变”，是指风邪致病急骤、变化无常的特点。如风疹就有起病急骤、迅即波及他处，或此起彼伏、发无定处的特点。同时，由风邪为先导所致的疾病，一般都有传变快的特点，如小儿风水病，短时间内发生头面一身悉肿。

3）风性主动：“主动”是指风邪致病具有动摇不定的特征。如感受风邪，人体可出现眩晕、两目上视、口噤、颈项强直、抽搐、角弓反张等症状。《素问·阴阳应象大论》曰：“风胜则动。”

4）风为百病之长：风邪为六淫病邪的首要致病因素，其余寒、暑、湿、燥、火诸邪多依附于风邪侵犯人体致病，如外感风寒、风热、风湿、风燥等。正如《临证指南医案》言：“盖六气之中，惟风能全兼五气，如兼寒则曰风寒，兼暑则曰暑风，兼湿曰风湿，兼燥曰风燥，兼火曰风火。盖因风能鼓荡此五气而伤人，故曰百病之长也。”由此可见，风邪常为外邪致病的先导。

2. 寒邪 凡致病具有寒冷、凝结、收引等特性的外邪，称为寒邪。

（1）寒的自然特性 寒为冬季的主气，从小雪、大雪、冬至到小寒这四个节气为寒气主令，寒为水而通于肾，故称冬为寒水当令的季节。在气温较低的冬季，或由于气温骤降，人体不注意防寒保暖，常易感受寒邪而形成外寒病证，故冬季多寒病。此外，骤然淋雨涉水、汗出当风或贪凉露宿，亦常为感受寒邪的途径。寒邪为病，依其侵犯的部位深浅不同而有伤寒、中寒之别。寒邪伤于肌表，阻遏卫阳，称为“伤寒”；寒邪直中于里，伤及脏腑阳气，则为“中寒”。

（2）寒邪的性质和致病特点

1）寒为阴邪，易伤阳气：寒为阴气盛的表现，其性属阴，故寒邪属于阴邪。人体的阳气本可以制约阴寒，但阴寒之邪偏盛，则人体的阳气不仅不足以驱除阴寒之邪，反被阴寒之邪所伤，故寒邪侵袭，最易损伤人体阳气。例如，寒邪伤表，卫阳被郁遏，就会出现恶寒；寒邪直中太阴，损伤脾阳，则见脘腹冷痛、呕吐、腹泻等症；寒邪直中少阴，心肾之阳受损，则可见恶寒蜷卧、手足厥冷、下利清谷、小便清长、精神萎靡、脉微细等症。

2）寒性凝滞而主痛：“凝滞”，即凝结、阻滞不通之意。人体气血津液之所以能运行不息、通畅无阻，全赖一身阳气的温煦推动。一旦寒邪侵犯人体，阳气受损，失其温煦，往往会使经脉气血凝结，阻滞不通，不通则痛，出现各种疼痛的症状，故疼痛是寒邪致病的重要临床表现。例如，寒邪袭表之太阳伤寒证，可见头项强痛、骨节疼痛；痹证中的寒痹，因感寒邪偏盛，故以关节冷痛为主要表现而又称为“痛痹”；寒邪直中胃肠，则可见脘腹冷痛，甚或绞痛症状。

3）寒性收引：“收引”，即收缩牵引之意。寒性收引，是指寒邪侵袭人体，具有使气机收敛，腠理、经络、筋脉收缩而挛急的致病特点。如寒邪侵袭肌表，可使腠理闭塞，卫阳被遏不得宣泄，而见无汗、恶寒发热；寒邪客血脉，则血脉挛缩、气血凝滞，而见脉紧、头身疼痛；寒邪客经络关节，则经脉收缩拘挛，而见肢体屈伸不利，或冷厥不仁；寒邪侵入足厥阴肝经，可见少腹拘急不仁。

3. 暑邪 凡夏至以后、立秋以前致病，具有炎热、升散、挟湿特性的邪气统称为暑邪。

（1）暑的自然特性 暑为夏季主气，从小满、芒种、夏至、小暑这四个节气，为暑气当令。暑邪有明显的季节性，主要发生在夏至以后、立秋以前。暑邪只有外感，没有内生之说。

暑邪致病，有伤暑和中暑之别。起病缓，病情轻者为“伤暑”；发病急，病情重者，为“中暑”。

暑邪致病还有阴阳之分，在炎夏之日，气温过高或烈日暴晒过久，或工作场所闷热而引起的热病，为中于热，属阳暑；而暑热时节，过食生冷，或贪凉露宿，或冷浴过久所引起的热病，为中于寒，属阴暑，具体见表6-1。

表6-1 阳暑与阴暑的区别归纳表

类别	病因	主要症状	治疗方法	常用方剂
阳暑	夏季烈日劳作或长时间处于高温环境	高热、烦躁、头晕、大汗、乏力等	清热祛暑	十滴水、六一散
阴暑	夏季过食生冷，长时间吹空调冷风，冷浴，淋雨等	身热、恶寒、头身困重、关节酸痛、恶心呕吐、腹痛腹泻等	散寒解表，祛湿	藿香正气散

（2）暑邪的性质和致病特点

1）暑为阳邪，其性炎热：暑为夏季火热之气所化，火热属阳，故暑邪属阳邪。其性炎热，是指由于夏季气候炎热，故暑邪与其他季节的温热邪气相比，还有其独特的炎热之性，即比其他季节的火热之邪更为炽盛。因此，暑邪侵犯人体即出现壮热、面赤、目红、心烦、脉象洪数盛大等一派热势弛张上炎的症状。

2）暑性升散，易伤津耗气：“升”，即升发、向上。暑为阳邪，其性升发，故易犯上焦头面，上扰心神，而出现头昏、目眩、面赤、心胸烦闷不宁等症。散，指暑邪侵犯人体，最易导致腠理开泄而多汗。汗出过多，一方面耗伤津液；另一方面在大量出汗的同时气随津泄而耗气，严重者，大汗淋漓以致气随津脱。故暑病患者，临床上除见大汗出、口渴喜饮、尿赤短少等伤津表现之外，还可见到气短乏力，甚至突然昏倒、不省人事等耗气或气脱的症状。

3）暑多挟湿：暑季除气候炎热外，常多雨而潮湿，热蒸湿动，暑热湿气弥漫空间，故暑邪为病，常兼挟湿邪以侵犯人体。其临床表现除壮热、烦渴等暑热症状之外，常兼见四肢困重、胸闷呕吐、大便溏泄而不爽等湿阻症状。

4. 湿邪 凡致病具有重浊、黏滞、趋下等特性的外邪，称为湿邪。

（1）湿的自然特性 湿为长夏主气，从大暑、立秋、处暑到白露四个节气，为湿气主令。湿与脾土相应，夏秋之交，湿热熏蒸，水气上腾，湿气最盛，故一年之中长夏多湿病。亦可因涉水淋雨、居处潮湿或水中作业等湿邪侵袭而致病，湿邪为患，四季均可发病。

（2）湿的性质和致病特点

1）湿为阴邪，易阻遏气机，损伤阳气：湿性类水，水属于阴，故湿为阴邪。湿邪侵犯人体，留滞于脏腑经络，最易阻遏气机，使气机升降失常。如湿阻胸膈，则胸膈满闷；湿阻中焦，则脘痞腹胀、纳谷不香、大便不爽。湿邪入侵，亦容易损伤人体的阳气。湿邪外感，留滞体内，常先困脾，使脾阳不振，运化无权，水湿停聚，出现泄泻、尿少、水肿等症。《素问·六元正纪大论》曰："湿胜则濡泻，甚则水闭、胕肿。"

2）湿性重浊："重"，即沉重、重着之意。湿为有形之邪，侵袭人体，临床症状会有明显的沉重感。如湿邪袭表，可见周身困重、四肢酸软沉重、头重如束布帛。《素问·生气通天论》云："因于湿，首如裹。"湿邪留滞经络关节，则阳气不布；气血闭阻，则见关节疼痛重着，沉重难举，称之为"湿痹"或"着痹"。

"浊"，即浑浊或秽浊之意。湿邪为患，常出现分泌物、排泄物秽浊不清的临床症状。如湿浊在上则面垢、眵多；湿气下注，则小便浑浊、妇女黄白带下过多。

3）湿性黏滞："黏"，即黏腻；"滞"，即停滞。湿性黏滞是指湿邪致病具有黏腻停滞的特点，这一特点主要表现在两个方面。一是湿病症状的黏滞性，如湿留大肠，则见大便黏腻不爽或里急后重、大便脓血；湿阻膀胱，则见小便涩滞不畅，或小便频急，量少涩痛；湿浊内盛，舌苔多见黏腻。二是湿病病程的缠绵性，如湿痹、湿疹、湿温等病，均有反复发作，或时起时伏，病程较长，缠绵难愈的特点。

4）湿性趋下，易袭阴位：湿性属水，水性下行，故湿邪有趋下的特性。湿邪致病易伤及人体下部。如湿邪所致的水肿多以下肢较为明显。此外，淋病、尿浊、带下、泄泻、脚气、痢疾等病证，也多由湿邪下注所致。

5）湿多挟温：因夏季气候炎热且多雨潮湿，暑蒸湿动，故暑邪每易兼夹湿邪，弥漫机体，见暑湿夹杂证候。临床除发热、烦渴等暑热表现外，常兼见四肢困倦、胸闷呕恶、大便溏泄不爽等湿阻症状。暑湿并存，一般以暑热为主，湿邪次之。

5. 燥邪 凡致病具有干燥、收敛等特性的外邪，称为燥邪。

（1）燥的自然特性 燥为秋季主气，从秋分、寒露、霜降到立冬四个节气为燥气当令，秋季天气收敛，其气清肃，气候干燥，水分亏乏，故多燥病。燥与肺气相通，燥邪伤人，多自口鼻而入，首犯肺卫，发为外燥病证。燥邪致病，有温燥和凉燥之分，初秋尚有夏热之余气，久晴无雨，秋阳以曝，燥与热相结合而侵犯人体，故病多温燥；深秋近冬之际，天气转凉，西风肃杀，燥与寒相结合而侵犯人体，故病多凉燥（见表6-2）。

表6-2 温燥与凉燥区别归纳表

类别	温燥	凉燥
时间	初秋	晚秋
气候	有夏热之余气，燥与热结合	有近冬之寒气，燥与寒结合
证候	燥而偏热	燥而偏寒
临床表现	微恶风寒，少汗，口干欲饮，舌尖边红苔干	微恶寒，咳嗽，口干饮水少，舌苔白而干

（2）燥邪的性质和致病特点

1）燥性干涩，易伤津液：“干”，即干燥；“涩”，即涩滞不畅。燥为干涩之病邪，且易伤阴津，故燥性属阳。燥邪为病，虽有温燥、凉燥之分，但只不过是所兼邪气属性有所不同，并不影响燥邪自身特性。燥邪性质干燥涩滞，侵犯人体，最易损伤津液，出现各种干燥涩滞不利的症状，如口鼻干燥、唇干焦裂、咽干口渴、皮肤干涩，甚则皲裂、毛发不荣、小便短少、大便秘结等。刘完素《素问玄机原病式》云：“诸涩枯涸，干劲皴揭，皆属于燥。”

2）燥易伤肺：肺为娇脏，喜润而恶燥。肺外合皮毛，开窍于鼻，司呼吸而与外界大气相通。燥邪伤人，必从口鼻皮毛而入，故最易伤肺。燥邪犯肺，耗伤肺津，使宣发肃降失司，甚则伤及肺络，而出现干咳少痰，或痰黏难咯，或喘息胸痛、痰中带血等症状。另外，由于肺与大肠相表里，肺津耗伤，大肠失润，传导失司，可见大便干涩不畅等症。

6. 火（热）邪 凡致病具有火之炎热升腾等特性的外邪，称为火（热）邪。

（1）火（热）的自然特性 火盛于夏季，从春分、清明、谷雨到立夏四个节气，为火气主令。因夏季主火，故火与心气相应，但是火并不像暑那样具有明显的季节性，也不受季节气候的限制。

（2）火邪、热邪、温邪的关系 火与热本质皆为阳盛，都是外感六淫邪气，致病也基本相同，一般认为火为热之源，热为火之性，故往往火热并称。火邪与热邪的主要区别：一是热邪致病，临床多表现为全身性弥漫性发热征象；火邪致病，临床多表现为某些局部症状，如肌肤局部红、肿、热、痛，或口舌生疮，或目赤肿痛等。二是热邪多由外感，如风热、暑热、温热之类病邪，而火邪则常由内生，多由脏腑阴阳气血失调所致，如心火上炎、肝火炽盛、胆火横逆之类病变。

另外，与火热之邪同类的尚有温邪。温为热之渐，热为温之甚，两者仅是程度不同，没有本质区别，故常温热并称。温病学所说的温邪，泛指一切温热邪气。

（3）火（热）的性质和致病特点

1）火（热）为阳邪，其性炎上：“炎”，即炎热。火热之性燔灼、升腾，故属阳邪。火（热）阳邪伤人，多见壮热、恶热、烦渴、汗出、脉洪数等阳热症状。“上”，即向上，火性升腾向上，故火热之邪易侵犯人体上部，尤以头面部为多见。如心火上炎，则见舌尖红赤疼痛、唇口糜烂、口舌生疮；肝火上炎，则见头痛如裂、目赤肿痛；胃火炽盛，可见齿龈肿痛、齿衄等症。

2）火（热）易扰心神：火热之性躁动不宁，心与火气相通，心主血脉而藏神。故火（热）之邪伤于人体，最易扰乱神明，轻者可见心神不宁而心烦躁动、惊悸失眠；重者则见神不守舍而狂躁不安、神昏谵语等症。

3）火（热）易伤津耗气：火热之邪侵袭人体，一方面迫津外泄，使津液外泄而汗出；另一方面直接消灼煎熬阴津，使之暗耗于内，故热邪最易耗伤人体阴津。因此，热（火）邪致病，临床表现除热象显著外，往往伴有口渴喜冷饮、咽干舌燥、小便短赤、大便秘结等津液亏损的征象。同时，阳热亢盛的火热邪气，最能损耗人体的元气，加之热邪迫津外泄，往往气随津泄，使气更伤，故临床上常兼见体倦乏力、少气懒言等气虚的症状，严重者甚至出现气脱亡阳危象。

4）火（热）易生风动血：“生风”，是指火热之邪侵犯人体，燔灼肝经，劫耗阴液，筋脉失于濡养，引起肝风内动的病证。因其由热甚引起，故又称“热极生风”。临床表现为壮热、神昏谵语、四肢抽搐、两目上视、颈项强直、角弓反张等。“动血”，指火（热）传入血分，逼迫血液妄行，轻则使血行加速，重则可灼伤脉络，使血不循常道，溢于脉外，引起各种出血证，如吐血、咳血、衄血、便血、尿血、皮肤斑疹或丹痧及妇女月经过多、崩漏等。

5）火（热）挟毒，易致疮痈。《医宗金鉴》云：“痈疽原是火毒生。”热邪侵犯人体血分，可壅迫聚集于局部，腐蚀血肉，发为痈肿疮疡。《灵枢·痈疽》曰：“大热不止，热胜则肉腐，肉腐则为脓……故命曰痈。”临床辨证，即以疮疡红肿热痛，溃破流脓血者，为属阳属热。

考点：六淫性质和致病特点

二、疠气（疫疠）

（一）疠气的基本概念

疠气，是一类具有强烈致病性和传染性的外感病邪。在中医文献中，疠气又称为“疫气”“毒气”“时气”“杂气”“异气”“戾气”“乖戾之气”等。疠气引起的一类疾病，总称为“疫疠”“疫病”“瘟病”或“瘟疫病”。疠气与六淫不同。如《温疫论》明确指出：“夫温疫之为病，非风非寒、非暑、非湿，乃天地间别有一种异气所感。”可见疠气虽然也属于外感病因，但是有别于六淫，不具备六淫邪气的主要特征，而是具有强烈传染性的外感病邪。

（二）疠气的传播途径

1. 空气传染，从口鼻而入致病 疠气的传播途径，前人亦认识到主要是通过空气传染，多从口鼻侵入人体致病，如《温疫论·原病》所说：“疫者，感天地之疠气……此气之来，无论老少强弱，触之者即病，邪自口鼻而入。”

2. 饮食或蚊虫叮咬而发病 疠气也可随饮食、蚊虫叮咬及其他途径侵入而致病。

3. 接触感染而发病 如皮肤接触、性接触等途径亦可感染而发病。

（三）疠气的种类

大头瘟、痄腮（流行性腮腺炎）、疫痢（细菌性痢疾）、烂喉丹痧（猩红热）、天花、霍乱、鼠疫等，包括现代医学许多急慢性传染病和烈性传染病，如严重急性呼吸综合征、禽流感、新型冠状病毒感染等。

（四）疠气的致病特点

1. 发病急骤，病情危重 一般来说，六淫致病比内伤杂病发病急，而疠气发病则比六淫致病更为急重。其致病具有发病急骤、来势凶猛、变化多端、病情险恶、死亡率高的特点。如小儿疫毒痢，发病急骤，来势凶猛，病情危笃。严重者若抢救不及时，重症病例可进展为感染性休克，甚则24小时内死亡。

2. 传染性强，易于流行 疠气具有强烈的传染性和流行性，这是疠气有别于其他病邪的最显著特征。《诸病源候论》明确指出疠气对人类的严重危害，“人感乖戾之气而生病，则病气转相染易，乃至灭门”。

3. 一气一病，症状相似 疠气种类繁多，但致病极为专一，一种疠气只导致一种疫疠，即“一气一病”，且临床表现也基本相似。如痄腮，无论男女，一般都表现为耳下腮部红肿热痛；新型冠状病毒感染，绝大多数患者以发热、乏力、干咳等为主要表现。正如经云：“五疫之至，皆相染易，无问大小，病状相似。”

（五）影响疠气发生与流行的因素

疫疠的致病原因是疠气，但引起疫疠的发生与流行，除了与人体正气强弱有关之外，还与下列因素密切相关。

1. 气候因素 自然气候严重或持久的反常变化，如久旱、酷热、水涝、湿雾瘴气等，均可助长疠气滋生传播而导致疫病的流行。正所谓“大灾之后，必有大疫”。

2. 环境和饮食因素 环境卫生不良，如水源、空气污染易滋生疠气，食物污染、饮食不当也易引起疫病的发生与流行。

3. 预防措施 预防隔离是防止疫病发生、控制其流行蔓延的有效措施。不注意做好预防隔离工作，会导致疫病发生与流行。故《松峰说疫》告诫说：“凡有疫之家，不得以衣服、饮食、器皿送于无疫之家，而无疫之家亦不得受有疫之家之衣服、饮食、器皿。”

4. 社会因素 社会因素对疠气的发生与疫病的流行也有一定的影响。若经济落后，社会动荡，公共卫生资源不足，人们工作环境恶劣，生活极度贫困，抗御自然灾害能力低下，均可致疠气肆虐而使疫病不断发生和流行。

考点：疠气的概念和致病特点

第2节 内伤病因

内伤病因是指因人的情志或饮食、劳逸等行为不循常度，超过人体自身承受和调节范围，直接伤及脏腑、气血、经络等而发病的致病因素。内伤病因是与外感病因相对而言，它包括七情内伤、饮食失宜、劳逸失度等。

一、七情内伤

（一）七情与七情内伤的基本概念

七情是指人的喜、怒、忧、思、悲、恐、惊七种正常的情志变化，是机体的精神状态。若将七情分属于五脏，则可以喜、怒、思、悲、恐为代表，分属于心、肝、脾、肺、肾，称为五志。

七情是人体对客观事物的不同反应，在正常情况下，一般不会使人致病。但是突然、强烈或长期的不良情志刺激，超过了人体本身的正常生理活动范围，使人体气机紊乱，脏腑阴阳气血失调，就会导致疾病的发生，成为致病因素。《黄帝内经》强调“过则为灾”。不良情志刺激包括许多方面，如经济上的贫困、工作压力大、生活及家庭变故、家庭矛盾突出、人际关系紧张、思虑过度、生活环境脏乱差等，都会产生各种不良情绪，导致身心损伤而致病。七情内伤是指喜、怒、忧、思、悲、恐、惊七种情志引发和诱发疾病的活动，是造成内伤病的主要致病因素之一。中医学非常重视情志活动对疾病的影响。

（二）七情与脏腑气血的关系

1. 七情与脏腑的关系 中医学认为，人体的情志活动，虽然是人体对于客观外界事物的不同反应，但情志活动的产生却与脏腑气血的功能活动有密切的关系。“人有五脏，化五气，以生喜怒悲忧恐”，可见情志活动的物质基础是五脏之精气血津液。不同的情志活动与五脏有其相对应的规律，即为心“在志为喜”，肝“在志为怒”，脾“在志为思”，肺“在志为忧和悲”，肾“在志为恐和惊”。故又把“喜怒思忧恐”，简称为“五志”分属五脏。

2. 七情与气血的关系 不同的情志变化对各脏腑功能活动有不同的影响；反之，脏腑气血的变化，也会影响情志的变化。正如《素问·调经论》曰：“血有余则怒，不足则恐。”《灵枢·本神》又云：“肝气虚则恐，实则怒……心气虚则悲，实则笑不休。”可见七情与脏腑气血有着非常密切的关系。正常的精神活动是反映脏腑生理功能正常、精气血充盈的外在表现。因此正常的情志变化，一般不会导致发病。

（三）七情内伤致病的特点

1. 与精神刺激有关 七情内伤属于精神性因素，其发病与长期或突然强烈的情志过激相关，病人通常有明显的精神刺激病史。而且，在整个病程中，情绪的改变，可使病情发生明显的变化。

2. 直接伤及内脏 由于情志分属五脏，脏腑病变可出现相应的情绪反应，而过度的情绪反应又可直接损伤相应脏腑的生理活动，产生病理变化，“喜怒不节则伤脏”，如过喜伤心，过怒伤肝，过思伤脾，过悲忧伤肺，过惊恐伤肾。人体是一个有机整体，七情过激虽可伤及五脏，但与心、肝、脾的关系尤为密切。因为心主血而藏神，心为五脏六腑之大主，一切生命活动都是五脏功能的集中表现，又必须接受心的统一主宰，所以心动则五脏六腑皆摇，心神受损，必涉及其他脏腑。肝失疏泄，气机紊乱，也是情志发病机制的关键。脾主运化而居中焦，为气机升降的枢纽，气血生化之源，故情志所伤为害，以心、肝、脾之脏和气血失调为多见。例如，过度惊喜则伤心，可导致心神不安而心悸、失眠，烦躁、惊慌不安，神志恍惚；郁怒不解则伤肝，影响肝的疏泄功能，出现胁肋胀痛、性情急躁、善太息、妇女月经不调、痛经、闭经、癥瘕等，或因暴怒引起肝气上逆损及血脉，血随气逆，发生咯血或晕厥；若思虑过度，损伤于脾，使脾失健运，出现食欲不振，脘腹胀满等症状。七情内伤，心、肝、脾功能失调可单独发病，也常相互影响，相兼为害，如思虑过度，劳伤心脾；郁怒不解，肝脾不调等。

3. 影响脏腑气机　七情内伤致病常常影响脏腑气机，导致气血运行紊乱，升降出入功能失常，脏腑功能活动失调。具体关系如下。

（1）怒则气上　“气上”，即气机上逆之意。肝在志为怒，过怒则伤肝，影响肝的疏泄功能，导致肝气上逆，血随气逆，并走于上，临床上常见气逆的症状有头胀头痛、面红目赤、呕血，甚则昏厥卒倒。《素问·生气通天论》曰：“大怒则形气绝，而血菀于上，使人薄厥。”

（2）喜则气缓　“气缓”，即心气弛缓之意。心在志为喜，过喜伤心，使心气涣散不收、神不守舍，出现精神不能集中，甚则失神狂乱的症状。

（3）悲则气消　“气消”，即肺气消耗之意。肺在志为悲忧，过悲伤肺，耗伤肺气，从而出现气短、意志消沉、乏力等症。

（4）恐则气下　“气下”，即精气下陷之意。肾在志为恐，过恐伤肾，可使肾气不固，气陷于下，出现二便失禁，甚至昏厥、滑精等症。

（5）惊则气乱　“气乱”，即心气紊乱之意。心主血，藏神，大惊则心气紊乱，心无所倚，神无所归，虑无所定，出现心悸、惊恐不安，甚则神乱等症状。

（6）思则气结　“气结”，即脾气郁结之意。脾在志为思，过思伤脾，致脾气郁结，中焦气滞，水谷不化，从而出现纳呆、脘腹胀满、便溏等脾失健运的症状。

总之，情志为病，内伤五脏，主要是使五脏气机失常，气血失调而致病。七情生于五脏，又各伤对应之脏，此为其常。但有时一种情志变化也能伤及多个脏，如悲可伤肺、伤肝等；多种情志又同伤一个脏，如喜、惊均可伤心，此其变。临床应根据具体的表现，作具体分析，不能机械地对待。

4. 影响病情变化　七情异常，不仅是导致内伤发病的重要因素，也是影响病情变化的重要原因。对于七情所致的病证，其病势变化与情志关系十分密切，如七情内伤导致肝气失调出现的梅核气、胃脘痛，以及腹泻等病证，常会因情志刺激，病势明显加重。

即使不是由七情内伤引起的疾病，病情变化与情志的关系也很密切。情志波动，可致病情改变。一方面，乐观的情志变化，精神振奋，使五脏安和，气机条畅，有利于病情的缓解和身体的康复；另一方面，不良的情志波动，可使病情加重或迅速恶化，如有高血压病史患者，若遇恼怒，可使肝阳暴涨，气并走于上，出现眩晕欲仆，甚则突然昏仆不语、半身不遂、口眼㖞斜等。所以，保持患者的情绪稳定，有利于疾病的治疗和康复。

考点：七情的致病特点

二、饮食失宜

饮食是人类赖以生存，保持健康的必要条件。人体摄取食物，使之化生为水谷精微、气血津精，以维持基本的生命活动。但饮食要适宜，有节制，否则会致疾病发生，成为致病因素。饮食失宜主要损伤脾胃，影响水谷饮食传化。此外，饮食积滞还可聚湿、生痰、化热或变生他病。

饮食失宜包括饮食不节、饮食不洁和饮食偏嗜三个方面。

（一）饮食不节

良好饮食习惯的养成，对于身体健康十分重要。一般而言，饮食要适量、有节律，每个人适度的饮食量应根据其年龄、性别、体质、工作种类等而不同，但每日进食的次数与时间则应相对稳定，以满足人体的营养需要，保证生命功能的正常发挥。饮食不节包括过饥、过饱和食无定时。

1. 过饥 指饮食量明显低于本人的适度饮食量。饮食水谷摄入量不足，气血生化乏源，气血得不到足够的补充，衰少而为病，临床可见面色不华、心悸气短、神疲乏力等气血两虚的证候表现。同时还可致正气虚弱，抵抗力降低而继发其他病证。经云："故谷不入，半日则气衰，一日则气少矣。"

2. 过饱 指饮食量明显超过本人的适度饮食量。饮食摄入过量，或暴饮暴食，超过脾胃受纳运化与六腑传化的能力，可导致饮食停滞，脾胃损伤，升降失司，或腑气不通，而出现脘腹胀满、嗳腐吞酸、厌食、矢气腐臭、呕吐、泄泻或便秘等食伤脾胃、肠腑的临床症状。《灵枢·五味》云："饮食自倍，肠胃乃伤。"

小儿因其脾胃功能较成人为弱，加之食量不能自控，故常易发生食伤脾胃的病证。食积日久既可郁而化热，又可聚湿生痰，久则酿成疳积，出现面黄肌瘦、脘腹胀满、手足心热、心烦易哭等症。当今社会，在生活水平提高的同时，运动不足和营养过剩导致肥胖人群不断增加，特别是儿童肥胖问题突出，而肥胖症正是多种疾病的发病基础。

3. 食无定时 指进食的餐数及时间无定准。一方面因时饥时饱，从而导致上述饥饱失常所引起的病证；另一方面，更主要的是影响脾胃气机升降以及六腑传化虚实更替的正常秩序，从而导致气机郁滞，或进一步发展为气滞血瘀、水停生湿酿痰的病变。自古以来，对于一日三餐，就有"早饭宜好，午饭宜饱，晚饭宜少"之说。

（二）饮食不洁

饮食不洁是指食用了生冷、不清洁、不卫生、被污染或陈腐变质或有毒的食物。饮食不洁，可引起多种胃肠疾病，如腹痛、呕吐、泄泻、痢疾，甚至霍乱等。或引起各种肠道寄生虫病，如蛔虫、蛲虫、绦虫（寸白虫）、姜片虫（赤虫）等。若进食腐败变质或有毒食物，可致食物中毒，常出现剧烈腹痛、吐泻，重者可致昏迷或死亡。如半熟的扁豆、豇豆等豆类食物中毒，毒蘑菇中毒，发芽的土豆中毒等。

（三）饮食偏嗜

饮食应该结构合理，五味调和，寒热适中，无所偏嗜，才能使人体获得各种需要的营养。如果饮食偏嗜或膳食结构失宜，或饮食过寒过热，或五味偏嗜，会造成体内营养成分结构失衡，导致阴阳失调，常见以下3类。

（1）饮食五味偏嗜 人体的精神气血都由饮食五味所资生，且五味与五脏，各有其亲和性。《素问·至真要大论》说："夫五味入胃，各归其所喜攻，酸先入肝，苦先入心，甘先入脾，辛先入肺，咸先入肾。"如果长期嗜好某种食物，就会造成与之相应的内脏功能偏盛，久之则可损伤其他脏腑，破坏五脏的平衡协调，导致疾病的发生。如过食味酸的食物，可致肝盛乘脾，而见皮肉粗糙、口唇干裂；过食味苦的食物，可致心盛乘肺，而见皮肤干燥、毫毛脱落，或火气烁土而脾胃失调；过食味甘的食物，可致脾盛乘肾，而见面色黧黑、胸闷气喘、腰膝酸痛、脱发；过食味辛的食物，可致肺盛乘肝，而见爪甲干枯不荣、筋脉拘急不利；过食味咸的食物，可致肾盛乘心，而见胸闷气短、面色无华、血脉瘀滞。对于疾病，"药疗不如食疗"，食与病相宜，能辅助治疗，促进疾病好转，反之则疾病加重或恶化。

（2）饮食的寒热偏嗜 食物有寒热温凉之性，偏嗜寒热食物，同样易引起脏腑阴阳盛衰变化，导致疾病的发生。如过食生冷寒凉之品，可损伤脾胃阳气，导致寒湿内生，而见脘腹冷痛喜按，泄泻清稀等症状；若偏嗜辛温燥热之品，则可导致胃肠积热，而见口渴、口臭、腹痛胀满、便秘等症状，或酿成痔疮。

（3）偏嗜烟酒 酒是一种饮品，还具有一定的药用价值。适度的饮酒可宣通血脉，舒筋活络，对人体有一定的益处，但是饮酒无度则可造成疾病。所谓偏嗜饮酒就是指长期、过量的饮酒。酒性既热且湿，偏嗜饮酒则可损伤脾胃，内生湿热，聚湿生痰，产生一系列病证，临床常见脘腹胀满，胃纳减退，口苦口腻，舌苔厚腻等症状。烟草含有多种毒性成分，吸烟有害身体健康，影响脏腑功能，尤其是对肺的损害最大。

考点：饮食失宜的分类和致病特点

三、劳逸失度

劳，是指劳作、运动、用脑等；逸，是指安乐、安闲。正常的劳动有助于气血流通，增强体质，必要的休息可以消除疲劳，恢复体力和脑力，均有利于维持人体正常的生理活动，不会致病，但是长时间的过度劳累或过度安逸则能成为致病因素而致人发病。《素问·经脉别论》云："生病起于过用。"劳逸过度包括过劳和过逸。

（一）过劳

过劳包括劳力过度、劳神过度、房劳过度三个方面。

1. 劳力过度 指长期的劳力过度，损耗机体之气，而积劳成疾，也称"形劳"。"劳则气耗"，说明劳力过度主要损耗机体之气，一般可见少气懒言、四肢困倦、精神疲劳、形体消瘦等症，由于损伤的脏腑之气有不同，因而其临床表现也有差异。故有"久视伤血，久卧伤气，久坐伤肉，久立伤骨，久行伤筋，是谓五劳所伤。"

2. 劳神过度 指思虑太过，或长期用脑过度，而积劳成疾，也称"心劳"。脾生血而主思，心主血而藏神，思虑太过则可暗耗心血，损伤脾气，导致心脾两虚之证，出现心悸、健忘、失眠、多梦及纳呆、腹胀、便溏等症。

3. 房劳过度 指性生活不节，房事过度。肾藏精，主封藏，正常的性生活不损伤身体。但性生活不节，房事过频，则可损伤肾中精气，临床上可见腰膝酸软、眩晕耳鸣、精神萎靡，男子滑精、早泄、阳痿，女子月经不调，或不孕、不育等。

（二）过逸

过逸是指过度安逸，包括体力过逸和脑力过逸。

体力过逸会导致人体气血运行不畅，进而可引起气滞血瘀而变生他病。四肢少动则脾运不健，化生气血减少，日渐虚弱，出现精神不振、食少乏力、肢体软弱，甚则形体虚胖，动则心悸、气喘、汗出等，或继发他病。而长期懒于动脑，过度安逸，会出现记忆力下降，反应迟钝，精神萎靡等，甚至出现脏腑功能失调。

考点：劳逸失度的致病特点

第 3 节 病理产物性病因

在疾病发生和发展过程中，原因和结果可以相互交替和相互转化。在疾病过程中形成的病理产物，如果没有被及时消散、吸收或排出体外而停留在机体内，就会成为致病因素，再次导致机体发病，这种病因称为病理产物性病因，也称继发性病因。常见的病理产物性病因有痰饮、瘀血、结石三大类。

一、痰 饮

（一）痰饮的基本概念

痰饮是由于多种致病因素作用于人体后，引起机体水液代谢障碍所形成的病理产物。这种病理产物一经形成，作为一种新的致病因素作用于机体，阻滞经络，阻碍气血运行；影响脏腑功能，继而引发复杂的病理变化，导致新病证。

痰饮可分为痰和饮两大类，两者同源而异流，都是人体的津液在输布和排泄过程中发生障碍，停留于体内而形成的病理产物。一般认为湿聚为水，积水成饮，饮凝成痰。就形质而言，稠浊者称为痰，清稀者称为饮。痰饮均为津液在体内停滞而成的，痰与饮并不能截然分开，故常常统称为痰饮。

（二）痰饮的形成

痰饮的形成，多由外感六淫，或七情内伤，或饮食不节等，导致脏腑功能失调，气化不利，水液代谢障碍，水液停聚而形成。肺、脾、肾、肝及三焦与水液代谢关系最为密切。其中肺在上，主通调水道，为水之上源；脾在中焦，主运化水湿，是水液代谢的枢纽；肾在下，主水，为水脏，其蒸腾气化作用是水液代谢的总动力；肝主疏泄，可以条畅气机，进而推动水液的运行；三焦主决渎，是水液运行的通道。凡是能引起水液代谢障碍的原因，都可能导致痰饮的形成。

（三）痰饮的致病特点

痰饮形成后，饮多留积于肠、胃、胸胁、腹腔及肌肤；痰则随气升降流行，内而脏腑，外至筋骨皮肉，无处不到，造成各种复杂的病变。痰饮的致病特点有以下几个方面。

1. 阻滞气机，阻碍气血 痰饮为有形实邪，一旦形成可阻滞气机，影响脏腑之气的升降，又可流注经络，阻碍气血的运行。停留于肺，使肺失宣降，可出现胸闷、咳嗽、喘促等症；困阻中焦脾胃，则可见脘腹胀满、恶心呕吐、大便溏泄等。流注经络，易使经络阻滞，气血运行不畅，出现肢体麻木、屈伸不利，甚至半身不遂等。痰若结聚于局部，则形成痰核、瘰疬，或阴疽流注等。

2. 易影响水液代谢 痰饮形成后，进一步影响肺、脾、肾三脏的功能，使水液代谢障碍更重。如寒饮阻肺，肺失宣降，可致水道不通；痰湿阻脾，可致水湿不化；饮停下焦，阻遏肾阳，可致水液停蓄等。

3. 易于蒙蔽神明 痰饮为浊物，尤易蒙蔽清窍，扰乱心神，出现一系列神志失常的病证。如痰迷心窍可见胸闷心悸，或呆或癫；痰火扰心则见失眠、易怒、喜笑不休，甚则发狂等症。

链接 瘰疬、痰核、疽、流注

1. 瘰疬 是指发生于颈部、下颌部的淋巴结结核。小者为瘰，大者为疬，以其形状累累如珠故名。

2. 痰核 是指发生在颈项、下颌及四肢等部位的结块，不红不肿，不硬不痛，常以单个出现皮下，以其肿硬如核大，故名痰核。

3. 疽 为发于肌肉筋骨间之疮肿。其漫肿平塌，皮色不变，不热少痛者为阴疽。

4. 流注 指毒邪流走不定而发生于较深部组织的一种化脓性疾病。

（四）痰饮的病证特点

1. 病证复杂，变幻多端 痰饮乃水湿停聚所成，可随着气的升降，内可波及脏腑，外可至筋骨皮肉，及肌肤腠理无所不至。如饮逆于上，可见眩晕；水注于下，则见足肿；湿在肌表，可见身重；湿停中焦，则影响脾胃的运化。尤其是痰所致的病证更为广泛，如咳、喘、悸、眩、呕、积、癫、狂、痫、痛、痹、瘰、疽、瘿等。这些病证上达于头，下至于足，内至脏腑，外达肌肤，故有“百病皆由痰作祟”“怪病多痰”之说。

2. 病情缠绵，病程较长 痰饮皆由体内水湿积聚而成，具有湿之重浊黏滞的特性，且由于其致病有变化多端的特点，故临床上所见痰饮为病，多病程较长，缠绵难愈或反复发作，治疗困难。

3. 舌象与脉象特点 痰饮为病，其舌象多为腻苔或滑苔，脉象多为滑脉或弦脉。

（五）常见的痰饮病证

痰浊可犯于心、肺、胃、胆等脏腑，也可阻于头、咽喉、胸胁、肌肤、筋骨、经络等部位。临床上形成的病证繁多，症状表现也错综复杂。

痰证，因兼挟不同，则表现各异，常见的有风痰、寒痰、热痰、湿痰、燥痰等。饮证，因其停留部位的不同，可分为痰饮、悬饮、支饮、溢饮四种。

痰饮常见病证见图6-1。

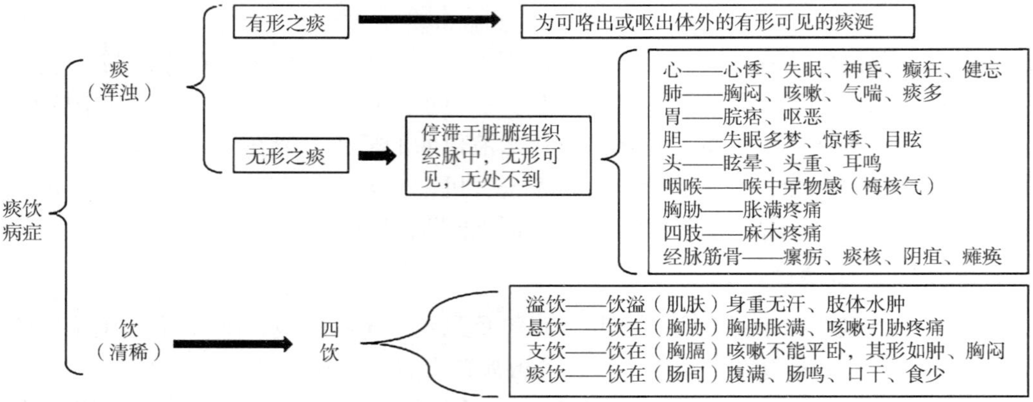

图6-1 痰饮常见病证示意图

考点：痰饮的概念和致病特点

二、瘀　　血

（一）瘀血的基本概念

瘀血是指体内血行障碍，血液瘀滞而形成的病理产物，包括体内瘀积的离经之血，以及阻滞于血脉及脏腑内运行不畅的血液。中医文献中，称其为“恶血”“蓄血”“败血”“污血”等。瘀血属病理产物，亦可转化为某些疾病的致病因素。血瘀是血液运行不畅或血液瘀滞不通的病理状态，属于病机学概念；而瘀血是指能继发新病变的病理产物，属于病因学概念。

（二）瘀血的形成

血液的运行，主要与心、肺、肝、脾等脏的功能，气的推动与固摄作用，脉道的通利，以及寒热等内外环境因素密切相关。凡能影响血液正常运行，引起血液运行不畅，或致血离经脉而瘀积的内外因素，均可导致瘀血的形成。概括起来，瘀血的形成有以下五个方面。

1. 气滞致瘀　气为血之帅，气行则血行，气滞则血瘀。若外邪闭阻，或情志郁结，致气机不畅；或痰饮等积滞体内，阻遏脉络，都会造成血液运行不畅，进而导致血液在体内某些部位停蓄成瘀。

2. 气虚致瘀　血液的正常循行依靠气的推动和统摄。气虚，一方面无力推动血液的运行，导致血行迟滞而形成瘀血；另一方面，气虚不能统摄血液，可导致血溢脉外为瘀。

3. 寒凝致瘀　血得温则行，得寒则凝。若外感寒邪，入于脉内，或阴寒内盛，脉道挛缩，则血液凝涩，运行不畅而致瘀。

4. 血热致瘀　外感火热之邪，或体内阳盛化火，入于营血，血与热互结，煎灼津液，使血液黏稠而运行不畅；或热灼脉络，而迫血妄行，留于体内，导致瘀血形成。

5. 出血致瘀　各种外伤，如跌打损伤、金刃所伤、手术创伤等，致使脉管破损而出血，成为离经之血；或脾不统血、肝不藏血而致出血；或血热妄行、气不摄血等各种原因而致出血，以及妇女经行不畅、流产等，如果所出之血未能排出体外，或未能及时消散，留积于体内而成瘀血。

（三）瘀血的致病特点

1. 易于阻滞气机　气舍于血中，赖血的运载而达全身。瘀血形成之后，不但失去濡养作用，反而阻滞于局部，影响气的运行，故说“血瘀必兼气滞”。气能行血，气机郁滞，又可导致血行不畅，因此常形成血瘀气滞、气滞血瘀的恶性循环。

2. 阻碍血脉运行 瘀血为有形实邪，无论是瘀滞于脉内，还是留积于脉外，均可导致局部和全身的气血运行失常，使脏腑功能发生障碍，如瘀阻心脉，可致胸痹心痛；瘀积于肝，可致胁痛癥瘕；瘀阻胞宫，可致痛经、闭经等。

3. 影响新血生成 瘀血瘀滞于体内，失去了对机体的濡养和滋润作用。若日久不散，就会严重影响气血的运行，脏腑失于濡养，功能失常，势必影响新血的生成，故有《血证论》曰："瘀血不去，新血不生"之说。久瘀之人，常可表现出肌肤甲错、如鱼鳞状、发枯不荣等，其成因是瘀血内阻、血虚不荣皮毛。

（四）瘀血的病证特点

瘀血形成之后，停积于体内，不仅失去血液的濡养作用，而且可导致新的病变发生。瘀血的临床表现有以下几个特点。

1. 疼痛 一般表现为刺痛，痛有定处，固定不移，拒按，且多夜间更甚，或久痛不愈，反复发作。

2. 肿块 瘀血内阻，凝积不散，多形成肿块。积于体表者则可见青紫肿胀，积于体内者则成癥块，按之有形而质硬，推之而不移，或有压痛。

3. 出血 血色多呈现紫暗，或夹有瘀血块。

4. 望诊特点 面色、口唇、肌肤、爪甲青紫；舌质紫暗，或舌质有瘀点、瘀斑，或舌下络脉曲张青紫等。久瘀者则可见面色黧黑，或肌肤甲错，或腹壁青筋暴露等。

5. 脉象特点 常见细涩、沉弦或结代等脉象。

（五）常见的瘀血病证

瘀血致病，病证繁多。按病因分类分为气虚血瘀、气滞血瘀、寒凝血瘀、瘀热互结、津亏血瘀、湿滞血瘀、痰瘀互结等。按部位分类分为血瘀于脑、血瘀于心、血瘀于肺、血瘀于肝、血瘀胃脘、瘀阻胞宫及瘀积肢体等。

常见瘀血病证如图6-2所示。

- 瘀血
  - 病因分类
    - 气虚血瘀——气虚证与血瘀证共见
    - 气滞血瘀——气滞证与血瘀证共见
    - 寒凝血瘀——血寒证与血瘀证共见
    - 瘀热互结——血热证与血瘀证共见
    - 津亏血瘀——血燥证与血瘀证共见
    - 湿滞血瘀——湿阻证与血瘀证共见
    - 痰瘀互结——痰证与血瘀证共见
  - 部位分类
    - 血瘀于脑——头痛，癫痫，癫狂
    - 血瘀于心——心悸气短，心胸憋闷，心前区疼痛，唇甲青紫
    - 血瘀于肺——胸痛，胸闷，咳嗽，咳血
    - 血瘀于肝——胁肋刺痛，胁下，癥块，臌胀，丝状红缕
    - 血瘀胃脘——胃脘刺痛拒按，呕血，便血色黑如漆
    - 瘀阻胞宫——小腹疼痛拒按，痛经，闭经，经色紫暗有块或崩漏下血
    - 瘀积肢体——局部青紫肿胀，皮下瘀点，瘀斑，指甲青紫

图6-2 瘀血常见病证示意图

考点：瘀血的概念和致病特点

三、结 石

（一）结石的基本概念

结石，是指在身体的某一脏腑中，由多种因素作用而形成的坚硬如砂石样的物质，可发生于身体的多个脏腑，常见的有肝胆结石、胃结石、膀胱结石和肾结石等。一般而言，结石小者，临床症状不

明显，且易于排出；而结石大者，则难于排出，留滞体内而致病，成为继发性病因。

（二）结石的形成

结石的成因较为复杂，有些机制目前尚不清楚。常见的因素有以下几种。

1. 饮食不当 饮食偏嗜肥甘厚味，日久而蕴热于内，影响脾胃运化，湿热蕴积于肝胆者，发为肝胆结石；湿热下注，蕴结于下焦，使气机不利，而发为膀胱结石或肾结石。因进食某种物质后在胃内形成的石性团块状物，发为胃结石。此外，某些地域的水质中，可能含有某些过量的矿物质或杂质，也是促进结石形成的原因之一。

2. 情志内伤 情志失调，肝失疏泄，致胆气不达，胆汁排泄不畅，肝胆气郁，湿热蕴结，日久煎熬成胆结石。

3. 服药不当 长期服用某些药物，如钙、镁、铋等，与浊物、水湿、热邪相合，致使脏腑功能失调，或药物沉积于体内而形成结石。

4. 体质差异 先天禀赋差异，或久病虚弱，对某些物质代谢异常，而形成易患结石病变的体质。

5. 寄生虫感染 虫体或虫卵通常是形成结石的核心，尤其是蛔虫，常侵入胆管，而促进胆管结石的形成。

（三）结石的致病特点

1. 多发生于空腔性脏器 结石多发生在脏器的管腔内，如胆囊、胆管、肝管、肾盂、输尿管、膀胱和胃腔等。因为这些空腔性器官，主传导水谷和化物，以降为顺，以通为用。若传导失常，浊物内停，阻滞气机，则易形成结石。

2. 易阻碍气机 结石为有形病理产物，停留在脏腑器官内，多易阻滞气机，影响气血、水谷、水液等运行与排泄。如胃内结石，阻滞气机，影响水谷的腐熟和传输。胆内结石，影响肝胆气机疏泄及胆汁的正常排泄。肾与膀胱结石则致气化不利，影响尿液排泄。由于气机阻滞，不通则痛，故结石病证常发生疼痛。

3. 易损伤脉络 结石阻于肾、输尿管和膀胱，常可损伤脉络，导致血溢脉外，而出现血尿。

（四）结石的病证特点

1. 疼痛 结石阻滞气机，故常导致疼痛。结石性疼痛具有阵发性、间歇性发作的特点，发作时剧痛难忍，甚则绞痛，而缓解时一如常人；也可呈持续性疼痛，或为隐痛、胀痛、钝痛等。疼痛部位常固定不移，也可随结石的移动而发生部位的改变。

2. 病程较长 结石多为湿热蕴结，日渐煎熬而成，故大多数结石的形成过程缓慢而漫长。结石一旦形成后，常一时难以消除，而易反复发作。

3. 病情轻重不一 由于结石的大小不等，所停留的部位不同，故临床表现差异也很大。若结石小，或泥砂样，易于排出，则病情轻，有的甚或无任何症状；若结石大，甚或嵌顿于某个部位，则病情重，症状明显，发作频繁。

（五）常见的结石病证

临床以胆管结石和尿道结石最为常见。

1. 胆管结石 是由胆管系统（包括胆囊及胆管）的任何部位发生结石而引起的病证。其临床表现取决于结石的大小和有无并发胆道感染、胆管阻塞，以及阻塞的部位和程度。胆结石的主要临床表现为右上腹胀痛，或突发性绞痛，伴恶心呕吐、厌油、腹胀、嗳气等。若胆石阻滞胆管，可发生黄疸，甚至出现高热恶寒、神昏谵语等。

2. 尿道结石 是尿路系统（包括肾、输尿管及膀胱）的任何部位发生结石后所引起的病证。其临床表现取决于结石的大小、形状，以及其所在部位和有无感染、阻塞等并发症。尿道结石多表现为突发性腰背部或侧腹部剧烈疼痛或绞痛，疼痛可向下腹部、会阴部放射，疼痛时常伴肉眼或镜下血尿，以及排尿困难等。

考点：结石的概念和致病特点

第4节 其他致病因素

在中医病因学中，除六淫、七情内伤、病理产物性病因之外的致病因素，统称为其他病因，主要有外伤、虫兽伤、寄生虫、医源因素、先天因素等。

一、外　伤

外伤，主要指机械暴力等外力所致损伤，如跌打损伤、持重努伤、挤轧伤、撞击伤、金刃伤等，也包括烧烫伤，冻伤。广义的外伤还包括雷击、溺水、化学伤等。

（一）外力损伤

外力损伤指因机械暴力引起的创伤。如跌仆、坠落、撞击、压轧、负重、刀枪、金刃等所伤。轻则可为皮肉损伤，出现局部疼痛、青紫瘀斑、出血肿胀等；重则损伤筋骨、内脏，表现为关节脱臼、骨折、大出血、虚脱，甚至危及生命。

（二）烧烫伤

烧烫伤主要是火毒为患，包括烈火、沸水、热油、蒸气、雷电等灼伤形体。轻者灼伤皮肤而见局部灼热、红肿、疼痛或起水疱；重者焦炙肌肉筋骨而见局部如皮革样，或呈蜡白、焦黄，甚或炭化样改变。若大面积烧伤烫伤，可致火毒内攻脏腑，导致神志昏迷，或伤津耗液而致亡阴亡阳。

（三）冻伤

冻伤是指低温所造成的全身或局部的损伤。冻伤的程度与温度和受冻时间、部位等直接相关，温度越低，受冻时间越长，则冻伤程度越严重。冻伤可分为局部性冻伤和全身性冻伤。

1. 局部性冻伤　多发生于手、足、耳、鼻、面颊等裸露及末端部位，俗称“冻疮”。初起时因寒性收引，气血凝滞，局部可见皮肤苍白、冷麻、作痛；继而肿胀青紫、痒痛或起水疱，甚至溃烂。

2. 全身性冻伤　寒主凝滞收引，易伤阳气。外界阴寒太盛可致使阳气严重受损，失其温煦和推动血行作用，而出现寒战、体温骤降、面色苍白、唇甲青紫、肢体麻木、反应迟钝，甚则呼吸微弱、脉微欲绝，如救治不及时，则可能阳绝而亡。

（四）溺水

因意外原因导致沉溺水中，水入肺胃，可致气道窒塞，气体交换障碍，轻者抢救及时可望复苏，重者则因溺而亡。

（五）化学伤

化学伤指某种化学物对人体造成的直接损害，其中包括常见化学药物（如强酸、强碱）、农药、有毒气体、军用化学毒剂、煤气、沼气及其他化学物品等。有的通过口鼻进入人体，也有的通过皮肤而吸收。人体一旦受化学毒物的伤害，即可在相关部位，乃至全身出现相应病症，如局部皮肤黏膜烧伤，或红肿、水疱，甚或糜烂。全身性症状可见头痛、头晕、恶心、呕吐、嗜睡、神昏谵语、抽搐、痉挛等。严重者也可导致死亡。

考点：常见外伤的致病特点

二、虫　兽　伤

虫兽伤包括毒蛇咬伤、虫蜇伤、狂犬咬伤等。具体内容如下。

（一）毒蛇咬伤

毒蛇咬伤后，根据其蛇毒种类的不同，其临床表现也不同，可分为风毒、火毒和风火毒三类。

1. 风毒（神经毒） 多见于银环蛇、金环蛇和海蛇咬伤。伤口可见齿痕小，有时仅有局部麻木感。全身症状首先是头晕头痛、眼睑下垂、复视、面部肌肉松弛、张口困难及吞咽困难，同时伴见嗜睡、流涎、恶心、呕吐、听力障碍、二便失禁、发热或寒战、抽搐、昏迷等，甚至呼吸停止。

2. 火毒（血液循环毒） 多见于蝰蛇、尖吻蝮蛇、竹叶青蛇和山烙铁头蛇咬伤。局部肿胀严重，可发生水疱、血疱或组织坏死，伤口可流血不止，伤口日久溃烂发黑，不易愈合；中毒后疼痛剧烈，痛似刀割、火燎、针刺。且伴见多处出血，包括肌衄、血衄、呕血、咯血、便血、尿血等。

3. 风火毒（混合毒） 多见眼镜蛇、眼镜王蛇咬伤。临床表现为风毒和火毒症状兼见。

（二）虫蜇伤

某些虫类可通过毒刺及毒毛或口器刺吮人体而导致发病，常见的虫蜇伤有蜂蜇伤、蜈蚣咬伤、蝎蜇伤及毛虫伤等。这些虫蜇伤，轻者，可导致局部红肿疼痛；重者，可引起高热、寒战等全身中毒症状。

（三）狂犬咬伤

狂犬咬伤可引发狂犬病，狂犬病是由狂犬病毒引起的传染病。被咬伤时初起仅局部疼痛、出血，其潜伏期长短不一,一旦发作，则出现烦躁、惶恐不安、牙关紧闭、抽搐，以及恐水、恐风、恐声等症状，病死率极高。

考点：常见虫兽伤的致病特点

三、寄 生 虫

常见的寄生虫有蛔虫、蛲虫、绦虫、钩虫、血吸虫等。这些寄生虫寄居在人体内，不仅消耗人体的营养物质，而且能损伤脏腑，导致疾病的发生。寄生虫病的发生，主要是有两个方面因素的相互作用：一是由于摄食不洁，或食未熟食物，或恣食生冷食物，或恣食肥甘油腻食物，或接触“粪毒”“疫土”“疫水”等；二是由于脏腑功能失调，尤其脾胃功能减退，造成了寄生虫繁殖与致病的内环境。

（一）蛔虫

蛔虫，又称长虫。蛔虫病是由饮食不洁，虫卵随饮食入口所致。蛔虫病多见脐周腹痛，时作时止，常伴有面色萎黄、夜间磨牙，或大便排出蛔虫，或腹部触及索状虫块等症状。有时蛔虫入胆管，可见脘腹剧痛、吐蛔、四肢厥冷等症，中医称为“蛔厥”。

（二）蛲虫

蛲虫为病，以肛门奇痒、夜间尤甚、睡眠不安为临床特征。在夜间肛门痒时，其肛门周围可见细小色白的小虫蠕动。若病久则可伤及气血，导致脾胃虚弱、形体消瘦等。

（三）绦虫

绦虫又称白虫、寸白虫。绦虫病多为食用生肉或未熟猪肉、牛肉所致。本病临床多见腹部隐痛、腹胀、腹泻、食欲亢进、面黄体瘦等，且粪便中可见白色带状成虫节片。

（四）钩虫

人体因接触被钩虫蚴污染的泥土或水而感染钩虫病，初起见趾间等处灼痛、红肿、奇痒、起疱等。这种皮肤钩虫病，俗称粪毒。成虫寄生于小肠，其致病可严重影响脾胃功能和耗损气血，如可见腹痛、便溏、纳差及嗜食生米、泥土、木炭等。日久则致气血亏损，面色萎黄，神疲乏力，气短懒言，甚或周身水肿而成黄肿病。

（五）血吸虫

血吸虫病是因接触有血吸虫幼虫的疫水所致，中医文献称血吸虫为“水蛊”（血吸虫病）。感染后，初起邪在肺卫，可见发热恶寒、咳嗽、胸痛等症，继则可见腹泻、下痢脓血；日久则因肝失疏泄，脾失健运，气血郁滞，可见脘腹痞满、胁下癥块，甚或臌胀、腹水、面黄肌瘦、神倦乏力等，严重者则可见吐血、便血等，预后较差。

考点：常见寄生虫的致病特点

四、医源因素

医源因素，全称为医源性致病因素，是指因治疗措施失宜或用药不当等因素致使患者病情加重或变生他疾。医源因素包括药邪和医过两个方面。

（一）药邪

所谓药邪，是指药物加工不当，或用药不当，而引起疾病的一类致病因素。药物本身是用于治疗疾病的，但同时也有一定的毒副作用。如药物炮制不当，或医生不熟悉药物的性味、用量、配伍禁忌而使用不当，或患者不遵医嘱而乱服药物，均可引起疾病的发生。药邪致病主要有以下五类。

1. 用药过量 药物用量过大，特别是一些药性峻猛和有毒药物的用量过大，则易产生毒副作用，如生川乌、马钱子、细辛、巴豆等。

2. 炮制不当 某些含有毒性成分的药物，经过适当的炮制加工可减轻毒性，如乌头火炮或蜜制、半夏姜制、马钱子去毛去油等。此类药物若不加工炮制或加工炮制不规范，则易致中毒。

3. 配伍不当 恰当而合理的药物配伍，不仅可以抵消某些药物的毒副作用，且可增强药物疗效。反之，若配伍不当，则易致中毒。故古人在长期临床实践中总结出中药十八反、十九畏，这一宝贵经验至今仍被临床严格遵从。

4. 用法不当 有些药物在使用时有着特殊要求和禁忌。如有的药物应先煎以减低毒性，妇女妊娠期有用药禁忌等。若用法不当，或违反禁忌，均可致中毒或变生他疾。

5. 误用温补 药物都有偏胜，作用于人体后都会影响机体阴阳平衡。用之得当，可以调整阴阳，达到治愈疾病的目的。若盲目服用补药，如人参、鹿茸之类，反而会引起机体阴阳失调，导致疾病的发生。

（二）医过

医过，是指因医生的过失而导致病情加重或变生他疾的行为，主要有以下几类。

1. 诊治失误 医生诊察有失，辨证失准，以致用药失误，或施治时手法操作不当，或不能专心致志，粗心大意，是重要的医源性致病因素。常见的如用药时犯虚虚、实实之诫，或寒热不辨，补泻误投；针刺时不掌握深浅而刺伤重要器官，导致气胸或内脏出血，或针断体内。

2. 处方草率 医生在诊治时，若如《伤寒杂病论·自序》中所描述的那样：“相对斯须，便处汤药；按寸不及尺，握手不及足。”这种对患者漫不经心、马虎草率的态度，会使患者产生不信任或疑惑感，将对治疗和服药效果带来不利影响。医生处方字迹潦草难辨，或故意用别名、僻名，也可导致错发药物，甚至贻误治疗而致患者不测。

3. 言行不当 医生接诊患者时态度和蔼，言语亲切，行为得体，可以增加患者战胜疾病的信心，起到辅助治疗的作用。反之，医生态度生硬，甚或粗暴，或说话不注意场合和分寸，或有意无意地泄露了应该对患者保密的资料，均可影响患者对医生的信任感，造成不良刺激，导致病情加重，甚至产生新的病证或发生意外。

考点：常见医源性致病因素

五、先天因素

先天因素是指人出生前，已经潜伏着的可致病的因素。它包括源于父母的遗传性病因和在胎儿孕育期及分娩时所形成的病因。先天因素一般分为胎弱和胎毒两个方面。

（一）胎弱

胎弱，又名胎怯，是指胎儿禀受父母的精血不足，先天禀赋薄弱，以致日后发育障碍、畸形或不良。其形成的原因有二：一是父母之精本异常，发生遗传性疾病；二是父母身体虚弱或疾病缠身，导致先天禀赋不足。

（二）胎毒

胎毒有广义和狭义之分。狭义胎毒是指某些疾病，在胎儿期由亲代传给子代，如梅毒、乙型肝炎、获得性免疫缺陷综合征等。广义胎毒指妊娠时期，其母感受邪气而患有某些疾病（包括隐性之疾），或误用辛热毒烈之的如雄黄、砒石等，导致遗毒于胎儿，出生后渐见某些疾病或异常。

此外，近亲婚配，或妊娠期遭受重大精神刺激，以及分娩时遇到意外创伤，也可成为先天性致病因素，使胎儿出生后表现出多种异常，如先天性心脏病、唇腭裂、多指（趾）、色盲、癫痫、痴呆等。

考点：常见先天致病因素

第5节　内生“五邪”病因

内生五邪，是指在疾病的发生发展过程中，由于气血津液和脏腑经络等生理功能的异常，而产生的五种内生邪气。由于它们的性质和致病特点均与风、寒、湿、燥、火外邪相类似，因而分别称为“内风”“内寒”“内湿”“内燥”“内火”等，统称为内生五邪。

（一）内风

内风是指体内阳气亢逆变动或筋脉失养而形成的一种病理产物。常因阳盛或阴虚不能制阳，阳升无制，亢逆变动而成，以动摇、眩晕、抽搐等临床表现为特点。内风的产生多责之于肝，故又称为“肝风内动”。根据其具体的病机，主要分为肝阳化风、热极生风、阴虚动风、血虚生风四类。

1. 肝阳化风　多由于情志内伤，过度劳累，耗伤肝肾之阴，以致阴虚阳亢，水不涵木，肝之阳气升而无制，亢而化风。临床上，轻则可见筋惕肉瞤、肢麻震颤、步履不稳、眩晕欲仆，或为口眼㖞斜，或为半身不遂；重则血随气逆而猝然仆倒、不省人事，或为闭厥，或为脱厥。

2. 热极生风　因邪热炽盛，煎灼津液，伤及营血，燔灼肝经，使肝所主司之筋脉失于濡养，筋脉联结肌肉关节主司运动的功能紊乱，形成阳热亢盛化而为风。临床上，出现痉厥、抽搐、鼻煽、目睛上视等风动表现；并伴有高热、神昏、谵语等阳热亢盛内扰心神的症状。

3. 阴虚动风　常因邪热耗伤阴津，或病久暗耗阴液，而导致阴液大亏，甚至枯竭，无以濡养筋脉，筋脉失养，功能紊乱，变生内风。临床上，可见筋惕肉瞤、手足蠕动等风动症状；且兼潮热、五心烦热、消瘦、盗汗、舌嫩红少苔、脉细数无力等阴虚症状。

4. 血虚生风　多由于生血不足，或失血过多，或久病耗伤营血，而致肝血不足，血不荣筋，筋脉失养，虚风内动。临床可见肢体麻木不仁、筋肉跳动，甚则手足拘挛、屈伸不利等风动症状；并见面、唇、爪甲淡白不华、眩晕、视物昏花、舌淡白、脉细弱等血虚症状。

内风与外风之间存在着紧密的联系，即外风可引起内风，内风证患者也易感受外风。

（二）内寒

内寒是指机体阳气虚衰，温煦气化功能减退，虚寒内生。内寒的形成主要与脾肾阳虚不足有关。脾为后天之本，为气血生化之源，脾阳能达于四肢肌肉；肾阳为人身阳气之根本，能温煦全身脏腑组织。故脾肾阳气虚衰，则温煦失职，最易表现虚寒之象，临床表现与外感寒邪相似，也有冷、痛、收引的特点。故临床上常见面色苍白或晦暗、畏寒肢冷、脘腹冷痛，喜温喜按，或筋脉拘挛、肢节痹痛、脉沉迟无力等。同时，阳气虚衰，则气化功能减退或失司，阳不化阴，从而导致阴寒性病理产物积聚或停滞，如水湿、痰饮之类。故临床多见尿频清长、涕唾痰涎稀薄清冷，或大便泄泻，或水肿等表现。

内寒与外寒的区别是：内寒所致虚寒证的临床特点主要是虚而有寒，以虚为主；外寒所致实寒证的临床特点则主要是以寒为主。

（三）内湿

内湿是指由于脾的运化功能，特别是化生和输布津液的功能障碍，从而引起水湿蓄积停滞。其形成多因素体肥胖，痰湿过盛；或因恣食生冷，过食肥甘；或因忧思劳倦，内伤脾胃，致使脾失健运，不能为胃行其津液，津液的输布发生障碍。因此，脾的运化失职是湿浊内生的关键。

内湿与外湿一样，都具有重浊、黏滞、易阻遏气机的致病特点。故其临床表现常可因内湿阻滞部位的不同而各异。例如，内湿留滞经脉，则见头闷重如裹、肢体重着或屈伸不利；壅阻上焦，则胸闷咳痰；阻滞中焦，则脘腹胀满、食欲不振、口腻或甜、舌苔厚腻；流注下焦，则腹胀便溏，或为泄泻、小便不利；泛滥肌肤，则发为水肿。外湿与内湿在病因形成方面虽然有所区别，但单凭临床表现常不易区分，且两者亦常相互影响。例如，湿邪入侵常会影响脾的运化而导致内湿的产生；反之，脾虚运化水液无力而内生湿邪，又每每容易招致外湿的入侵。

（四）内燥

内燥是指机体津液不足，人体各组织器官和孔窍失其濡润而干燥枯涩。内燥常因久病伤阴，耗津损液；或大汗、大吐、大下，或亡血失精导致阴亏液少；或在热性病过程中热邪损伤阴津或湿邪化燥耗津等所致。

临床表现以各脏腑组织干燥失润为特征，尤以肺、胃及大肠为多见。表现为肌肤干燥不泽、起皮脱屑，甚则皲裂，口燥咽干唇焦、舌上无津，甚或光剥龟裂、鼻干目涩、爪甲脆折、大便燥结、小便短赤等；如以肺燥为主，还兼见干咳无痰，甚则咯血；以胃燥为主时，则胃阴枯涸而伴见舌光红无苔；若系肠燥，则以便秘为主要表现。

（五）内火

内火亦称内热，是指由于阳盛有余，或阴虚阳亢，或由于气血郁滞，或由于病邪郁结而产生的病理产物。其形成主要有如下四个方面。

1. 阳盛化火 人身之阳气在正常的情况下，本有温煦推动脏腑组织生理功能正常发挥的作用，称为“少火”。但是在病理情况下，若阳气过亢，功能亢奋，代谢活动与机体反应增强，必然导致物质的消耗增加，这种内生的火（热）则称为“壮火”，壮火的产生又可概括为“气有余便是火”（引自朱丹溪《格致余论》）。

2. 邪郁化火 包括两个方面的原因，一是外感风、寒、暑、湿、燥等外邪，在病理过程中，皆能郁滞从阳而化热化火，又称为“五气化火”，如寒郁化热、湿郁化火等。二是体内之食积、虫积，以及某些病理性代谢产物，如瘀血、痰饮等，均能郁而化火。

3. 五志化火 又称五志过极化火，是指七情内伤，精神情志刺激日久，影响了机体阴阳、气血和脏腑的平衡协调，致使阳气偏盛，或造成气机郁结、气郁日久而从阳化热，因之火热内生。

以上阳盛化火、邪郁化火、五志化火所形成的内热与内火，皆属于实热、实火。临床上，均可见面红目赤、烦热渴饮、尿黄便干、舌红脉数等火热实象。

4. 阴虚生热 因精亏血少，阴液大伤，阴虚不能制约阳气，虚阳偏亢，以致火热内生。其内生之火热，属于虚热、虚火。临床上常有阴虚内热与阴虚火旺之分。一方面，阴虚内热多见全身性的虚热征象，如五心烦热、潮热盗汗、消瘦、失眠多梦、尿少便干、舌红少苔、脉细数无力等症状表现；而阴虚火旺，其临床所见的火热征象，则通常较集中于机体的某一部位，如阴虚而引起的牙痛、咽喉疼痛、目赤、耳鸣、口干唇燥、颧红等。另一方面，从程度上来讲，阴虚火旺与阴虚内热相比，其火热之象更为明显。

六淫与内生五邪的发病途径与临床表现比较见表6-3。

表6-3 六淫与内生五邪的比较表

类型	六淫	内生五邪
概念范畴	为外感病因	为疾病过程中的病理产物
发病途径	从外感受	自体内而生
临床表现	为表证、实证	无表证，可为实证、虚证或虚实夹杂证

链接 内生“五邪”的相互关系

内生“五邪”在疾病的发展过程中常常相互影响、相互转化。如内风与内火常相互兼夹，肝阳化风可兼肝火上炎。内湿与内寒常相互勾连，寒湿内生。内燥与内火可并见，津伤化燥易致火热内生。内生“五邪”反映了人体内部脏腑功能失常所产生的病理变化。

目标检测

一、名词解释

1. 病因　2. 六淫
3. 中暑　4. 疠气
5. 湿性重浊　6. 七情内伤
7. 瘀血　8. 痰饮
9. 内生“五邪”　10. 医过

二、选择题

【A型题】

1. 下列说法不正确的是（　　）
   A. 六淫致病常有明显的季节性
   B. 六淫之邪只从肌表侵犯人体而发病
   C. 六淫邪气既可单独侵袭人体而发病，又可两种以上相兼同时侵犯人体而致病
   D. 六淫邪气致病常与居住地区和环境密切相关
   E. 六淫邪气致病具有转化性的特点
2. 行痹的临床特点，主要体现风邪的何种性质（　　）
   A. 风为百病之长　B. 风性主动，动摇不定
   C. 风为春季的主气　D. 风性善行
   E. 风性数变
3. 下列哪一项是暑邪的性质（　　）
   A. 其性黏腻　B. 其性开泄
   C. 其性凝滞　D. 其性收引
   E. 其性升散
4. 着痹主要由哪种邪气引发（　　）
   A. 湿邪　B. 风邪
   C. 燥邪　D. 火邪
   E. 寒邪
5. 既是病理产物，又是致病因素的邪气是（　　）
   A. 饮食　B. 七情
   C. 瘀血　D. 疫疠
   E. 六淫
6. 下列不属于疠气的是（　　）
   A. 非典　B. 天花
   C. 痄腮　D. 痢疾
   E. 时疫
7. 下列说法不正确的是（　　）
   A. 怒伤肝　B. 喜伤心
   C. 恐伤脾　D. 思伤脾
   E. 悲伤肺
8. 湿邪致病缠绵难愈的主要原因是（　　）
   A. 湿为阴邪，易伤阳气，病难速愈
   B. 湿性黏滞，不易祛除，病难速愈
   C. 湿为阴邪，易阻遏气机，病难速愈
   D. 湿性趋下，易袭阴位，病难速愈
   E. 湿性重浊，留滞于体内，病难速愈
9. 饮在胸胁，咳唾引痛者为（　　）
   A. 痰饮　B. 悬饮
   C. 溢饮　D. 支饮
   E. 以上均非
10. 下列不属于痰饮致病特点的是（　　）
   A. 阻滞气机，阻碍气血
   B. 病证复杂，变化多端
   C. 病势缠绵，病程较长
   D. 易蒙蔽神明

E. 脉多细涩

11. 瘀血疼痛常见为（　　）

A. 刺痛　B. 隐痛
C. 胀痛　D. 阵痛
E. 冷痛

12. 下列不属于结石的致病特点的是（　　）

A. 多发于空腔性脏器
B. 病程较长，症状不定
C. 局部多胀痛、酸痛
D. 结石梗阻时可发生绞痛
E. 易阻滞气机，损伤脉络

【B型题】

（第13～15题备选答案）

A. 风邪　B. 寒邪
C. 暑邪　D. 湿邪
E. 燥邪

13. 最易侵袭口鼻、头面部、肺部的外感邪气是（　　）
14. 具有重浊、黏滞、趋下特性的邪气是（　　）
15. 只有外感，没有内生的邪气是（　　）

（第16～18题备选答案）

A. 火邪　B. 疠气
C. 燥邪　D. 瘀血
E. 七情内伤

16. 具有易扰心神，伤津耗气特性的邪气是（　　）
17. 症状相似，传染性强的病邪是（　　）
18. 属于病理产物性病因的是（　　）

（第19～21题备选答案）

A. 风邪　B. 疠气
C. 痰饮　D. 瘀血
E. 结石

19. 发病急骤，病情危重的病邪是（　　）
20. 症状相似，传染性强的病邪是（　　）
21. 发病与气候因素、社会因素最密切相关的病邪是（　　）

【X型题】

22. 疠气又称为（　　）

A. 疫疠　B. 异气
C. 毒气　D. 疫毒
E. 乖戾之气

23. 痰浊致病可见（　　）

A. 癫狂　B. 失眠
C. 肢体麻木　D. 舌苔腻
E. 梅核气

24. 热极生风可见（　　）

A. 四肢抽搐　B. 肢体麻木
C. 关节肿痛　D. 角弓反张
E. 牙关紧闭

25. 药邪的成因包括（　　）

A. 滥用补药　B. 炮制不当
C. 用药不当　D. 配伍不当
E. 言语不当

26. 医过的形成因素包括（　　）

A. 言行不当　B. 饮食不当
C. 处方草率　D. 操作不当
E. 诊治失误

27. 七情包括（　　）

A. 喜　B. 悲
C. 哭　D. 恐
E. 忧

28. 五劳所伤是指（　　）

A. 久视伤血　B. 久卧伤气
C. 久坐伤肉　D. 久立伤骨
E. 久行伤筋

三、简答题

1. 中医学的病因包括哪些内容？
2. 简述六淫与六气的关系。
3. 简述风邪的性质和致病特点。
4. 简述湿邪的性质和致病特点。
5. 饮食失宜包括哪几个方面？
6. 疠气有哪些致病特点？
7. 简述七情致病的特点。
8. 医过包括哪些主要内容？
9. 简述外感六淫与内生五邪的性质和致病特点区别。
10. 简述常见病理产物种类及其致病特点。

（代　涛　樊东升）

第7章 病机学说

学习目标

1. 知识目标：掌握正邪盛衰、阴阳失调、精气血津液失常的病理变化；熟悉虚实真假、寒热真假、亡阴亡阳证、气血失常等病机和表现；了解津液代谢失常的病机和表现、精气血津液间的关系。

2. 能力目标：能运用中医的观点认识人体的疾病，并且分析人体疾病产生的机制。

3. 素质目标：树立整体观念和辨证论治思想，培养取象比类思维能力，能正确区分中医和西医对疾病认识的不同。

病机，作为疾病发生、发展、变化及转归的内在机制，是“病之机要”。

病机是对疾病本质特点和基本规律的高度提炼，也是分析疾病证候的临床表现、诊断、辨证及预防治疗的内在依据和理论基础。尽管产生疾病的种类繁多，临床表现变化多样，各种疾病及证候的病机也不相同，但总体上不外乎正邪盛衰、阴阳失调、精气血津液失常等病机变化的基本规律。

病机学说，是研究和阐明疾病发生、发展变化和结局的基本规律的学说。中医的病机理论是应用整体、系统、辨证的研究方法，结合发病过程中个体差异、疾病动态发展及病机多样性的特点，而形成的认识疾病病理机制变化规律的理论。中医的病机学说与病因学说密切相关。病因学说研究的是疾病发生的原因和条件，回答的问题是疾病“为何发生”；而病机学说则着重于解释病理变化的内在规律和过程，回答的问题是疾病“怎样发生发展”。《素问·至真要大论》的“病机十九条”奠定了病机学说的基础。

在中西医并进的今天，病机学说的发展在临床指导辨证、遣方和选药方面有着更进一步的意义，研究和学习病机学说，掌握疾病发生和发展变化的机制，对于诊断疾病和防治疾病是十分重要的。

第1节 正邪盛衰

正气与邪气，作为影响疾病的两大基本要素，其相互作用决定了疾病的发生与否。邪气作用于机体，正气感而奋起反抗，形成正邪相争的局面，正邪盛衰变化决定着是否发病，以及疾病的发展及预后。

一、正邪盛衰与发病

正气，乃人体精气血津液等物质的功能活动及其抗病能力的总称，涵盖了精气血津液的充盈与顺畅、脏腑经络的功能正常及卫气的防御固密。正气的作用包括：①调节恢复，从而适应内外环境的变化，维持和恢复阴阳的协调平衡，保持人体的健康水平，或在人体患病或虚弱时进行自我修复；②防病驱邪，当邪气来袭时，防卫邪气入侵，或疾病发生后，祛邪外出。

邪气，则泛指一切致病因素，既包括外感的六淫、疠气，内生的七情、饮食、劳逸等因素所致的病理产物，也包含所有可能损伤人体正气的因素，如虫蛇咬伤、药食损伤等。

正气与邪气的斗争，是疾病发生的根本原因。当人体内的正气变得虚弱，无法有效抵抗病邪的入侵，或是外界的致病因素其侵袭力超越了正气的防御能力时，便可能引发体内各脏腑组织阴阳气血的失衡以及经络生理功能的紊乱，从而导致疾病的发生。在疾病的发展过程中，致病邪气的侵害与人体正气的抗争这一对矛盾始终存在并相互作用。简而言之，疾病的整个过程可以看作是正邪之间不断斗争的过程。

（一）发病的根本原因——正气不足

正气充足则脏腑各司其职，气血和畅，卫外有力，邪难侵犯，疾病无从生起。此即“正气存内，邪不可干”，即正气在防病中起主导作用。正气不足，则脏腑功能减退，气血不足，卫外不固，邪气易乘虚而入。正气运行异常，则脏腑功能紊乱，气血失调，功能失司，也会导致疾病发生，此即“邪之所凑，其气必虚”，即邪气致病的前提是正气的空虚。

（二）发病的重要因素——邪气侵扰

中医关于发病的机制，着重强调正气在疾病发生发展过程中的核心地位，但同样重视邪气对疾病发生的重大影响。邪气不仅是疾病发生的重要诱因，甚至在很多疾病中，它甚至可能起着主导作用。诸如烧伤、枪伤、虫兽咬伤等情况，即便个体正气充盈，也难以避免疾病的发生；再如新型冠状病毒感染、甲型 H1N1 流感等疠气肆虐引发大规模疫情时，密切接触者极易染病，这充分说明了在众多传染病的暴发与流行中，邪气作为关键要素往往起主导作用。

在应对疾病时，既要坚守“正气存内，邪不可干”的原则，同时也要注重防护，远离邪气。

（三）发病的决定因素——正邪相争的胜负

正气与邪气的斗争过程，是一个动态平衡的过程。正气强或所感邪气易于被正气所制，正能胜邪，则邪不能侵扰机体，或邪气入侵后也能被正气驱除外出，并清理代谢产物，实现自我平衡与修复。然而，当正气与邪气势均力敌，或正气稍逊于邪气时，疾病便会发生并发展。

考点： 人体发病与否的决定因素

二、疾病正邪盛衰的变化

在疾病发生演进过程中，正气与邪气进行的持续对抗，并非静止恒定的，而是经历着强弱的起伏与盛衰的转换的。这种正邪力量的动态变化，直接形成了疾病虚实相间的病理状态。

（一）正气充盛——实性病机

当正气充盛并未明显虚弱感受强盛邪气而发病时，便形成了所谓的实证。这是一种以邪气占据主导地位，正气与邪气之间的斗争激烈为特点的病理状态。在实证中，致病邪气活跃且机体正气尚足，能够积极抵抗邪气的侵袭，正邪交锋激烈。临床上，实证通常表现为一系列较为剧烈且有余的病理症状，如高热、烦躁不安、声音洪亮、气息粗重、腹部按之痛剧以及脉象有力等。实证多见于外感六淫邪气或疫疠之邪侵袭的初期至中期，也可因饮食积滞、痰涎壅盛、水饮泛滥、实火旺盛或瘀血阻滞等病理因素所致。一般而言，实证的病程相对较短。

（二）正气偏衰——虚性病机

当正气虚弱时，机体抗病能力下降，形成以正气不足为主要矛盾的病理状态，便是虚证。这种虚证或源自素体亏虚，或是经历剧烈的正邪相争后或疾病发展到后期，导致机体的精、气、血、津液等基本物质亏损，以及脏腑经络的生理功能衰退，从而使得现阶段正气在与致病邪气的斗争中表现低迷，难以产生积极的反抗，进而形成虚证，此即“精气夺则虚”。临床上，虚证表现为一系列虚弱、衰退和不足的症状，如面色苍白或萎黄、精神疲惫、乏力自汗、心慌气短、夜间盗汗、五心烦热、畏寒肢冷、舌质淡、脉象虚弱无力等。虚证多见于疾病的后期阶段，也常见于体质一向虚弱或有多种慢性疾病的患者。通常而言，虚证的病程相对较长。

考点：实证和虚证病机

（三）正虚邪实——虚实夹杂

当正气虚弱失司，邪气强盛，两者同时并见且症状分明，便形成了虚实夹杂的病机，虚实夹杂主要包含虚实错杂、虚实转化和虚实真假。

1. 虚实错杂 在疾病的进展过程中，当病邪与正气持续交锋，既存在病邪亢盛又伴随正气衰退的情况时，便形成了虚实交织的病理状态。若实证未得到及时治疗，病邪长期滞留体内，会逐渐侵蚀并损耗人体的正气；反之，若正气本就虚弱，无力将病邪驱逐出体外，邪气稽留；又或原本就处于虚证状态，却又内生水湿、痰饮、瘀血、结石等病理产物，或是饮食积滞，这些情形都会导致虚实交错的病理状态，并引发相应的症状表现。其有虚中夹实与实中夹虚两种类型。

（1）虚中夹实　指的是一种以正气亏虚为主导，同时又伴有实邪在体内停滞的病理状况。例如，脾阳不振、运化功能失司所导致的水肿病证，便属于这一类别，往往是先出现脾虚症状，或脾虚症状更加明显，而水肿表现不能忽视，是以虚证占据主导地位，实证处于次要位置的脾阳虚夹实之证。

（2）实中夹虚　指的是以邪气亢盛为主要表现，但同时又伴随着正气的亏损与不足的一种病理状态。例如，外感温热病，若热邪极为旺盛，会煎熬并损耗体内的津液，进而造成实热损伤津液并消耗正气的病理变化，这便属于实中夹虚的范畴。其病机特征以实邪为主，而正气虚弱则处于次要地位。

2. 虚实转化 指的是在疾病演进的过程中，实邪长期滞留体内而逐渐耗损正气，或者正气亏虚无力驱邪外出而导致实邪聚集，从而引发的虚实病理状态之间的转换。这一过程主要包括两种病机变化：一是由实转虚；二是因虚致实。

（1）由实转虚　指的是在疾病的进展过程中，原本以邪气亢盛为主要矛盾的实性病理状态，因失治、误治，使得病情迁延，进而转变为以正气亏虚为主导的虚性病变过程。这一病理机制的转变，在临床上表现为实证向虚证的转化。以表寒证或表热证等外感病为例，疾病初期多呈现为实证，然而，若治疗不及时、治疗方法不当、护理不周，或患者年事已高、体质虚弱、抗病能力低下，都可能导致病情缠绵难愈，正气日益损耗，最终演变成咳喘声微、气短乏力、食欲不振、面色苍白等肺脾功能衰退的虚证表现。

（2）因虚致实　指的是原本以正气不足为主要矛盾的虚性病理状态，脏腑功能衰退，导致水湿、痰饮、瘀血等实邪在体内滞留并积聚，进而转变为以邪气亢盛为主导的实性病变过程。这一病机的转变，在临床上表现为虚证向实证的转化，但其实质是虚实夹杂，本虚标实。例如，肾阳虚衰，无法主持水液代谢，从而形成阳虚水停的证候。此时，患者既表现出肾阳虚温化功能减退的虚证症状，如畏寒肢冷、腰膝酸软、遗尿等，又同时出现水液在体内停滞的实证表现。这种水湿泛滥的现象，实则是由肾阳不足、气化功能失常所致，因此被称为因虚致实。

3. 虚实真假 指的是在疾病演进过程中，正气与邪气交锋时所展现出的临床症状与疾病本质并不完全吻合的病理状态，包括真虚假实与真实假虚两种情况，常出现在危重病患者身上。

（1）真虚假实　其本质为正气亏虚，但脏腑功能衰弱，气血亏虚，导致运化无力，邪气聚集停滞产生类似邪实表现的假象，即"至虚有盛候"。以脾气亏虚证为例，其病机本质为虚，因此临床上可见到食欲减退、疲乏无力、气短懒言、舌质胖嫩、颜色淡白等正气不足的症状。若脾虚日久，运化失司，气血痰湿停滞，又可表现出腹胀满、腹痛等看似实证的假象。但仔细辨别可发现，患者的腹胀满有时会自动减轻，并不像实证那样持续不减；腹痛时，按压反而能缓解疼痛，且喜按，与实证的痛而拒按不同。由此可见，其病机的本质为虚，而非实。

（2）真实假虚　其本质为邪气盛实，但实邪在体内深聚，阻塞了经络，导致气血无法顺畅地流通至体表，从而表现出正气虚弱的假象，即"大实有羸状"。以阳明腑实证为例，该证由于热邪结聚于肠胃，可见到大便秘结、腹部胀满硬痛且拒按、潮热、谵语等实热症状。同时，若阳气因实邪阻滞而不得宣发，无法遍布全身，又可表现出面色苍白、神情淡漠、寡言少语、身体疲乏，以及脉象沉细等类似虚证的症状。然而，若仔细观察患者，便可发现患者虽然面色苍白，但舌质却红绛且显苍老；虽然神情淡漠、寡言，但声音却高亢且气息粗重；虽然身体疲乏，但稍微活动反而感到舒适；脉象虽然沉细，但重按之下却有力。由此可见，其病机的本质为实，而非虚。

因此，在临床上不能以静止的、绝对的观点来对待虚和实的病机变化，而应该以运动的、相对的观点来分析虚和实的病机。

三、正邪盛衰与疾病转归

疾病的转归，指的是疾病发展到后期所呈现的变化情况及最终结局。通常而言，若正气强盛，邪气消退，则疾病将朝着好转并最终痊愈的方向发展；反之，若邪气亢盛，正气衰弱，则疾病可能趋于恶化，甚至导致死亡。

在疾病向痊愈或死亡演进的过程中，往往伴随着诸多复杂的变化，包括一些中间过渡状态，如疾病的迁延不愈、后遗症或伤残等。这些病理状态一旦形成，往往使得疾病难以彻底治愈。它们既是疾病进程中正气与邪气此消彼长、盛衰变化的结果，也是疾病转归的重要组成部分。

（一）正胜邪退预后较好

正气胜邪，邪气消退，是疾病趋向好转并最终痊愈的一种常见结果，也是众多疾病转归中最为普遍的一种情况。得益于患者正气充沛，抵抗病邪的能力较强，或者能够及时获得恰当的治疗，从而使得邪气无法进一步肆虐。在此过程中，机体内部的脏腑经络等组织所受的病理性损伤逐渐得到修复，精、气、血、津液等生命物质的耗损也逐渐得到补充，机体阴阳两个方面在新的层面上重新达到相对平衡的状态，于是疾病便得以好转或痊愈。例如，由六淫外邪引发的外感疾病，若患者正气未衰，或治疗得当，则驱邪外出，邪气既去，营卫自和，则疾病痊愈。

（二）邪胜正衰病势向恶

邪气壅盛，正气衰弱，是疾病趋向恶化乃至死亡的一种结局。这种情况多因机体正气亏虚，或邪气过于强烈，导致机体抵御病邪的能力下降，无法有效祛邪，从而使得病情逐渐恶化。当正气衰竭，邪气益盛，气血、脏腑、经络等生理功能严重受损，阴阳分离，机体的生命活动也将终止，导致死亡。例如，在外感热病的发展过程中，出现亡阴、亡阳等严重证候，便是正气无法抵御邪气，邪盛正衰的典型体现。

此外，在正气与邪气的消长盛衰过程中，若双方力量势均力敌，形成邪正相持，或正气虚弱而邪气留恋不去，或邪气虽去但正气尚未恢复等状况，这往往是许多疾病由急性转为慢性，或慢性疾病长期不愈，或遗留下某些后遗症的重要原因之一。

（三）疾病转归的形式

疾病的最终转归，主要可归结为痊愈或死亡两种结果，此外还可能包括疾病的迁延不愈以及遗留后遗症等。

1. 痊愈 指的是疾病期间机体脏腑经络的阴阳气血失衡状态得到消除，生理功能恢复至正常，阴阳气血再次达到和谐平衡的状态。此为健康得以完全恢复的理想结果。

疾病能否痊愈以及痊愈的快慢，不仅取决于患者的基础健康状况和抗病能力，更关键的是能否获得及时、准确、积极的治疗。

2. 死亡 标志着机体生命活动及新陈代谢的终结，是阴阳离决、生理功能永久停止的状态。中医学秉持形神合一的生命观，认为死亡即象征着形体与精神的彻底分离。因此，中医学将亡神视为判断死亡的关键指征。死亡可分为自然死亡、疾病性死亡及意外死亡。

（1）自然死亡指的是人因自然衰老而终。

（2）疾病性死亡则是由于疾病演变过程中，邪气占据上风，导致人体气血枯竭、正气衰败，疾病持续恶化，最终导致不幸结局。此为临床死亡的主要原因。

（3）意外死亡则是由跌打、外伤、中毒、交通事故等意外伤害所导致的死亡。

3. 缠绵 指邪气与正气力量相当，机体陷入正邪相持或正虚邪恋的状态，疾病转变为慢性或反复发作，常出现在后期。

缠绵性疾病病机的核心在于邪气与正气之间形成了一种非激烈对抗的僵持状态。在这种状态下，正气无力完全驱逐邪气，邪气也难以进一步深入发展，导致病变局限并维持一种相对稳定的状态。这种状态下的症状表现通常不甚剧烈，但疾病却持久不愈，成为其临床特点。

因此，在疾病处于缠绵状态时，应积极治疗，努力打破这种病理僵局，以促进疾病的好转，甚至实现痊愈。

4. 后遗 指在病情大致缓解或康复后，遗留下的某些组织器官的缺损或功能障碍。

疾病的后遗与疾病的迁延缠绵有所区别。后遗是在疾病恢复或痊愈的过程中，给身体带来的一种额外损伤，这种损伤虽然与原发疾病有着因果联系，但从病理本质来看，它已不再属于原发疾病本身。因此，疾病的后遗并非原发疾病的自然延续，如小儿麻痹症遗留的肢体瘫痪、中风遗留的半身不遂等。相比之下，疾病的迁延缠绵状态则是疾病本身的持续或慢性发展过程，属于原发疾病的自然延续。

考点：疾病转归的形式

第2节 阴阳失调

阴阳失调是疾病产生最基本的机制。阴阳平衡调和是维持人体健康的关键。阴阳失调则人体内的阴阳无法维持相对平衡，进而出现阴阳偏盛、偏衰、相互损伤、相互转化、相互格拒乃至亡阴亡阳等病理状态。

一、阴阳失调与发病

在健康状态下，人体阴阳保持着一种相对且动态的平衡，即“阴平阳秘，精神乃治”。然而，当人体受到某种致病因素的影响时，脏腑、经络、气血津液等生理功能会发生异常变化，打破整体或局部的阴阳平衡状态，从而引发疾病，并伴随各种临床症状的出现。

链接 中医和西医如何看待“免疫力”

中西医对免疫力的理解各有侧重，中医通过正气理论阐述人体防御、抵抗病邪的能力，认为正气源于气血、阴阳平衡，通过调整脏腑功能、疏通经络及养生保健来调和阴阳、提高免疫力。而西医则侧重于免疫系统功能的研究，认为免疫是机体识别和清除外来入侵抗原及体内突变或衰老细胞的功能，通过药物治疗、健康生活方式及免疫疗法来调节免疫功能、维护免疫系统稳定。中医注重整体平衡，强调扶正祛邪，和解表里阴阳。西医侧重精准调控。但从临床疗效来看，在繁多的现代免疫系统疾病中，纯粹的免疫抑制并非良策，我们学习中医更应该认识到，免疫系统也是存在阴阳不调的，需以药物平衡阴阳，缓解正气“内讧”，使之和解。

二、阴阳盛衰与寒热变化

寒热是判断疾病性质的重要指征，同时也是阴阳偏盛或偏衰的直接体现。正如《景岳全书·传忠录》所云：“寒热者，阴阳之化也。”在疾病的发生与发展进程中，寒热证候的产生及其相互转化，主要受患者体内阴阳消长与盛衰变化的影响。

（一）寒热病机与阴阳盛衰

寒热证候的产生，主要基于阴阳的对立制约，是阴阳之间产生绝对差异的直接后果。其核心病机可以归纳为阳偏盛、阴偏盛、阳偏衰、阴偏衰四个方面。

1. 阳偏盛 阳盛则热，指的是机体属于阳的物质过多，功能亢进，代谢加速，机体反应增强的阳热过盛的病理状态。其病理特征多体现为阳气亢盛而阴气未衰或阴虚不甚的实热证候。

阳偏盛的主要原因包括感受温热之邪，或阴寒之邪转化为热，或情志内伤导致五志过极化火，以及因气滞、血瘀、痰饮、食积等郁结而化热。阳具有热、动、燥的特性，因此阳盛往往引发实热病变，如高热、烦躁、面红、目赤、舌质红、脉数等。

2. 阴偏盛 阴盛则寒，指的是机体属于阴的物质过多，功能受限、衰退或不足，以及病理性代谢产物堆积的病理状态。其病理特征多表现为阴气亢盛而阳气未衰，或阳气虚损不甚的实寒证候。

阴偏盛的原因多源于感受寒湿之邪，或过度食用生冷食物，导致寒滞中阻，抑制了阳气的温煦功能，从而使得阳气无法制约阴气，阴寒之气在体内盛行。阴具有寒、静、湿的特性，因此阴盛往往引发实寒病变，如畏寒、肢冷、喜暖、口淡等。

3. 阳偏衰 阳虚则生寒，指阳气虚损，导致机体属于阳的物质不足，功能减弱或衰退，代谢活动减缓，机体反应性降低，阳热不足的病理状态。其病理特征主要表现为阳气不足，无法制约阴气，使得阴气相对亢盛，形成虚寒证候。阳气亏虚的主要原因包括先天体质不足，后天饮食营养失调，过度劳累内伤，或长期疾病导致阳气损伤。

阳气亏虚，尤其是脾肾阳虚在临床上较为常见。由于肾阳被视为诸阳之本，因此肾阳虚衰在阳虚的病理机制中占有举足轻重的地位。阳气亏虚导致温煦功能减弱，经络、脏腑等组织器官的功能活动也随之减退，血和津液的运行变得迟缓，水液无法正常代谢而积聚，进而形成阴寒内盛的病理状态。临床上，患者不仅会出现面色苍白、畏寒肢冷、舌质淡、脉象迟缓等寒象，还常伴随喜静蜷卧、精神不振、气息微弱、言语无力、小便清长、大便稀溏、腹痛喜按等虚象。

虽然均以寒象为主要表现，但阳虚致寒与阴盛致寒在病理机制和临床表现上存在差异。前者是因阳气亏虚而导致寒象，虚象较为明显；后者则是以寒象为主，虚象相对不显著。此外，阳虚致寒的发病过程较为缓慢，且通常没有明显的受寒诱因；而阴盛致寒的发病则较为急骤，且往往有明显的受寒原因。

4. 阴偏衰 阴虚则生热，指由于精、血、津液等属于阴的物质损耗，导致机体内的阴无法制约阳，阳性的物质相对较多，功能呈现一种虚性活跃的病态状况。其核心病理特征在于阴液的匮乏，导致滋养与宁静功能下降，并伴随阳的物质相对亢进所产生的虚热症状。常由外界阳热病邪侵袭损伤阴液，或因情绪过度激动化火消耗阴液，或长期患病导致阴液逐渐耗竭所致。

阴虚症状可影响全身各脏腑，但最为常见的证候是肝肾阴虚。其他脏腑的阴虚状况若持久不愈，最终往往会影响到肝与肾。其中，肾阴作为“元阴”，一身阴之根本，肾阴不足会直接导致体内的阴无法有效制约阳气，进而引发阴虚内热、阴虚火旺及阴虚阳亢等一系列症状。临床上，患者常表现出五心烦热、潮热盗汗、体形消瘦、咽干口燥、舌红而苔少、脉细，有时还伴有眩晕、耳鸣、男子梦遗、女子梦交等症状。

阴虚所致之热与阳盛产生之热，在病机本质上存在差异，其临床表现亦各具特色：阴虚之热乃虚热，以热不显、汗不甚、红不全、脉细为主要特征；而阳盛之热则主要表现为实热，以大热、大汗、面红目赤、脉洪大为特点。

总的来说，阴阳的盛衰变化不仅影响着寒热证候的形成，也是虚实证候产生的重要因素。阴阳偏盛所产生的实证，通常表现为实热或实寒的证候；而阴阳偏衰所导致的虚证，则主要表现为虚热或虚寒的证候。由此可见，阴阳的消长盛衰在证候寒热性质的形成中起着决定性的作用。

考点：实热、实寒、虚热、虚寒证病机

（二）寒热变化与阴阳变化

在病程演进的过程中，疾病的寒热性质并非静止不变的，而是随着患者体内阴阳的消长与转化产生动态变化。这些变化主要体现在几个方面：一是由于阴阳盛衰在不同病位的表现差异，导致寒热症状交织错杂；二是阴阳之间可能发生的相互转化，使得疾病表现由寒转热或由热转寒；三是阴阳格拒现象，即体内阴阳物质严重失衡，出现表面寒热症状与实际病机不符的真假寒热情况。

1. 寒热错杂 指在疾病进展过程中，由于机体本身各脏腑、经络阴阳有盛有虚，罹患疾病后，体内阴阳随之消长变化，导致阴阳强盛与衰弱并存的情况，进而在临床上呈现出寒证与热证同时出现。

根据病位的不同，寒热错杂常见以下四种类型。

（1）上寒下热证 指的是人体上部表现为阴盛或阳虚，而同时下部出现阴虚或阳盛的病理状况。例如，患者可能胃脘虚寒，伴有胃脘疼痛、喜温喜按、呕吐清涎等症状，而同时兼见膀胱湿热，表现为小便短赤、尿频、尿急、尿痛等。

（2）上热下寒证 指的是人体上部呈现阳盛或阴虚，而同时下部却表现为阳虚或阴盛的病理状态。如患者出现胸中烦热，有咽痛、口苦等上焦热象，但同时有腹痛隐隐、喜温喜按、大便稀溏、完谷不化等属于脾肾阳虚的下焦寒象。

（3）表寒里热证 指患者体内本有阳盛或阴虚，又外感寒邪所导致的病理状态。这是临床常见的一种证型，例如，外感风寒，患者恶寒、鼻塞、流涕、头项强痛，由于素体内热，风寒束表后，里热无法透达，郁而化火，兼见心烦、黄痰、痰涕中带血丝等。

（4）表热里寒证 指患者本身体质阳虚或阴盛，又外感热邪所引起的病理状况。如患者原本脾肾阳虚，后又感染风热之邪，既表现出面色苍白、畏寒肢冷、水肿尿少、大便稀溏等内寒症状，又可见发热、恶风、头胀痛、咽喉肿痛等外感热邪的征象。

2. 寒热转化 指在疾病的发展进程中，阴阳消长盛衰达到某一临界点后，各自向对立的方向发生转换，进而使得疾病的寒热属性发生逆转的现象。这一过程涵盖了由阳转阴和由阴转阳两种情况。

（1）由阳转阴 指原本疾病性质属于阳热，在特定条件下，转变为阴寒的病理演变。例如，在某些急性温热病中，病初可能表现为壮热、面红等热象，但若热毒过盛，大量耗散体内元阳，导致阳气急剧衰弱，患者可能突然出现面色苍白、四肢厥冷等亡阳的寒象危症。

（2）由阴转阳 指原本疾病性质属于阴寒，在特定条件下，转化为阳热的病理变化。以寒饮停肺为例，初时患者可能表现为咳嗽、痰清稀、舌苔白滑等寒象，但若治疗不当或延误治疗，寒饮内郁，阳气遏阻，热与饮结，可转化为阳证，患者随后可能出现发热、咳黄痰、胸痛、舌苔黄腻、脉数等痰热闭肺的热象症状。

3. 寒热真假 指在疾病进展过程中，尤其是病情危重的阶段，因阴阳相互格拒而导致寒热表现与实质不符的病理现象。寒热真假主要分为阴盛格阳的真寒假热证和阳盛格阴的真热假寒证。阴阳格拒通常由于阴阳某一方过度强盛，或另一方极度虚弱，导致阴阳力量悬殊，强盛的一方将虚弱的一方排斥在外，使得阴阳之间失去正常联系。

（1）真寒假热证 指由于阳气极度衰弱，阴寒之气在体内占据主导，迫使虚阳外越至体表，形成阴阳相互格拒、无法协调顺接的状态，从而表现出内部真寒而外部假热的“阴盛格阳”证。这种情况多见于素体阳虚或久病导致阳气严重损耗的患者，在疾病终末期，患者本应表现出面色苍白、四肢冰冷、精神不振、畏寒蜷缩等寒象，但可能同时出现颧红如妆、发热口渴等看似“热”的表象。仔细观察会发现，患者的面红仅限于局部，缺乏光泽，不同于实热证时的满面通红；身体热却欲盖衣被；口渴但喜饮热水，且饮量不多，这些均表明所谓的热象并非真实。

（2）真热假寒证 指邪热极为旺盛，深藏体内，使得阳气被遏制，深伏于内，闭郁而无法外达

至四肢，反将阴气格拒于外，形成内部真热而外部假寒的“阳盛格阴”证。例如，在外感热病中，火热炽盛时，患者本应表现出高热、面红、气促、烦躁、舌红苔黄等热象，但可能同时出现四肢不温、恶寒、脉象沉等看似“寒”的表象。通过仔细辨证，可以发现患者虽然手足厥冷、四肢不温，但心烦明显，气息粗热；虽然恶寒，但不愿覆衣被；脉象虽沉，但按之有力。这些均表明所谓的寒象并非真实。

考点：真热假寒证、真寒假热证病机

三、阴阳盛衰与疾病转归

阴阳的盛衰消长不仅是疾病产生、发展及变化的内在基础，也是决定疾病好转、恶化、痊愈或死亡的核心机制。

（一）阴阳调和则病趋康复

当阴阳之间重新达到相对平衡与协调时，便能推动疾病向好转及痊愈方向发展。若患者体质强健，或发病后能得到及时且恰当的治疗与调养，阴邪与阳邪将逐渐减弱，机体的正气得以逐渐恢复，达到“阴平阳秘”的健康状态，实现疾病的痊愈。

链接　阴阳两虚与阴阳平衡

阴阳两虚无疑会导致机体功能衰减，临床上除了病理的阴阳两虚之外，还有生理性的，如年老体衰。老年人肾精逐渐消耗，最终会导致体内阴阳化生不足，出现阴阳两虚，这是普遍存在的，如听力逐年下降、视力逐渐昏花、反应逐渐缓慢等，但并不一定老年人身体就不好，很多老年人依旧身体健硕，这是因为其虽然体内阴阳不足，但保持相对的平衡，故并未发病。生活中我们常说，老年人不病则已，一病就如山倒，正是因为阴阳平衡一旦打破，本身阴阳的亏虚便会暴露出来，所以病情也会较重。

（二）阴阳亡失则病情加剧

阴阳亡失指的是机体内阴液或阳气急剧且大量流失，进而引发危证的病理状况，具体可分为亡阴与亡阳两种类型（亡阴和亡阳的关系见表7-1）。

表7-1　亡阴证和亡阳证的关系表

证型	产生原因	症状表现	相互关系
亡阴证	1. 邪热炽盛，大量煎灼阴液 2. 长期慢性消耗性疾病，大量耗损阴液	面颊潮红、恶热、大量出汗且汗热黏手、烦躁不安、口渴欲饮、呼吸急促、身体消瘦、皮肤干枯、脉细数且无力	阴亡则阳气无所依附而浮越，可能迅速导致亡阳
亡阳证	1. 邪气太盛，正不敌邪 2. 劳累过度，耗气过多 3. 过度使用发汗、催吐、攻下等治法，阴液大伤，阳随阴脱 4. 大量失血，气随血脱 5. 慢性疾病，阳气在长期消耗的基础上无所依存突然外散	面色苍白、四肢冰冷、肌肤不温、冷汗淋漓、精神萎靡、畏寒蜷缩、呼吸微弱、脉微细欲绝	阳亡则阴无以化生而耗竭，亡阳为急危重证，可单独出现，可与亡阴并见

考点：亡阴证、亡阳证病机

第3节　精气血津液失常

在疾病的发展进程中，精、气、血、津液若出现损耗、化生不足、运行障碍或功能紊乱，便会导致其功能异常，从而引发疾病。

精、气、血、津液失常的原因复杂多样，大致可分为先天与后天两类。先天因素主要源于个体先天禀赋不足，肾精亏虚，可间接影响气血生成；而后天因素则可能包括外感六淫邪气、内伤七情过度、饮食失调、劳逸不当等，这些因素都会直接影响精、气、血、津液的生成与运行。

一、精的失常

五脏藏精气，满而不能实，精的失常，通常指的是精不足的病理状态。

精，是构成人体并维系人体生命活动的基本物质。“夫精者，身之本也”和“人生系命于精”都充分说明了精的重要性。水谷精微，源自饮食，经由脾胃运化而生成，并输布至全身，发挥着滋养各组织器官的重要作用。然而，由于多种病因的侵扰，精的生成可能受到阻碍，导致其功能下降，进而引发各种疾病。

若脾胃的消化吸收功能不佳，或饮食摄入量少且质量差，或饮食偏好不当，均可导致水谷之精的生成不足。这种不足会表现为面黄肌瘦、头晕目眩、疲倦乏力等，并进一步影响五脏六腑之精的充盈。五脏六腑之阴精不足的临床表现复杂多样，随病变所在的脏腑不同而有所差异，但主要是功能减退、五脏所藏之神受扰和阳失制约的表现。例如，心阴不足时，无法养心安神，可出现心悸、健忘、失眠、多梦等症状。

肾中所藏之精，是一身精之根本，既禀受于父母，又依赖于后天水谷之精的充养。在生理上，肾精不仅具有激发和推动各脏腑生理功能的作用，还参与生长发育、生殖以及化髓生血等过程。肾精不足的原因多种多样，包括先天禀赋不足、后天失养、久病耗损、年老体衰以及其他脏腑病变导致的精气不足，这些都会累及肾脏，引发肾精不足的病理变化。肾精不足时，主要表现为生长发育迟缓、早衰和生殖功能低下。若肾精无法生髓，髓海空虚，脑失所养，则会出现智力减退、动作迟钝、健忘等症状；若无法化血，则可能导致血虚。此外，肾气不足时，精关不固，可出现遗精、滑精；二便失于固摄，则可能出现大便失禁、遗尿；冲任不固时，可见带下、滑胎；而肾精不足导致的肾不纳气，则可能出现喘证。

考点：精失常的常见症状

二、气的失常

气的失常，往往是指由于生化乏源、过度耗散、气道受阻或情志因素导致气的不足、功能衰退以及运动异常等病理状况。气的失常通常被认为是众多疾病发生的先兆，“百病生于气也”。一旦气的功能或运行失常，内则无法维持脏腑的正常功能，外则无法抵御外邪的侵袭，从而引发各种疾病。气的失调主要体现为气不足和气机紊乱两个方面，具体表现为气虚、气陷、气脱、气滞、气逆、气闭等症状。

（一）气虚

气虚指的是气不足，导致脏腑功能减弱，机体抗病能力下降的病理状态。气虚的形成原因多样，包括先天禀赋不足、后天失养、肺脾肾功能失调，以及过度劳累、久病消耗、年老体弱等。气虚常见于慢性疾病患者、老年人、营养不良者、疾病恢复期患者以及体质虚弱者。其临床表现包括气短懒言、疲乏无力、头晕目眩、自汗、脉象细弱无力等。各脏腑的气虚症状与其生理功能密切相关。

肺主一身之气，脾为后天之本、气血生化之源。人体元气虽源于肾精，但需依赖后天肺、脾之气的滋养。因此，脾肺气虚会直接影响元气的生成。气虚证多指脾气虚、肺气虚或脾肺气虚。

值得注意的是，气虚与阳虚虽都表现为脏腑组织功能活动的衰退和抗病能力的减弱，但两者存在区别。气虚仅指功能减退，而气虚日久可累及阳气，发展为阳虚，气虚表现为虚而无明显的寒象，而阳虚则表现为虚且伴有寒象。

（二）气陷

气陷是一种在气虚基础上发展而来的病理状态，主要表现为气的上升动力不足和升举功能减弱。气陷通常由体质虚弱、长期疾病消耗或过度思虑劳倦等因素引起。它主要影响脾的功能，常被称为“中气下陷”。脾能升清，一方面将水谷精微上输至头目，另一方面则维持内脏器官位置的相对稳定。因此，当脾气虚导致升举无力时，不仅会出现清气无法上养头目，引发头晕、眼花、耳鸣等症状；还可能导致内脏器官维系乏力，出现如胃下垂、子宫脱垂、脱肛等情况，并伴有脘腹或腰腹部的胀满重坠感以及便意频频等症状。此外，由于气陷是在气虚的基础上发展而来，因此还会伴有疲乏无力、气短声低、面色无华、脉弱无力等气虚表现。

（三）气脱

气脱指气失固守，大量向外逸脱，导致全身性严重气虚不足，进而出现功能突然衰竭的病理状态。气脱通常由于正气不敌邪气、正气骤伤或长期持续耗损而衰弱，以致气失内守而外脱；也可能因大出血、大汗出、频繁吐泻等导致气随血脱或气随津脱所致。由于气的大量外散脱失，脏腑功能会突然衰竭，临床上可出现面色苍白、冷汗淋漓、手撒肢冷、脉微欲绝等亡阳证。

气脱可分为虚脱和暴脱两种类型。精气逐渐消耗，导致脏腑功能极度衰竭者为虚脱；精气骤然消耗殆尽，导致阴竭阳亡者为暴脱。

（四）气滞

气滞是指气机郁滞、流通不畅的病理状态。其形成主要是由于情志内郁、痰饮、水湿、食积、瘀血、结石等阻滞因素，影响气机的正常运行，导致局部或全身的气机郁滞不畅，进而引发某些脏腑经络功能障碍或血液、津液循行不畅。气滞若发生于机体某一局部，可出现胀满、疼痛等症状。若气滞导致血行滞涩，则可形成瘀血；若气滞引发水湿停滞，则可形成痰饮。气滞还可使某些脏腑功能失调或障碍，形成脏腑气滞，其中以肺气壅滞、肝气郁滞和脾胃气滞最为常见。肺气壅滞可表现为胸部胀闷疼痛、咳喘；肝气郁滞则表现为胸胁或少腹胀痛；脾胃气滞则表现为脘腹胀痛、时作时止、得气则舒等症状。

（五）气逆

此病理状态指的是气机升降失常，本应下降却不降，甚至反升，或升之过度，导致脏腑之气上逆。其成因多样，包括情志内伤、饮食寒温失宜、痰浊内阻及外邪侵袭等。气逆常影响肺、胃和肝等脏腑。肺以清肃下降为常态，若肺气上逆，则失其肃降之性，表现为咳逆上气；胃气本应下降，若胃气上逆，则胃失和降，出现恶心、呕吐、嗳气、呃逆等症状；肝主疏泄，若肝气上逆，则升发太过，导致头胀痛、面红目赤且易怒。由于肝为刚脏，具有主动、主升的特性，且肝为藏血之脏，因此肝气上逆严重时，甚至可导致血随气逆，出现咯血、呕血、吐血，或壅遏清窍而致昏厥。

通常，气逆于上以实证为主，但也存在因虚而气上逆的情况。例如，肺虚而失肃降，或肾不纳气，均可导致肺气上逆；胃虚失降则可导致胃气上逆等，这些均属于因虚而气逆的病理变化。

（六）气闭

此病理状态指的是气的出入受阻，气不能外达，闭郁结聚于内，从而导致突然闭厥。气闭多由情志刺激导致气郁至极，或痰浊、外邪、秽浊之气阻闭气机所致。如外感热病中的热盛内厥、突然遭受巨大精神创伤所致的气厥、秽浊之气侵袭所致的闭厥等，均属于气闭的范畴。在临床上，气机闭郁，壅塞于心胸，闭塞清窍，可表现为突然晕厥、不省人事；阳气内郁，不能外达，则可见四肢逆冷、四肢拘挛、双拳握固、牙关紧闭；肺气闭郁，气道阻滞，则出现呼吸困难、气急鼻煽、面唇青紫；气闭于内，腑气不通，可引起口臭、二便不通等症状。

三、血的失常

血液的失常主要体现在血液生成不足、过度消耗、濡养功能下降以及运行异常等方面，具体包括血虚、血瘀、血热、血寒和出血等病理状态。

（一）血虚

血虚指的是血液亏少，濡养功能减弱的病理状况。其成因主要有四：一是大量失血，如吐血、月经量过多、外伤出血等，导致体内血液大量流失，且新血生成不及补充；二是血液生成不足，多因脾胃虚弱，生化之源匮乏，或肾精亏损，心、肝、肺的气化功能减弱，影响血液生成；三是长期疾病消耗或过度劳神，暗中消耗营血；四是瘀血阻滞，新血无法生成，从而导致血虚。血虚的临床表现主要包括眩晕、面色无华，以及唇、舌、爪甲颜色淡白等。

（二）血瘀

血瘀是指血液运行迟缓或不畅的病理状态。血瘀与气滞、气虚、血寒、血热或因痰浊阻滞、经脉损伤等病理状态相互影响，常形成恶性循环。血瘀除有寒热之分外，还常伴随气虚、气滞、血虚等病理改变（参见第6章“病因学说”）。

（三）血热

血热是指血分有热，血液运行加速的病理状况。其成因包括外感热邪侵袭，外感寒邪入里化热伤及血分，以及情志郁结化火，火热内生伤及血分等。血得温则行，因此在血热状态下，血液运行加速，甚至可能灼伤脉络，导致出血；同时，邪热既伤神又煎熬阴血和津液。血热的病理变化以热象、耗血、动血、扰神及伤阴为特征。

（四）血寒

血寒是指血分有寒，血液运行迟缓或凝滞不通的病理状态。其成因多为寒邪侵袭或阳虚内寒。血寒以肢体手足麻木冷痛、心腹冷痛、得温则减、女性月经不调、痛经等为主要表现。

（五）出血

出血是指血液溢出脉外的病理现象。其成因多样，包括热邪迫血妄行、阴虚火旺灼伤脉络、瘀血阻滞、气失固摄等。出血的病理表现因出血部位和原因而异。此外，大量出血会导致血虚气弱，甚至气血两虚，使脏腑组织功能减退。若突然大量出血，还可能导致气随血脱，甚至阴阳离决的严重后果。

考点：血失常的常见分类和临床表现

四、津液代谢失常

津液的正常循环与代谢，是确保体内津液生成、分布和排出之间保持动态平衡的基础。一旦津液代谢出现紊乱，就会导致津液分布不均，生成与排出失衡。具体表现为津液生成不足，或过度消耗与排出，进而引发体内津液匮乏；抑或是分布失常，排出受阻，造成津液流动缓慢，形成水液积聚、停滞乃至泛滥等病理现象。

津液的代谢过程涉及多个脏腑。津液的生成依赖于脾胃的运化功能；而其分布与排出，则离不开脾胃的散布精微、肺的宣发与肃降、肝的疏泄功能、肾与膀胱的蒸腾气化作用，以及三焦的通行水液功能。这些脏腑的生理功能相互协作，共同构成了津液代谢的调控体系，确保津液在生成、分布和排出之间保持和谐与平衡。

气的升降出入运动正常进行，是津液升降出入保持平衡的前提；气的气化功能强盛，才能确保津液正常生成、分布和排出。因此，气的运动与气化功能在全身津液代谢中起着至关重要的调节作用。一旦气的升降出入运动失衡，气化功能出现障碍，或者肺、脾、肾等相关脏腑及其生理功能中的任何一个环节出现问题，都可能导致津液代谢失常，进而引发体内津液不足或津液滞留，最终产生水湿或痰饮等病理产物。

（一）津液亏虚

津液亏虚，指的是津液在量上的减少，导致脏腑、皮毛、孔窍等组织器官失去滋润与濡养，进而产生一系列干燥失润的病理现象。多因燥热之邪侵袭、五志化火，或发热、多汗、吐泻、多尿、失血，以及过度使用辛燥药物等，导致津液大量耗损所致。

津与液在形态、分布及生理功能上各有特色，因此津液亏虚的病机与临床表现也存在差异。津质地清稀，流动性强，易耗散也易补充。如在炎热夏季多汗，或高热时口渴多饮；干燥季节出现的口、鼻、皮肤干燥；以及大吐、大泻、多尿后出现的眼窝凹陷、手指螺纹皱瘪，甚至抽筋等症状，均属于津伤为主的临床表现。而液则质地稠厚，流动性差，一旦亏损不易迅速恢复。如热病后期或久病伤阴，可见舌光红无苔或少苔，唇舌干燥而不欲饮，形体消瘦，肌肉脱失，肌肤毛发干枯，手足颤动等，这些均属于阴液枯竭的临床表现。

值得注意的是，尽管伤津与脱液在病机和临床表现上有所不同，但津与液本为同源，生理上相互依存，病理上也相互影响。一般而言，伤津不一定同时伤阴脱液；但脱液的同时必然伴有伤津。因此，伤津是伤阴脱液的初期表现，而脱液则是津液严重枯竭的状态。

（二）津液输布与排泄失常

津液的输布与排泄是津液代谢的关键环节。这两个环节的功能障碍，虽表现各异，但都会导致津液在体内异常滞留，进而产生水湿、痰饮等病理产物。

津液输布障碍，指的是津液无法正常分布，导致其在体内循环迟缓，或在某一局部滞留，进而造成津液不化，水湿内生，痰饮形成。此障碍的成因多样，主要涉及肺的宣发肃降、脾的运化散精、肝的疏泄条达以及三焦水道的通利情况。例如，肺失宣发肃降则痰壅于肺；脾失健运则水湿不化，易生湿酿痰；肝失疏泄则气机不畅，津液停滞成痰成水；三焦水道不利则直接影响津液的循环与排泄。其中，脾的运化功能障碍是津液输布障碍的主要原因，经云："诸湿肿满，皆属于脾"。

津液排泄障碍，主要指的是津液转化为汗液和尿液的功能减弱，导致水液滞留体内，溢于肌肤而形成水肿。津液化为汗液主要依赖肺的宣发功能；而化为尿液则主要依赖肾的蒸腾气化功能。肺肾功能减弱均可导致水液滞留，引发水肿，但肾的蒸腾气化失常在其中起着更为关键的作用。因为即使肺失宣发、腠理闭塞、汗液排泄受阻，津液代谢后的废液仍可通过尿液排出体外。然而，如果肾的蒸腾气化功能减退，尿液生成与排泄障碍，则必然会导致水湿泛滥成水肿。

津液输布障碍与排泄障碍虽有所区别，但常相互影响、互为因果，最终导致内生水湿、酿痰成饮，引发疾病。

考点：津液代谢失常的临床表现

五、气血津液关系失常

气、血、津液之间存在着相互资生、相互依存和相互为用的关系，因此其中任何一方功能失常，都可能对其他两者产生影响，导致三者关系失调，临床常见以下几种病理变化。

（一）气与血的关系失常

1. 气滞血瘀 指气滞和血瘀同时存在的病理状态。气的运行阻滞可以导致血行障碍，而血液瘀滞又必将进一步加重气滞。所以说，气滞则血瘀，血瘀则气亦滞。两者可同时形成，亦可因气滞病变进一步发展所导致。临床上以固定部位刺痛、胀痛为主要表现。

2. 气血两虚 指气虚与血虚同时存在的病理状态。多因久病消耗，渐致气血两伤，或先有失血，气随血脱，或先因气虚，血液生化无源而日渐衰少等所致。故气血两虚常见面色淡白无华、少气懒言、疲乏无力、自汗、形体消瘦等。

3. 气虚血瘀 指因气虚无力推动血行，而致血行不畅，甚至瘀阻不行的病理状态。如心气不足，行血无力而致血行瘀滞，常见表现有神疲乏力、惊悸怔忡、心胸疼痛、面色紫暗、口唇青紫等。气虚、血瘀常与气滞并存，三者常相互影响。

4. 气不摄血 指因气虚不能固摄血液，血不循经，溢出脉外，导致各种出血的病理状态，是出血的病机之一。气不摄血而出血，往往因出血而气亦随之耗伤，气愈虚而血亦虚，病情进一步发展可形成气血两虚。

5. 气随血脱 指在大量出血的同时，气也随着血液的流失而耗脱的病理状态。气随血脱是以大量出血为前提的，如外伤出血、妇女崩漏、产后大失血等，是临床常见的危象。

6. 血随气逆 指气机上逆的同时，血亦随之冲逆于上的病理状态。血随气逆以气机上逆为前提，而且大都是气逆较甚者。由于肝为藏血之脏，肝气主升、主动而为刚脏，若肝阳亢盛，气机上逆，则易导致血随气逆而涌盛于上，出现吐血、昏厥等。因此血随气逆的病变，以肝病最为多见。

（二）气与津液的关系失常

1. 津停气阻 指水液停蓄与气机阻滞同时存在的病理状态。主要是由于津液代谢障碍，水湿、痰饮内停，导致气机运行阻滞；或因气的升降出入失调，气机不行，影响津液代谢；或水停而加重气机阻滞所形成的病理变化。其表现因其阻滞部位不同而异，如痰饮阻肺，则肺气壅滞，宣降不利，可见胸满咳嗽、痰多、喘促不能平卧等；水湿停留中焦，则阻遏脾胃气机，导致清气不升，浊气不降，可见脘腹胀满、嗳气食少等；水饮泛溢四肢，则可阻滞经脉气机，而见肢体沉重、胀痛不适等。

2. 气随津脱 指因津液暴脱，气无所附，随津液外泄而耗伤，乃至亡失的病理状态。多由高热伤津，或大汗，或严重吐泻、多尿等，耗伤津液，气随津脱所致。由于津能载气，故吐下等导致津液大量耗伤的同时，必然损及气机，轻者表现为津气两虚，重者则见津气两脱危候。

（三）血与津液的关系失常

以津血两伤为主，指津液和血同时出现亏损不足的病理状态。由于津血同源，津液是血液的重要组成部分，所以津伤可致血亏，失血可致津少。若大量出血，更可导致津液严重脱失。经云：“夺血者无汗，夺汗者无血。”

考点：气与津、血的关系失常的临床表现

目标检测

一、名词解释

1. 病机　2. 大实有羸状
3. 亡阴证　4. 寒热错杂
5. 阴盛格阳　6. 气陷
7. 至虚有盛候　8. 亡阳证
9. 气随血脱　10. 血随气逆

二、选择题

【A型题】

1. “病机十九条”最早见于（　　）
A.《黄帝内经》　B.《难经》
C.《伤寒论》　D.《金匮要略》
E.《类经》

2. 以正虚为主，又兼夹实邪属于（　　）
A. 实中夹虚　B. 虚中夹实
C. 由实转虚　D. 因虚致实
E. 上热下寒

3. 气机郁滞不畅称为（　　）
A. 气闭　B. 气阻
C. 气滞　D. 气陷
E. 气下

4. 患者持续高热，突然出现面色苍白，四肢厥冷，脉微欲绝，其病机应是（　　）
A. 重阳必阴　B. 寒极生热
C. 阳胜则热，从阴化寒　D. 阳损及阴
E. 阳长阴消

5. 患者先有阴虚内热病证，而后又出现畏寒肢冷，大便溏泄，其病机应是（　　）
A. 阴损及阳　B. 阳损及阴
C. 阴盛格阳　D. 阳盛格阴
E. 阴阳亡失

6. 气陷的病理表现，下列哪项是不确切的（　　）
A. 内脏下垂　　B. 腰腹胀满重坠
C. 里急后重　　D. 子宫脱垂
E. 久利脱肛
7. 表里的病势出入，实际上取决于（　　）
A. 正气盛衰　　B. 气血功能是否协调
C. 脏腑功能是否旺盛　　D. 邪正消长盛衰
E. 以上皆非
8. 内湿与哪脏关系最为密切（　　）
A. 心　　B. 肝
C. 脾　　D. 肾
E. 肺
9. 内燥的病理特点为（　　）
A. 干　　B. 热
C. 冷　　D. 瘦
E. 凉
10. “至虚有盛候”是指（　　）
A. 虚中夹实　　B. 实中夹虚
C. 真虚假实　　D. 真实假虚
E. 虚实并见

【B型题】

（第11、12题备选答案）
A. 血虚　　B. 血瘀
C. 血热　　D. 血寒
E. 出血
11. 血液生化不足易引起（　　）
12. 血行迟缓易引起（　　）
（第13～15题备选答案）
A. 气陷　　B. 血热
C. 出血　　D. 气脱
E. 血瘀
13. 气滞会引起（　　）
14. 大出血会引起（　　）
15. 气不摄血会引起（　　）
（第16、17题备选答案）
A. 邪正盛衰变化　　B. 身体素质
C. 生活状况　　D. 地区方域
E. 失治误治
16. 对疾病传变起着决定作用的因素是（　　）
17. 导致人体正气损伤，助长邪气，变证迭起的是（　　）
（第18～20题备选答案）
A. 气滞　　B. 气虚
C. 血热　　D. 痰饮
E. 阳虚
18. 导致气血运行不畅，常出现胀满疼痛等症状的病机是（　　）
19. 与脏腑功能衰退相关，常表现为神疲乏力、少气懒言的病机是（　　）
20. 常见畏寒肢冷、脘腹冷痛、喜静蜷卧等症状的病机是（　　）

【X型题】

21. 虚实错杂主要包括（　　）
A. 虚中夹实　　B. 虚证
C. 实证　　D. 实中夹虚
E. 虚实转化
22. 疾病的转归形式包括（　　）
A. 死亡　　B. 痊愈
C. 缠绵　　D. 后遗
E. 危重
23. 阴阳亡失主要包括（　　）
A. 亡阴　　B. 阴盛格阳
C. 阳盛格阴　　D. 阴阳互损
E. 亡阳
24. 形成阳偏盛的主要原因有（　　）
A. 食积郁而化热　　B. 外感温热之邪
C. 血瘀化热　　D. 寒邪入里化热
E. 五志过极化火
25. 在气机升降失常的病机变化中，尤以哪些脏腑的升降失调最为关键（　　）
A. 肺　　B. 肝
C. 脾　　D. 胃
E. 肾

三、简答题

1. 正邪相争与发病之间有何联系？
2. 试述“邪气盛则实”的病机特点及其临床表现。
3. 简述“精气夺则虚”病机特点及其临床特征。
4. 邪正的消长盛衰如何影响疾病的转归？
5. 虚寒证的病机特点及形成原因是什么？
6. 虚热证的病机特点及形成原因是什么？
7. 简述阴阳盛衰与疾病转归之间的关系。
8. 引起精气血津液失常的原因有哪些？
9. 气虚的形成原因及临床表现有哪些？
10. 引起血虚的原因有哪些？

（刘曦昀）

第8章
体质学说

学习目标

1. 知识目标：掌握体质的概念、特点和影响体质的因素；熟悉体质的构成和分类；了解体质在指导疾病诊断、治疗和养生保健等方面的作用。

2. 能力目标：能够运用体质学说指导疾病的诊断、治疗和养生保健。

3. 素质目标：通过学习体质学说，增强中医药文化自信；主动增强体质，保持身心健康。

人的体质，是个体健康的基础性物质条件。体质学说，是研究正常人体体质的概念、形成、特征、类型，以及其与疾病的发生、发展、演变、诊断、防治等关系的理论。现代社会中，人的素质不仅仅是以知识为标志，而是知识、道德、体质的结合体。世界卫生组织（WHO）2022年提出健康具有五个维度，即躯体健康、心理健康、社会适应良好、道德健康和环境适应。只有五个维度全部具备，才是真正的完全的健康。

中医体质学说，是以中医理论特别是藏象理论为指导，研究人类各种体质类型的特征、生理和病理特点，并以此分析疾病的反应状态、病变的性质及发展趋向，从而有效指导疾病预防、治疗及养生康复。它是中医学认识人体生理病理的重要组成部分，也是现代中医学理论体系的重要突破。在养生保健和疾病防治等方面均有重要价值。

第1节　体质的基本内容

一、体质的概念

（一）体质的含义

体质，是指人体生长发育过程中在先天禀赋和后天获得的基础上所形成的，与自然和社会环境相适应的，形态结构、生理功能和心理状态等方面相对稳定的固有特征。体质的“体”，指具有生命活力的形体、身体，可引申为躯体和生理；体质的“质”，指特质、性质，可引申为情绪和心理。也就是说，体质是先天禀赋与后天因素共同作用的结果，既取决于父母的遗传因素，又受后天外界环境、年龄、性别以及生活习惯等各方面影响。

不同体质的固有特征，表现为机体的机能、代谢以及对外界刺激反应等方面的个体差异性，对某些病因和疾病的易感性，以及疾病传变转归中的某种倾向性。人的体质特点或隐或现地体现于健康和疾病过程中。先天禀赋，是人体体质形成的重要因素。

《黄帝内经》不仅注意到体质的个体差异性，而且从不同的角度对人的体质作了分类。《素问·异法方宜论》指出，东南西北中五方由于地域环境气候不同，居民生活习惯不同，所以形成不同的体质，易患不同的病症，因此治法也要随之而异。朱丹溪在《格致余论》中提到“肥人湿多，瘦人火多”，以及《温热经纬》中有“吾吴湿邪害人最广，如面色白者，须要顾其阳气……面色苍者，须要顾其津液”。这些均强调治法须顾及体质。再如“要知易风为病者，表气素虚；易寒为病者，阳气素弱；易热为病者，阴气素衰；易伤食者，脾胃必亏，易劳伤者，中气必损”，说明了不良体质是发病的内因，体质决定着对某些致病因素的易感性。

（二）体质与素质、气质、性格

身体素质指人体的基本活动能力，包括人体机能在肌肉工作中反映出来的力量、速度、耐久力、灵敏性、柔韧性、协调性和平衡性等能力。其是能力发展的自然前提和基础。

在体质学中，身体素质所体现的运动能力，是体质的重要组成部分，是反映人的体质好坏的主要方面之一，它与人的体型、体格、功能、神经和心理等均有密切关系。所谓运动能力，是指人体在运动中掌握和有效地完成专门动作的能力。一般来说，运动能力强的人身体素质也好；反之，身体素质好的人，运动能力也比较容易提高。两者是相辅相成，相互影响的。

气质，是心理活动的稳定的动力特征。所谓心理活动的动力，是指心理过程的速度（如知觉的快慢、思维的灵活程度）、强度（如情绪体验的强弱、意志努力的程度）、稳定性（如注意力集中时间的长短）、指向性（如内倾、外倾）等。而心理活动的动力特征，与遗传有关，是在人的生理素质基础上，通过生活实践，在后天影响下所形成的。气质只能使人的个性具有一定的个性企图，而不能决定其个性特征的内容。现代心理学中的“气质”，实际上相当于我们通常所说的“脾气”“秉性”。

性格，是一个人在现实中习惯化的稳定态度和行为方式中所表现出来的个性心理特征，如骄傲、谦虚、勤劳、懒惰、勇敢、怯懦等，这是个性心理特征的重要组成部分。气质和性格都具有其相应的生理学基础。

西方体质学中，体质与气质、性格分别是生理、心理两个方面不同的概念；中医学则是从体质与气质的关系中，将体质与气质一并讨论。因此，中医体质学所说的体质和气质，与西方体质学和心理学所说的体质及气质，其含义不尽相同，这也正是东西方文化差异的反映。

（三）体质与形态、体格、体型

形态，主要是指涉及人体测量和观察的内容，包括人体各部分大小、人体重量、性征、骨骼、体形及体姿等。体姿，又名体态，是指人体各部在空间的位置，它反映身体各部组织器官的隶属关系，也是衡量生长发育的重要指标。人体的形态结构是人体心理、生理功能及一切行为的基础，也是体质的基础。

体格，是指反映人体生长发育水平、营养状况和运动机能的外在状态表征。一般通过人体测量学指标（如身高、体重、胸围等）和形态观察（如身体比例、皮下脂肪厚度等）进行评估，是体质特征的重要外在表现。

体型，是指身体各部位形态结构与比例关系的特征性表征，为体格评价的核心指标之一。现代研究表明，体型特征不仅反映个体的生长发育状况，还与心理特质及健康风险存在显著相关性。

总之，体质是个体基本生理特性的概括，反映着个体在形质和生理功能方面的基本特征。气质是个体心理特性的总和，它规定或影响着个体的种种心理活动和过程。两者构成广义的体质概念，我们对体质的综合评价，也包括这两个方面。看一个人体质的好坏，不仅要看他的机体各器官有无疾病，功能是否正常，还要看他的心理和精神上有无缺陷，只有身心两个方面都得到健康发展，才称得上体质健全。

二、体质的特点

（一）普遍性和复杂性

一个生理上成熟的个体，在生命活动过程中，总会显现出自己的生理特性和气质特征，因此，体质差异是普遍存在的。这种差异，在不同个体之间表现出复杂的多样性。

（二）稳定性和可变性

体质以先天禀赋为基础，通过后天调养可改变其强弱趋势。成年后个体生理特性相对稳定，一般不会骤然剧变，但也存在着一定的可塑性和可变性。年龄递增、慢性疾病的病理损害，以及长期的生活方式等因素均可影响体质。一般而言，个体体质具有相对稳定性，因其形成受到先天禀赋和后天环境的长期共同作用。即便采取积极干预措施，体质的改善也需要经过较长时间才能显现效果。

（三）体质的连续性和可预测性

在不同个体身上，体质的存在和演变具有一定的连续性，体质的特征伴随着生命自始至终的全过程。偏于某种体质类型者，在初显端倪之后，多具有循着这类体质固有的发展演变规律缓慢地演化的趋势，从而为及早采取措施，防体质恶化于未然提供了可能。

（四）气质与体质的相关性

体质是气质的基础，气质是在体质形成的基础上发展而成的。两者虽分别与生理、心理有关，但相互间关系密切。一定的形质及生理特性使个体容易表现出某种气质类型，而个性气质特征在长期的显现中，又影响着其生理特征，与体质产生互动作用。由于气质远较体质丰富复杂，故通过体质特征，只能大致地把握气质特征。在许多疾病的发生发展过程中，体质、气质所起的作用往往是综合的。

考点：体质的特点

三、影响体质的因素

体质的形成，是机体内外环境多种复杂因素共同作用的结果，主要关系到先天因素和后天因素两个方面，并与性别、年龄、地理等因素有关。

（一）先天因素

先天因素，又称禀赋，是指小儿出生以前在母体内所禀受的一切特征。中医学所说的先天因素，既包括父母双方所赋予的遗传性，又包括子代在母体内发育过程中的营养状态，以及母体在此期间所给予的种种影响。同时，父方的元气盛衰、营养状况、生活方式、精神因素等都直接影响着“父精”的质量（精子质量），从而也会影响到子代禀赋的强弱。

先天因素不仅是体质形成的基础，是人体体质强弱的前提条件，而且对体质形成起着决定性的作用，遗传因素对个体的智力发育、体力发展及体质形成具有重要影响，但仅为其提供了潜在可能性，而体质强弱的实际表现，主要取决于后天环境条件、营养状况和运动锻炼等综合因素。

（二）后天因素

人的体质在一生中并非一成不变的，可在后天各种因素的影响下变化。良好的生活环境，合理的饮食、起居，稳定的心理情绪，可以增强体质，促进身心健康。反之，则会使体质衰弱，甚至导致疾病。随着人类物质生活及文化生活的不断改善，人们对于健康与长寿的要求变得日益迫切。因此，如何保养身体越来越成为人们关注的问题。改善后天体质形成的条件，可以弥补先天禀赋之不足，从而达到以后天养先天，使弱者变强而强者更强的目的。

后天因素，是人出生之后赖以生存的各种因素的总和，可分为机体内在因素和外界环境因素两个方面。机体内在因素包括性别、年龄、心理因素，外界因素实际上就是环境因素，环境包括自然环境和社会环境。人从胚胎到生命终结之前，始终生活在一定的自然环境和社会环境之中。自然环境是与社会环境相对而言的，它涉及生活环境、生产环境和食物链环境等一切客观环境。社会环境则涉及政治、经济、文化等环境要素。换而言之，人们所处的环境包括人们赖以生存的基本条件和一切有关事物，如社会的物质生活条件、劳动条件、卫生条件、社会制度、气候条件、生态平衡及教育水平等。一般认为影响体质的后天因素包括以下六个方面。

1. 饮食营养 人以水谷为本，饮食营养是决定体质强弱的重要因素。合理的膳食结构，科学的饮食习惯，保持适当的营养水平，对维护和增强体质有很大裨益。长期营养不良或低下，或营养不当，以及偏食、偏嗜等都会使体内某些成分发生变化，从而影响体质，乃至于引起疾病。《黄帝内经》中曾多次谈到饮食偏嗜对机体的危害。诸如“肥者令人内热，甘者令人中满”“膏粱之变，足生大疔”，以及五味偏嗜会引起人体脏气偏盛偏衰而产生病变等。

2. 劳动和运动 劳动的性质和条件，对人们的体质强弱有着深刻的影响。劳动一般分为体力劳动和脑力劳动两大类。劳逸适度，劳而不倦，可增强体质。一般来说，适当的体力劳动对体质的增强有积极的作用。但是，过于繁重的体力劳动，在严重污染环境下的体力劳动，精神情绪经常处于紧张状态下的劳动，操作分工过细，促使身体局部片面发展的劳动等，对人的体质都将产生不利影响。反之，过度安逸又可使机体气血运行迟缓，气机阻滞，脏腑功能减弱，正气不足，而致体质虚弱多病。故当有劳有逸，劳逸适度。

“流水不腐，户枢不蠹”的自然现象，说明“生命在于运动”。体育锻炼是增强体质的法宝，历代医家总结的“养生导引之法”，诸如太极拳、五禽戏等，便是以运动来调养体质的典范。现代运动生理学研究证明，经常进行适当的体育锻炼，可使神经系统更为活跃和灵敏，增强肌肉的耐力与收缩强度，调整内分泌系统的平衡，改善血液循环，使新陈代谢更为旺盛，废物的排泄更为顺利，这样就可使病理体质向正常体质转化。

3. 年龄 也是影响体质的重要因素之一。人体从少儿、青年到中年，再转向老年，人体的结构、功能与代谢都随着年龄的增长而发生规律性变化，概括了一个人生长发育和衰老的全过程。这一因素具有相当的个体差异：有的“未老先衰”，有的“老当益壮”。中医在《黄帝内经》中深刻地论述了人体脏腑气血盛衰与年龄的关系。在人体生长发育的完整生命周期中，随着脏腑气血由盛渐衰的生理变化，体质特征随之演变，进而形成不同年龄阶段特异的发病倾向与病理反应模式。

4. 性别 通常所指的是男性与女性。男为阳，女为阴。男性多禀阳刚之气，体魄健壮魁梧，女性多具阴柔之质，体形小巧苗条。男子以气（精）为本，女子以血为先，女性又有经带胎产的特点。《临证指南医案》指出男子以肾为先天，女子以肝为先天。“男子多用气，故常气不足；女子多用血，故常血不足。所以男子病多在气分，妇人病多在血分”。可见，男女性别不同，其遗传性征、身体形态、脏腑结构与生理功能、物质代谢乃至心理特征等都有所不同，体质上也必然存在着性别差异。

5. 地理环境 又称自然环境。人们生活在不同的地理环境下，受着不同水土性质、气候类型，以及由水土和气候而形成的生活习惯等的影响，从而形成了不同的体质。中国地域辽阔，不同地区人群的体质特征存在显著差异。早在《素问·异法方宜论》中详细地论述过东西南北中各地区人的体质特征。地理环境及其资源的均一性，在一定程度上，影响和控制着不同地域人类的发育，形成了人类体质明显的地区性差异。如西北方人，形体多壮实，腠理偏致密；东南方人，体型多瘦弱，腠理偏疏松。环境科学表明，当自然环境中地壳、空气、水等的化学组成的变化，超过了人体的适应和调节能力时，就会影响人的体质，甚至会形成某些地方病和流行病。因此，中医学在诊断和治疗上强调“因地制宜”，所谓“善疗疾病者，必先别方土”。

6. 心理因素 心理为感觉、知觉、记忆、思维、性格、能力等的总称。气质，是个体心理特性的总和，它规定或影响着个体的各种心理活动的过程。如同遇挫折，有人能坦然处之，有人却灰心丧气，这便是不同气质的表现。气质作为体质的内涵，反映了中医学形神合一的生命观。体质是气质的基础，气质是在体质形成的基础上发展而成的。气质与体质虽分别与生理、心理有关，相互间却又存在着某种对应关系。一定的体质及生理特性，易使个体表现出某种气质类型，而个性气质特征又影响着其生理特性和体质的形成及演化。所以说，“气质不同，形色亦异”。

考点：影响体质的因素

四、体质的构成和分类

（一）体质的构成要素

个体的体质由诸多要素构成，其中比较重要的因素有以下几种：

1. 形态结构 指个体外观形状上的特征和内部形态结构，包括体表形态、体格、体型等，它可以反映人体生长发育水平、营养状况、锻炼程度，进而体现全身气血盛衰情况。内部形态结构与外观形状之间是有机的整体，外部形态结构是体质的外在表现，内部形态结构是体质的内在基础。其中，体型差异最为直观，需结合生理功能、心理特征等综合判定。形态结构在内部结构完好、协调的基础上，主要通过身体外形体现出来，它以躯体形态为基础，并与内部脏器结构相一致，故人的体质特征首先表现为外观形状上的差异。人体各项生理活动离不开脏腑，因此，脏腑的形态和功能特点是构成个体体质的要素。精气血津液是维持生命活动，并决定生理特点的重要物质，故也可影响体质。津液亏耗者，易表现为"阴虚质"，体内水分滞留或津液代谢迟缓者，多表现为"痰湿质"，精亏则是老年体质的共性之处。

2. 生理功能 是形态结构完整性、协调性的反映，是脏腑经络及精气血津液功能的体现。机体的防病抗病能力、新陈代谢、自我协调，以及偏盛偏衰的基本状态等，都是生理功能的表现和结果，它们都是构成体质的要素。

3. 心理功能 指客观事物在大脑中的反映，是感觉、知觉、情感、记忆、思维、性格、能力的总称，即中医学的"神"。形与神是统一的整体，体质是特定的形态结构、生理功能与相关心理状况的综合体，心理因素是体质概念中不可缺少的内容。心理特征的差异性，主要表现为气质、性格等的差异。心理是否健康对体质存在一定的影响作用。

（二）体质的评价

当需要评价一个人的体质水平时，应从以下几个方面综合起来考虑。

1. 体质的评价指标

（1）身体的发育水平，包括体格、体型、营养状况和身体成分等方面。

（2）身体的功能水平，包括机体的新陈代谢和各器官、系统的功能等。

（3）身体的运动能力水平，包括速度、力量、耐力、灵敏性、协调性，如走、跑、跳、投、攀援等身体的基本活动能力。

（4）心理的发育水平，包括智力、情感、行为、感知觉、性格、意志等方面。

（5）适应能力水平，包括对自然环境、社会环境、各种生活紧张事件的适应能力，对疾病和其他损害健康的因素的抵抗及调控能力等。

2. 理想体质的标志 理想体质，是指人体具有的良好质量，它是在充分发挥遗传潜力的基础上，经过后天的积极培育，使人体的形态结构、生理功能、心理智力及对内外环境的适应能力等各方面得到全面发展的、相对良好的状态。理想体质具有明显的人群差异与个体差异（如种族、地域、性别、年龄等）。中医学认为机体内部及其与外部环境的阴阳平衡，形与神的相对平衡是健康的标志。形为阴，神为阳，要保持强健的体魄，必须使形神统一。

链接 衡量人体健康的具体标志

世界卫生组织近年来提出了衡量人体健康的具体标志。

1. 精力充沛，能从容不迫地应对日常生活和工作。
2. 处事乐观，态度积极，乐于承担任务而不挑剔。
3. 善于休息，睡眠良好。
4. 应变能力强，能适应各种环境。
5. 对一般感冒和传染病有一定的抵抗力。
6. 体重适当，体形匀称，头、臂、臀比例协调。
7. 眼睛明亮，反应敏锐，眼睑不发炎。

8. 牙齿清洁，无缺损，无疼痛，齿龈颜色正常，无出血。
9. 头发光泽，无屑。
10. 肌肉、皮肤有弹性，走路轻松。

综上所述，理想体质的主要标志是：
（1）身体健康，结构完整，各个脏器功能协调。
（2）发育良好，体格健壮，体形匀称，体重适当。
（3）面色红润，目光有神，牙齿坚固，耳聪目明，声音洪亮，睡眠良好，二便正常。
（4）动作灵活，精力充沛，有较强的运动与劳动等身体活动能力。
（5）心理发育健全，情绪乐观，意志坚强，有较强的抗干扰、抗不良刺激的能力。
（6）对自然、社会和精神心理环境有较强的适应能力。

这种健康标志反映了医学模式从生物医学模式向生物-心理-社会医学模式的转变，也是中医学形神合一，天人合一生命观、健康观的具体体现。

（三）体质的分类

中医学以整体观念为指导思想，以阴阳五行、脏腑和气血津液理论为基础，来确定人群中不同个体的体质差异性。不同历史时期、不同医家从不同角度对体质类型进行研究，初步形成了一个比较完整的体质分类系统。《黄帝内经》以阴阳五行、脏腑气血作为分类依据，主要包括阴阳分类法、五行分类法、形态与功能特征分类法和心理特征分类法；《临证指南医案》有“木火质”“肝郁质”“脾弱质”等。不管何种分类法，中医学都认为“阴阳匀平……命曰平人”“阴平阳秘，精神乃治”，也就是说理想的体质应是阴阳平和之质。但是阴阳的平衡是阴阳消长动态平衡，所以总是存在偏阴或偏阳的状态，只要不超过机体的调节和适应能力，均属于正常生理状态，因此将人体正常体质大致分为阴阳平和质、偏阳质和偏阴质三种类型。2009年4月，中华中医药学会发布了《中医体质分类与判定》（现行为2022年修订版），是目前中医体质辨识的标准化工具，该标准将人体体质划分为九种类型，具体如下：

链接 “中医体质分类与判定标准”

中医体质分类与判定标准，是应用了流行病学、免疫学、分子生物学、遗传学、数理统计学等多学科交叉的方法，经中医临床专家、流行病学专家、体质专家多次论证而建立的体质辨识的标准化工具，并在国家973计划“基于因人制宜思想的中医体质理论基础研究”课题中得到进一步完善。通过2万余例流行病学调查，该标准具有指导性、普遍性及可参考性，适用于从事中医体质研究的中医临床医生、科研人员及相关管理人员，并可作为临床实践、判定规范及质量评定的重要参考依据。

---

1. 平和质（A型）

总体特征：阴阳气血调和，以体态适中、面色红润、精力充沛等为主要特征。

形体特征：体形匀称健壮。

常见表现：面色肤色润泽，头发稠密有光泽，目光有神，鼻色明润，嗅觉通利，唇色红润，不易疲劳，精力充沛，耐受寒热，睡眠良好，胃纳佳，二便正常，舌色淡红，苔薄白，脉和缓有力。

心理特征：性格随和开朗，心理素质较好。

发病倾向：平素患病较少，即使患病，恢复也较快。

对外界环境适应能力：对自然环境和社会环境适应能力较强。

2. 气虚质（B型）

总体特征：元气不足，以疲乏、气短、自汗等气虚表现为主要特征。

形体特征：肌肉松软不实。

常见表现：平素语音低弱，气短懒言，容易疲乏，精神不振，易出汗，舌淡红，舌边有齿痕，脉弱。

心理特征：性格内向，不喜冒险。

发病倾向：易患感冒、内脏下垂等病证，平素抵抗力弱，病后康复较慢。

对外界环境适应能力：不耐受风、寒、暑、湿等邪。

3. 阳虚质（C型）

总体特征：阳气不足，以畏寒怕冷、手足不温等虚寒表现为主要特征。

形体特征：形体白胖，肌肉不实。

常见表现：平素畏冷，手足不温，喜热饮食，精神不振，舌淡胖嫩，脉沉迟。

心理特征：性格多沉静而内向。

发病倾向：易患痰饮、肿胀、泄泻等病证；感邪易从寒化。

对外界环境适应能力：耐夏不耐冬；易感风、寒、湿等邪。

4. 阴虚质（D型）

总体特征：阴液亏少，以口燥咽干、手足心热等虚热表现为主要特征。

形体特征：体形偏瘦。

常见表现：手足心热，口燥咽干，鼻微干，喜冷饮，大便干燥，舌红少津，脉细数。

心理特征：性情急躁，外向好动，活泼。

发病倾向：易患虚劳、失精、不寐等病证；感邪易从热化。

对外界环境适应能力：耐冬不耐夏；不耐受暑、热、燥等邪。

5. 痰湿质（E型）

总体特征：痰湿凝聚，以形体肥胖、腹部肥满、口黏苔腻等痰湿表现为主要特征。

形体特征：体形肥胖，腹部肥满松软。

常见表现：面部皮肤油脂较多，多汗且黏，胸闷痰多，口黏腻或甜，喜食肥甘厚味，苔腻，脉滑。

心理特征：性格偏温和、稳重，多善于忍耐。

发病倾向：易患消渴、中风、胸痹等病证。

对外界环境适应能力：对梅雨季节及潮湿环境的适应能力较差。

6. 湿热质（F型）

总体特征：湿热内蕴，以面垢油光、口苦、苔黄腻等湿热表现为主要特征。

形体特征：形体中等或偏瘦。

常见表现：面垢油光，易生痤疮，口苦口干，身重困倦，大便黏滞不畅或燥结，小便短黄，男性易见阴囊潮湿，女性易见带下增多，舌质偏红，苔黄腻，脉滑数。

心理特征：容易心烦急躁。

发病倾向：易患疮疖、黄疸、热淋等病证。

对外界环境适应能力：对夏末秋初湿热气候，潮湿或气温偏高环境较难适应。

7. 血瘀质（G型）

总体特征：血行不畅，以肤色晦暗、舌质紫暗等血瘀表现为主要特征。

形体特征：胖瘦均见，瘦者为多。

常见表现：肤色晦暗，色素沉着，容易出现瘀斑，口唇暗淡，舌暗或有瘀点，舌下络脉紫暗或增粗，脉涩。

心理特征：易烦，健忘。

发病倾向：易患癥瘕及痛证、血证等病证。

对外界环境适应能力：不耐受寒邪。

8. 气郁质（H型）

总体特征：气机郁滞，以神情抑郁、忧虑脆弱等气郁表现为主要特征。

形体特征：形体瘦者为多。

常见表现：神情抑郁，情感脆弱，烦闷不乐，舌淡红，苔薄白，脉弦。

心理特征：性格内向不稳定、敏感多虑。

发病倾向：易患脏躁、梅核气、百合病及郁证等。

对外界环境适应能力：对精神刺激适应能力较差；阴雨天气往往症状加重。

9. 特禀质（I型）

总体特征：先天失常，以生理缺陷、过敏反应等为主要特征。

形体特征：过敏体质者一般无特殊；先天禀赋异常者或有畸形，或有生理缺陷。

常见表现：过敏体质者常见哮喘、风团、咽痒、鼻塞、喷嚏等；患遗传性疾病者有垂直遗传、先天性、家族性特征；患胎传性疾病者具有母体影响胎儿个体生长发育及相关疾病的特征。

心理特征：随禀质的不同情况各异。

发病倾向：过敏体质者易患哮喘、荨麻疹、花粉症及药物过敏等；遗传性疾病如血友病、唐氏综合征等；胎传性疾病如五迟（立迟、行迟、发迟、齿迟和语迟）、五软（头软、项软、手足软、肌肉软、口软）、解颅、胎惊等。

对外界环境适应能力：适应能力较差，如过敏体质者在过敏季节易引发宿疾。

考点：体质的构成和常见类型的特点。

五、体质的自我检测和判定

体质的自我检测和判定，需要先计算出原始分值，然后根据转化公式进行分数转化，再依据判定标准判定体质类型。

（一）体质的检测方法

根据《中医体质分类与判定》的标准（中华中医药学会发布），结合本身近一年的感受和体验，认真回答以下表格中的全部问题，选择对应的数值，然后将每个表格问题条目的得分相加，得到的总分即为个体体质的原始分值，即原始分=各个条目的分值相加所得的总分。

每一问题按5级评分，即没有（基本不）计1分，很少（有一点）计2分，有时（有些）计3分，经常（相当）计4分，总是（非常）计5分。但应注意的是，带*号的是逆向计分，即没有（基本不）计5分，很少（有一点）计4分，有时（有些）计3分，经常（相当）计2分，总是（非常）计1分。

1. 平和质 见表8-1。

表8-1 平和质评分表

问题条目	没有（基本不）	很少（有一点）	有时（有些）	经常（相当）	总是（非常）
您精力充沛吗	1	2	3	4	5
您容易疲乏吗*	5	4	3	2	1
您说话声音低弱无力吗*	5	4	3	2	1
您感到闷闷不乐、情绪低沉吗*	5	4	3	2	1
您比一般人耐受不了寒冷（冬天的寒冷，夏天的冷空调、电扇等）吗*	5	4	3	2	1
您能适应外界自然和社会环境的变化吗	1	2	3	4	5
您容易失眠吗*	5	4	3	2	1
您容易忘事（健忘）吗*	5	4	3	2	1

2. 气虚质 见表8-2。

表8-2 气虚质评分表

问题条目	没有（基本不）	很少（有一点）	有时（有些）	经常（相当）	总是（非常）
您精力充沛吗	1	2	3	4	5
您容易疲乏吗	1	2	3	4	5
您说话声音低弱无力吗	1	2	3	4	5
您感到闷闷不乐、情绪低沉吗	1	2	3	4	5
您比一般人耐受不了寒冷吗	1	2	3	4	5
您能适应自然和社会的变化吗	1	2	3	4	5
您容易失眠吗	1	2	3	4	5
您容易忘事（健忘）吗	1	2	3	4	5

3. 阳虚质 见表8-3。

表8-3 阳虚质评分表

问题条目	没有（基本不）	很少（有一点）	有时（有些）	经常（相当）	总是（非常）
您手脚发凉吗	1	2	3	4	5
您胃脘部、背部或腰膝部怕冷吗	1	2	3	4	5
您感到怕冷、衣服比别人穿得多吗	1	2	3	4	5
您冬天更怕冷，夏天不喜欢吹电扇、空调吗	1	2	3	4	5
您比别人容易患感冒吗	1	2	3	4	5
您吃（喝）凉的东西会感到不舒服或怕吃（喝）凉的吗	1	2	3	4	5
您受凉或吃（喝）凉的东西后，容易腹泻、拉肚子吗	1	2	3	4	5

4. 阴虚质 见表8-4。

表8-4 阴虚质评分表

问题条目	没有（基本不）	很少（有一点）	有时（有些）	经常（相当）	总是（非常）
您感到手脚心发热吗	1	2	3	4	5
您感觉身体、脸上发热吗	1	2	3	4	5
您皮肤或口唇干吗	1	2	3	4	5
您口唇的颜色比一般人红吗	1	2	3	4	5
您容易便秘或大便干燥吗	1	2	3	4	5
您面部两颧潮红或偏红吗	1	2	3	4	5
您感到眼睛干涩吗	1	2	3	4	5
您感到口干咽燥、总想喝水吗	1	2	3	4	5

5. 痰湿质 见表8-5。

表8-5 痰湿质评分表

问题条目	没有（基本不）	很少（有一点）	有时（有些）	经常（相当）	总是（非常）
您感到胸闷或腹部胀满吗	1	2	3	4	5
您感到身体沉重不轻松或不爽快吗	1	2	3	4	5

续表

问题条目	没有（基本不）	很少（有一点）	有时（有些）	经常（相当）	总是（非常）
您腹部肥满松软吗	1	2	3	4	5
您有额部油脂分泌多的现象吗	1	2	3	4	5
您上眼睑比别人肿（上眼睑有轻微隆起的现象）吗	1	2	3	4	5
您嘴里有黏黏的感觉吗	1	2	3	4	5
您平时痰多，特别是感到咽喉部总有痰堵着吗	1	2	3	4	5
您舌苔厚腻或有舌苔厚厚的感觉吗	1	2	3	4	5

6. 湿热质　见表8-6。

表8-6　湿热质评分表

问题条目	没有（基本不）	很少（有一点）	有时（有些）	经常（相当）	总是（非常）
您面部或鼻部有油腻感或者油亮发光吗	1	2	3	4	5
您脸上容易生痤疮或皮肤容易生疮疖吗	1	2	3	4	5
您感到口苦或嘴里有异味吗	1	2	3	4	5
您大便黏滞不爽、有解不尽的感觉吗	1	2	3	4	5
您小便时尿道有发热感、尿色浓（深）吗	1	2	3	4	5
您带下色黄（白带颜色发黄）吗（限女性回答）	1	2	3	4	5
您的阴囊潮湿吗（限男性回答）	1	2	3	4	5

7. 血瘀质　见表8-7。

表8-7　血瘀质评分表

问题条目	没有（基本不）	很少（有一点）	有时（有些）	经常（相当）	总是（非常）
您的皮肤在不知不觉中会出现青紫瘀斑（皮下出血）吗	1	2	3	4	5
您的两颧部有细微血丝吗	1	2	3	4	5
您身体上有哪里疼痛吗	1	2	3	4	5
您面色晦暗或容易出现褐斑吗	1	2	3	4	5
您会出现黑眼圈吗	1	2	3	4	5
您容易忘事（健忘）吗	1	2	3	4	5
您口唇颜色偏暗吗	1	2	3	4	5

8. 气郁质　表8-8。

表8-8　气郁质评分表

问题条目	没有（基本不）	很少（有一点）	有时（有些）	经常（相当）	总是（非常）
您感到闷闷不乐、情绪低沉吗	1	2	3	4	5
您精神紧张、焦虑不安吗	1	2	3	4	5
您多愁善感、感情脆弱吗	1	2	3	4	5
您容易感到害怕或受到惊吓吗	1	2	3	4	5
您胁肋部或乳房胀痛吗	1	2	3	4	5
您无缘无故叹气吗	1	2	3	4	5
您咽喉部有异物感，且吐之不出、咽之不下吗	1	2	3	4	5

9. 特禀质 表8-9。

表8-9 特禀质评分表

问题条目	没有（基本不）	很少（有一点）	有时（有些）	经常（相当）	总是（非常）
您没有感冒也会打喷嚏吗	1	2	3	4	5
您没有感冒也会鼻塞、流鼻涕吗	1	2	3	4	5
您有因季节变化、温度变化或异味等原因而咳喘的现象吗	1	2	3	4	5
您容易过敏（药物、食物、气味、花粉、季节交替时、气候变化等）吗	1	2	3	4	5
您的皮肤起荨麻疹（如风团、风疹块、风疙瘩）吗	1	2	3	4	5
您的皮肤因过敏出现过紫癜（紫红色瘀点、瘀斑）吗	1	2	3	4	5
您的皮肤一抓就红，并出现抓痕吗	1	2	3	4	5

（二）体质的判定方法

判定方法：通过回答“中医体质分类与判定自测表”中的全部问题，计算原始分，然后根据指定转化公式计算转化分，转化分=[（原始分–条目数）/（条目数×4）]×100，再依据体质判定标准判定体质类型。

体质的判定标准：平和质为正常体质，其他八种体质，均为偏颇体质。具体判定标准见表8-10。

表8-10 体质判定标准表

体质类型	判定条件	判定结果	体质类型	判定条件	判定结果
平和质	转化分≥60分，其他八种体质，转化分均＜30分	是	偏颇体质	转化分≥40分	是
	转化分≥60分，其他八种体质，转化分均＜40分	基本是		转化分30～39分	倾向是
	不满足上述条件者	否		转化分＜30分	否

举例说明：某人平和质转化分为60分，其他体质转化分均低于30分，则判定此人是平和质；某人平和质转化分为60分，其他体质转化分均低于40分，则判定此人基本是平和质；某人平和质转化分为40分，气虚质转化分为75分，其他体质转化分均低于30分，则判定此人是气虚质；某人平和质转化分为40分，痰湿质转化分为35分，其他体质转化分均低于30分，则判定此人是痰湿质倾向；某人平和质转化分为40分，气郁质转化分为75分，瘀血质转化分为50分，其他体质转化分均低于30分，则判定此人是气郁兼瘀血质。

第2节 体质学说的应用

中医学认为，体质的特殊性是由脏腑之盛衰、气血之盈亏所决定的，反映了机体阴阳运动形式的特殊性。由于体质具有特异性、多样性和动态演变的特征，导致不同个体在疾病易感性、病理演变过程、临床表现形式及治疗反应等方面存在显著差异。因此，中医学强调因人制宜，并把体质学说同病因学、病机学、诊断学、治疗学和养生学密切结合起来，以指导临床实践。

一、指导养生

中医养生方法，主要有顺时摄养、调摄精神、起居有常、劳逸适度、饮食调养及运动锻炼等。无论哪一方面，其目的都在于增强体质，提高抗病能力。不同体质的个体，应根据各自不同的体质特征，选择相应的养生措施和方法。例如，体质偏阳者宜凉忌热；体质偏寒者宜温忌寒；体质偏气郁者宜畅情志。

二、指导防范疾病

体质决定对某种致病因素和某些疾病的易感性。具有不同体质或气质特征的个体，常对某些疾病或致病因素有着易感性，特别容易感受某邪，易患某疾。对人体这种针对某种体质容易感受相应病邪的特点，中医学称作“同气相求”。

体质除了决定疾病的易感性之外，还决定发病与否。如脾阳素虚之人，稍进生冷之物，便会发生泄泻，而脾胃强盛者，虽食生冷，却不发病。同样，即使发病，体质也决定了发病情况。如素体阳虚者，除了形寒怕冷易感寒邪之外，还容易寒邪入里，常伤脾肾之阳气；素体湿盛者，除了易感湿邪之外，还容易因外湿引动内湿而为泄为肿等。

一般而言，体质健壮，正气旺盛，则难以致病，且病后不易传变；体质衰弱，正气内虚，则易于发病，且病后易于转化。

因此，针对体质特点及时采取有效的防范措施，可以阻止或扭转疾病传变。

三、指导疾病的诊断和治疗

（一）体质是辨证的基础

体质是形成“证”的生理学基础。辨证时既要考虑所患疾病的性质，更应注重患者的体质，以便掌握病理反应的总体特点，这也是中医学的一个特点。

由于疾病的发生、发展过程，主要取决于患者的体质特征（当然，这不代表可以否定邪气在疾病过程中的作用）。因此，“证”在整个病程中随病情的变化常以体质为转变。体质是形成“证”的物质基础之一。所谓“异病同证”和“同病异证”，在一定程度上就是以体质学说为依据的。所以，我们在观察疾病的发生、发展过程中，必须掌握患者的体质特点，注意病人在致病动因作用下，体内阴阳矛盾的运动情况，分清寒热虚实、阴阳表里。

（二）体质是论治的重要环节

体质是治疗的重要依据，决定着治疗的效果。在疾病的防治过程中，按体质论治既是因人制宜的重要内容，又是中医治疗学的一大重要特色。临床所见同一种病，同一治法对此人有效，对他人则不但无效，反而有害，其原因就在于病同而人不同，体质不同，故疗效不一。

因此，在辨证施治的过程中，应根据体质进行区别对待。如阳盛或阴虚之体，慎用温热伤阴之剂；阳虚或阴盛之体，慎用寒凉伤阳之药。另外，以虚实论，体质强壮者，多发实证，施治当用泻法；体质虚弱者，多发虚证，施治当用补法。

（三）区别体质特征讲究方药忌宜

凡药必有偏性，适合某种体质气质类型，也许就不适合其他类型，甚至不仅不适宜，用之反害，故选用方药尤当注意体质忌宜。若患者体质为偏阳质者，多发实热证，当慎用温热伤阴之剂；偏阴质者，多发寒实证，当慎用寒凉伤阳之剂。

另外，若患者体质强壮，用药剂量宜大，用药可峻猛；体质瘦弱者，用药剂量宜小，用药宜平和。

（四）区别体质特征进行善后调理

在疾病初愈或趋向恢复时，中医学注重善后调理以促其康复，偏阳者初愈，慎用温补之剂调养，慎食羊肉、桂圆等辛温食物或辛辣之味；偏阴者初愈，慎用滋腻、酸敛之剂，慎食龟鳖等滋腻之物，以及五味子、乌梅等酸涩收敛之品。

总之，中医体质学作为一门应用性学科，源于临床，最终也要服务于临床，并从临床实践中获得自身的发展。中医体质学的贡献，不仅在于生命科学，更在于临床医学，它将更全面、本质地揭示人类健康与疾病的关系，从而更有力地用于指导医学实践。

考点：运用体质学说指导防范疾病

目标检测

一、选择题

【A型题】

1. 体质的概念不包括以下哪一项（　　）
   A. 身体素质　B. 饮食偏嗜
   C. 形态结构　D. 生理功能
   E. 心理特征
2. 中医体质理论渊源于经典著作（　　）
   A.《伤寒杂病论》　B.《妇人良方》
   C.《景岳全书》　D.《黄帝内经》
   E.《备急千金要方》
3. 理想的体质应为（　　）
   A. 偏阳质　B. 偏阴质
   C. 阴阳平和质　D. 阴虚质
   E. 阳虚质
4. 具有亢奋、偏热、多动等特征的体质为
   A. 阴阳平和质　B. 偏阴质
   C. 偏阳质　D. 阴虚质
   E. 阳虚质
5. 具有抑制、偏寒、多静等特征的体质为（　　）
   A. 阴阳平和质　B. 偏阴质
   C. 偏阳质　D. 阴虚质
   E. 气虚质
6. 痰湿体质的特征是（　　）
   A. 形体肥胖　B. 易生痤疮
   C. 口苦口干　D. 大便黏滞
   E. 舌苔黄腻
7. 湿热体质的特征是（　　）
   A. 面垢油光　B. 腹部肥满
   C. 口黏苔腻　D. 烦躁易怒
   E. 胸闷气短

【B型题】

（第8、9题备选答案）
A. 温补益火　B. 清热利湿
C. 甘寒凉润　D. 补气培元
E. 健脾化湿

8. 体质偏阳者治宜（　　）
9. 体质偏阴者治宜（　　）

【X型题】

10. 体质的构成包括（　　）
    A. 对某些病因的易感性
    B. 发病的倾向性
    C. 形态结构的差异性
    D. 生理功能的差异性
    E. 心理特征的差异性
11. 体质的特点有（　　）
    A. 普遍性　B. 复杂性
    C. 稳定性　D. 可变性
    E. 连续性
12. 偏阳质者（　　）
    A. 耐寒　B. 耐热
    C. 易感风、暑、热邪　D. 易感寒湿之邪
    E. 发病后多表现为热证、实证
13. 偏阴质者（　　）
    A. 耐寒　B. 耐热
    C. 易感风、暑、热邪　D. 易感寒湿之邪
    E. 发病后多表现为寒证、虚证
14. 体质学说可以应用于（　　）
    A. 指导修身养性　B. 指导防范疾病
    C. 指导疾病治疗　D. 指导疾病的诊断
    E. 指导临床用药

二、简答题

1. 简述阴阳平和质、偏阳质、偏阴质三种体质类型的特点。
2. 简述体质学说在中医学中的应用。

（闫玉慧）

第9章 诊 法

学习目标

1. 知识目标：掌握望神、望色的内容及临床意义；正常舌象和病理舌象的表现及临床意义；常见异常声音和异常气味的临床意义；主诉的概念和问主诉的方法、问现在症的临床表现及意义；寸口脉的方法、正常脉象及特点、常见病理脉象及临床意义。熟悉局部望诊、望排出物、望小儿指纹的内容及临床意义；问诊的内容和方法。了解望形态的内容及临床意义；正常声音的特点；相兼脉的主病、脉症顺逆与从舍；按诊的内容及临床意义。

2. 能力目标：初步学会并运用诊法理论分析临床各种症状和体征，具备综合收集病情资料的能力。

3. 素质目标：树立专业自信和中医药文化自信，培养严谨求实的作风、良好的医德和人文素质，增进专业认同感和职业认同感。

第1节 诊法概要

中医诊法是指中医诊察病情和收集疾病有关资料的基本方法，主要包括望、闻、问、切诊，又称“四诊”。通过四诊所收集到的病情资料，主要包括症状、体征和病史。“症状”是指病人主观感受到的病痛或不适，如头痛、胸闷等；“体征”是指客观能检测出来的异常征象，如面色白、舌苔黄、脉浮数等。而症状和体征又可统称“病候”，或简称“症”。通过中医诊法诊察和收集到的病候虽然只是疾病所反映的现象，但它是判断疾病、辨别证候的主要依据，因而在中医诊病中具有重要的意义。

诊法是在中医基础理论指导下，对机体脏腑生理和病理客观规律的认识。中医诊法在形成和发展的过程中，受到中国古代哲学思想的影响，其认识论和方法论都具有朴素的唯物辩证法思想。对人体生理病理的认识，是以直观的方法从总体方面看待其关系，形成了天人相应、神形相合、表里相关的整体观。其中舌诊、脉诊等内容充分体现了中医诊察疾病的理论特点。

一、诊法的基本原理

人体是一个有机的整体，人体机能发生某些异常改变时，必有某些异常征象表现于外。局部的变化可以影响全身，内脏的病变可以反映到体表，即所谓“司外揣内”“盖有诸内者形诸外”。《难经》更强调“独取寸口，以决五脏六腑死生吉凶之法”，这种“见微知著”含有现代“生物全息”的思想，认为人体的某些局部，可以看作是脏腑的“缩影”。临证则依据这些外在表现，通过望、闻、问、切，诊察疾病显现于外的各种现象，以获得疾病的病因、性质、部位及其内在联系的认识，来推断探求内在的病变本质，为辨证提供依据。

二、诊法的应用注意事项

四诊是调查了解疾病的四种不同方法，各有其独特作用。尽管四诊之间相互联系、互为补充，但四诊又各有其独特作用，不能互相取代。因此，必须将它们有机地结合起来，也就是“四诊合参”，才能客观准确、全面系统地收集病情资料，对病证做出正确的诊断。任何只强调某一种诊法的重要性，忽视其他诊法的作用，都是片面的。为此，诊法应用要遵循以下几个方面原则。

（一）整体审察

整体观念、相互联系，是中医诊断时强调整体审察的认识论基础。当人体脏腑、气血、阴阳和谐协调，能适应社会、自然环境的变化时，便是身心健康的表现。人体患病时，局部病理变化可引发全身性反应，情志刺激可导致气机紊乱乃至形态异常，而脏腑功能失调则会引起气血阴阳失衡及精神情志改变。可见，任何疾病都或多或少具有整体性的变化。

（二）诊法合参

“诊法合参”，是指诊察疾病时，必须四诊并重，诸法参用，才能全面收集病情资料。望、闻、问、切四诊是从不同的角度检查病情和收集病情资料的，各有其独特的方法与意义，不能互相取代，正如《医门法律》所说：“望闻问切，医之不可缺一”。由于疾病是一个复杂的过程，其临床表现可体现于多个方面，必须诊法合参，才能全面、详尽地获取诊断所需的临床资料。

（三）病证结合

病证结合，是指在疾病诊断过程中，要做到辨病和辨证的有机结合。病主要是从贯穿疾病始终的根本矛盾上认识病情，证主要是从机体当前阶段的反应状况上认识病情。由于“病”与“证”对疾病本质反映的侧重面有所不同，所以中医学强调要“辨病”与“辨证”相结合，从而有利于对疾病本质的全面认识。

考点：诊法的基本原理和应用注意事项

第2节　四　　诊

一、望　　诊

望诊是医生对患者整体神、色、形、态和局部表现以及排出物等，进行有目的的观察，以了解健康状况、测知病情的方法。望诊被列为四诊之首，故《难经》中有“望而知之谓之神”之说。

望诊的内容主要包括全身望诊（望神、望色、望形、望态），局部望诊（望头面、五官、颈项、四肢、二阴、皮肤），望舌（望舌质、舌苔），望排出物（望痰涎、呕吐物、大便、小便）和望小儿示指络脉等五部分。

望诊的注意事项：一是光线充足，以自然光线为佳；二是诊室温度适宜，只有诊室温度适宜时，病人的皮肤、肌肉才会自然放松，气血运行畅通，疾病的征象才能真实地显露出来；三是充分暴露受检部位，以便完整、细致地观察到需要观察的各个方面；四是需结合病情，有步骤、有重点地仔细观察，一般先诊察全身情况，再局部望诊，进而望排泄物和望舌；五是对于个别与整体病情不相符的征象，应认真分析，排除假象。

（一）全身望诊

全身望诊主要包括望病人的精神、气色、形体、姿态等整体表现，以对疾病的性质和病情的轻重缓急进行总体的判断。

1. 望神　是通过观察人体生命活动的整体表现来了解人体精气的盛衰，分析病情的轻重，推断病势的预后。神有广义和狭义之分。广义之神，是指脏腑功能活动的外在表现；狭义之神，是指人的精神、意识和思维活动。此处所望之神，既指脏腑功能活动的外露征象，又指精神意识思维活动的状态。故有“得神者昌，失神者亡”之说。临床根据神的盛衰和病情的轻重一般可分为得神、少神、失神、假神及神乱五种，现分述于下。

（1）得神　又称“有神”。临床表现：目有精彩，顾盼灵活，面色红润，神情安和，语言清亮，思维敏捷，反应灵敏，体态自然，气息平稳，二便调匀。临床意义：正气充足，神气旺盛；或虽病而精气未衰，脏腑未伤，病较轻浅，预后良好。

（2）少神　又称“神气不足”。临床表现：两目乏神，倦怠乏力，面色少华，精神不振，食欲不佳，少言气怯，动作迟缓，或健忘嗜睡。临床意义：正气轻度损伤，或体质虚弱。常见于体弱者、轻病或疾病恢复期。

（3）失神 又称“无神”。临床表现：目光无神，反应迟钝，面色晦暗无华，精神萎靡，表情淡漠，或昏迷，或呆滞，或喘促息涌，或气微息弱。临床意义：五脏精气衰败，正气大伤，病情危重，预后不良。常见于慢性久病、重病之人。

（4）假神 又称“回光返照”或“残灯复明”。临床表现：病情危重，突然出现“好转”。原来面色晦暗，苍白无华，突然“面赤如妆”；原来精神萎靡，突然振奋，言语不休；原来毫无食欲，久不能食，突然食欲增强。临床意义：脏腑精气衰竭，是阴阳离决的先兆，病情危重，多见于临终之前。

假神与病情好转的区别：一般而言，假神见于久病重病、病势危重的患者，其精神好转的某方面征象出现得突然，其假象不仅与全身其他征象不符，且与疾病本质相悖。而真正的病情好转，见于久病重症者，其精神好转征象缓慢出现，且其好转征象与全身其他征象彼此相应，亦与疾病本质相符。

（5）神志异常 又称“神乱”，指神志异常，精神错乱。临床常见于脏躁、癫、狂、痫等疾病，多与心经有关。

2. 望色 是指通过观察人体皮肤颜色和光泽的变化来了解病情的方法。皮肤五色变化反映相应脏腑的功能和精血亏盈。《素问・脉要精微论》有云：“夫精明五色者，气之华也。”此外，病邪的性质和病变的部位也能通过肌肤的色泽而有所反映。望色主要注意色、泽两个方面的变化，因人体皮肤色泽变化以面部表现最为明显，故以观察面部气色为主。

望面色应分清常色与病色。

（1）常色 指人在正常生理状态下的面色与肤色。因种族或体质禀赋不同有异。常色又有主色和客色之分。主色指由禀赋所致、终生不变的色泽；客色指受季节气候、生活环境、情绪及运动等影响而导致的气色的暂时性改变。黄种人健康的面色是微黄红润、含蓄而有光泽。

由于个体差异、客观环境条件或因职业、生活环境等的变化，面色也有偏白、偏黑等的差异。只要不失常色特征，均属正常之色，不作病色论。

（2）病色 指疾病状态下面部色泽的异常变化。根据色泽的变化，又可以区分为善色和恶色。善色指五色虽出现异常变化，但尚明润含蓄，提示病情较轻，大多预后良好；而恶色指五色晦暗枯槁，或病重反见鲜明暴露之色，提示五脏精气衰败，病情危重，预后不良。同时，由善转恶，提示病情趋危；反之，病情向愈。

病色包括青、赤、黄、白、黑五色，主要反映病位、病性等，现分述如下。

1）青色：主寒证、气滞、血瘀、疼痛、惊风。

青色主要为气血运行不畅所致，多因阴寒内盛而致经脉拘急，或阳气不足，不能温运血脉，运行迟缓或气机壅滞，导致肤色青紫。气机不畅，经脉不利，气血不行，“不通则痛”，所以面青之色常伴有疼痛之症。如寒邪外袭或阴寒内盛所致的各种痛证，疼痛剧烈时可伴见面色发青；心阳不足，心脉瘀阻的心前区作痛，也常见面色青灰，口唇青紫；若小儿面色青暗，尤以鼻柱、眉间、唇周更为明显，伴高热、筋脉拘挛，多属肝风内动或惊风的先兆。

2）赤色：主热证，亦可见于戴阳证。

赤色为血液充盈皮肤脉络所致，血得热行，充盈脉络，因此热证多见赤色，但有虚实之分，实证常有满面通红，多属外感发热，或脏腑阳盛内热；虚证面赤多在久病后出现，多是阴虚内热，虚火上炎。若本见面色苍白，忽见颧赤如妆，多为久病重病，此属精气耗竭，阴不敛阳，虚阳浮越，阴阳格拒的戴阳证。

3）黄色：主脾虚、湿证。

面色萎黄，多因脾胃气虚，生化不足，肌肤失养；面色黄胖多因脾虚运化失司，水湿失于宣化；“黄疸”为湿热或寒湿蕴结，熏蒸肝胆，胆汁外溢肌肤，导致面目俱黄，若黄而鲜明如橘皮色者，为阳黄，多因湿热熏蒸所致；若黄而晦暗如烟熏者，为阴黄，多因寒湿困阻所致；发病急骤，身目深黄，伴高热神昏等，称为急黄或瘟黄，为感受时行疫疠所致。

4）白色：主虚证（包括血虚、气虚、阳虚）、寒证、失血证。

白色为气血不荣之候。气血虚衰，不能上荣于面；或失血耗竭，血脉不充；或外寒侵袭，皆可使肤色发白。面色白而虚浮称为㿠白，多属阳虚水泛，因阳气亏虚，水失蒸化，泛溢肌肤所致；面色淡而无华，口唇爪甲无血色为血虚之象；突见面色苍白，汗出淋漓，为阳气暴脱之象。

5）黑色：主肾虚、瘀血、水饮、寒证、剧痛。

黑色为阴寒水盛之色。多为阳虚水泛，或阴寒内盛，或肾精亏耗，或瘀血内停，气血凝滞，经脉失养所致。肾为阳气之根、水火之脏，肾虚阳气不足，命火衰微，温通经脉乏力，主水行水无权。一方面血行不畅、瘀滞不行；另一方面阴寒内生，水湿内停。由于血瘀、寒凝、水停，则使气血壅阻、闭塞不通而见面色发黑。如面黑暗淡，不问病之新久，多属肾虚。面黑而浅淡，为属肾阳衰微；面黑而干焦，多属肾阴亏虚，虚火灼阴；面色黧黑而肌肤甲错，属瘀血；眼眶周围暗黑，常为肾虚水饮或寒湿带下。

考点： 五色主病的具体内容

3. 望形态 主要包括望形体和望姿态，是通过望病人形体的强、弱、胖、瘦等形体特征及异常的动静姿态，以测知病变的一种方法。一般而言，机体外形的强弱，与五脏功能的盛衰是统一的，内盛则外强，内衰则外弱。

（1）望形体 是指观察患者形体之强弱胖瘦等，以诊察疾病的方法。

1）强：指身体强壮，如肌肉结实，骨骼粗壮，胸廓宽厚，皮肤润泽等，是内脏坚实，气血阴阳旺盛，身体强壮的征象。其抗病能力强，不易生病，病则易愈，预后较好。

2）弱：指身体衰弱，如皮肤枯燥，肌肉瘦削，筋节无力，胸廓狭窄，骨骼细小等，是内脏脆弱，气血阴阳衰少，身体衰弱的征象。其抗病能力弱，容易患病，病则难愈，预后较差。

3）胖：是肥胖，并非健壮。其体型特点是头圆形，颈短粗，肩宽平，大腹便便，常后仰。多为阳气不足、脾气虚弱。由于肥胖者形厚气虚，水湿难以周流，以致郁滞生痰，故多伴见精神不振，体倦乏力，短气胸闷。若痰壅气塞，则易患中风暴厥。故有“肥人湿多”“肥人多中风”之说。

4）瘦：是消瘦。其体型特点是形体瘦削，头长形，颈细长，肩狭窄，胸狭长平坦、大腹瘦瘪，常前屈，多为阴血不足。因形瘦血少，阴虚则火易亢，若火灼伤肺络，则易患咳嗽咯血。故有“瘦人火多”“瘦人多劳嗽”之说。

5）形体异状：形体外在的某些异状也常有诊断参考价值。诸如鸡胸、龟背等畸形，多属先天禀赋不足，肾精亏损或后天失养。

（2）望姿态 是指通过观察患者的动静状态及肢体动作和体位，以诊察疾病的方法。望姿态主要观察患者的行、坐、卧、立时的动作与体态。“阳主动，阴主静”。阳、热、实证病人，机体功能亢进，多表现为躁动不安；阴、寒、虚证病人，机体功能衰减，多表现为喜静懒动。

1）行态：如行时以手护腹，身体前倾，多为腹痛；以手护腰，弯腰屈背，行动艰难，多为腰腿痛；突然活动中止，以手护胸，面唇青紫，可见于真心痛。

2）坐态：如坐而仰首，多为痰涎壅盛的肺实证；坐而俯首，气短懒言，多为肺虚或肾不纳气；坐而不得卧，卧则气逆，多为心阳不足，水气凌心；坐时常以手抱头为头痛。

3）卧态：如卧时身重，不能转侧，面时向里（背光），多为阴证、寒证、虚证；卧时身轻，自能转侧，面常向外（朝亮处），多为阳证、热证、实证。卧时蜷缩成团，欲加衣被，多为阳虚；卧时仰面伸肢，常欲揭去衣被，多为热盛；咳逆倚息不得卧，每发于秋冬，多为内有伏饮。

4）立态：如站立不稳，其态似醉，常与眩晕并见者，多属肝风内动；不耐久站，站立时常欲倚仗他物支撑，多属气血阴阳虚衰。

（二）局部望诊

局部望诊是在全身望诊的基础上，再根据病情和诊断的需要，对病人的某些局部进行深入、细致的观察，亦有助于了解整体的病变。

局部望诊的内容包括望头面、望五官、望颈项、望四肢、望二阴、望皮肤等。

1. 望头面 头为精明之府，诸阳之会，脑髓所聚。肾主骨生髓，肾精化血；发为血之余、肾之华。故观察头与发的变化，可以了解肾精及气血盛衰。

（1）头的形态 头的形态异常，多与脑、肾病变有关。

1）头形过大：头形均匀增大成圆形，前囟扩大，眼珠下垂，伴有智力障碍者，多是先天不足，肾精亏损，水液停聚于脑所致，可见于脑积水，亦可见于呆小病等。小儿前额左右突出，头顶平坦，外观头颅呈方形者，称为方颅，多见于佝偻病，属肾精不足或脾胃虚弱。

2）头形过小：小儿颅缝早闭，头颅顶部尖突高起，额部窄小，而脸部相对较大，伴有智力低下。多由先天肾精不足，颅骨发育不良所致。

3）囟门异常：正常小儿前囟平坦，在1～1.5岁闭合。若囟门高突，称为囟填，多属温热火邪上攻，或脑髓有病，但在小儿哭闹时，囟门暂时突起不作病论；小儿囟门凹陷，称为囟陷，多属肾气不足，中气下陷；小儿囟门迟闭，称为解颅，属肾精不足，发育不良，常有“五迟、五软”表现，多见于佝偻病等患儿。

（2）发的形色 主要观察头发的色泽、发质，以及疏密、脱落情况。

1）发色异常：正常人发多浓密黑润，这是肾气充足、气血旺盛的表现。青少年过早出现发白不泽，常因忧愁思虑，血热内蕴，发失血养而致。若伴有健忘，腰膝酸软，属肾虚。不伴有任何病象者，则属禀赋之异，不作病论。若中老年出现白发，乃为肾气亏虚、精血渐衰所致。头发枯黄稀疏，形似枯草，多为精血亏耗或久病失养。

2）发质异常：发稀不长，或发疏易断，多为肾虚或精血不足，或为阴虚血燥。

3）脱发：头发枯萎不泽，干燥易脱，梳之可大片脱落，甚则全部脱光，常因久病失养，产后失血或某些急性热病伤精耗血而致；如果头发突然呈斑片状脱落，称为“斑秃”，多为血虚受风所致，亦可因惊恐、焦虑等不良情志刺激而致。

（3）面部诊察 重点叙述面容异常表现。

1）面形异常

面肿：面部浮肿多见于水肿病，常是全身水肿的一部分。其中眼睑颜面先肿，发病较速者为阳水，多由外感风邪、肺失宣降所致；发病缓慢者为阴水，多由脾肾阳衰、水湿泛溢所致；兼见面唇青紫，心悸气促，不能平卧者，多由心肾阳衰，血行瘀阻，水气凌心所致。

腮肿：一侧或两侧腮部以耳垂为中心肿起，边缘不清，按之有柔韧感或压痛者，常为“痄腮”，为外感温毒之邪所致，多见于儿童，属传染病。

口眼㖞斜：单见一侧口眼㖞斜而无半身瘫痪，患侧面肌弛缓，额纹消失，眼不能闭合，鼻唇沟变浅，口角下垂，向健侧㖞斜者，为风邪中络之“面瘫”；若见口角㖞斜兼半身不遂者，则属肝阳上亢，风痰阻闭经络之中风病。

2）特殊面容

惊怖貌：指患者面部呈现恐惧的症状。多见于小儿惊风、客忤以及癫病、瘿气等病。若遇声、光、风刺激，或见水、闻水声时出现者，可能为狂犬病。

苦笑貌：指患者面部呈现无可奈何的苦笑样症状。由面部肌肉痉挛所致，乃破伤风的特殊征象。

2. 望五官 五官是目、耳、鼻、口、舌等头面部器官的统称，为五脏之官窍。故诊察五官的异常变化，可以了解脏腑的病变。

（1）望目 目为肝之窍，心之使，目为肾精之所藏，为血之宗，五脏六腑之精气皆上注于目。《黄帝内经》将目的不同部位分属于五脏，后世医家据此发展为“五轮学说”，即两眦血络属心，称为血轮；白睛属肺，称为气轮；黑睛属肝，称为风轮；瞳仁属肾，称为水轮；眼胞（睑）属脾，称为肉轮。

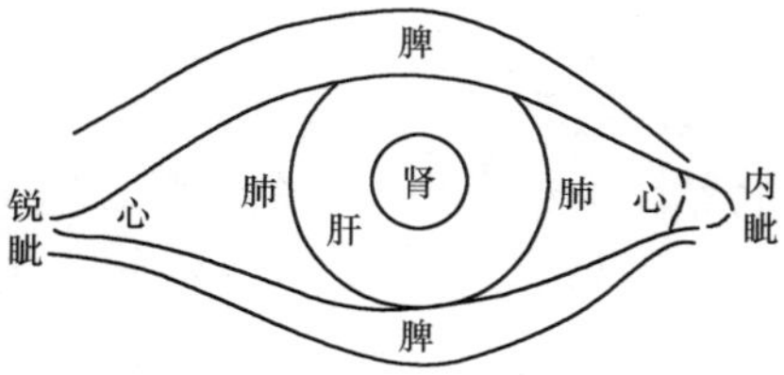

图9-1 目与五脏六腑关系图

故目与五脏六腑皆有联系，通过观察五轮的形色变化，可以诊察相应脏腑的病变（图9-1）。

1）目色：目赤为热，而目眦赤为心火；白睛赤为肺火；全目赤为肝经风热；白睛变黄是黄疸之征；目眦淡白是血亏之兆。

2）目形：目窠微肿，如新卧起之状，是水肿病初起；目窠内陷，为亡阴脱液，或五脏精气衰竭，病重难治。喘而眼睛凸起为肺胀；眼突颈肿为瘿病。

3）目态：目翻上视，白多黑少；目睛上视不能转动，两者皆可见于惊风、痉厥，或精脱神衰之重证。两目斜视或直视，可见于肝风内动之证。小儿昏睡露睛，多为脾虚，也可见于小儿慢惊风。眼睑下垂，展目困难，多属脾气虚弱。

瞳仁散大，多为肾精耗竭，是濒死危象，也可见于中毒症；瞳仁完全散大，是临床死亡的标志之一。瞳仁缩小，多为乌头、有机磷农药等中毒所致。

（2）望耳　耳为肾之窍，少阳经所过之地，其他经脉也绕其前后，故耳与其他脏腑都有密切联系。临证望耳要注意耳的色泽及耳内的情况。

1）耳之色泽：正常耳部色泽微黄而红润，乃是气血充足的表现。全耳色白多为寒证；色青黑多主阴寒内盛或剧痛证；色深红多为热证；耳轮焦黑干枯，多属肾精亏极，精不上荣所致；小儿耳根发凉，耳后有红络，多属麻疹先兆。

2）耳内病变：耳内流脓，称为脓耳，多因肝胆湿热所致。

（3）望鼻　鼻为肺窍，是呼吸之通道，主司嗅觉，又为脾之所应，胃经之所过。故察鼻可候肺、脾胃等脏腑病变。

1）鼻之形态：鼻头或鼻周色红，生有红色丘疹，称为酒渣鼻，多属肺胃蕴热，血壅肺络。鼻翼开合频繁，兼呼吸喘促者，称为鼻煽，见于新病，多属肺热壅盛，见于久病，多属肺肾虚衰之危象。久病见鼻柱塌陷，或溃烂者，常属梅毒或麻风。

2）鼻内分泌物：鼻流清涕，多属外感风寒；鼻流浊涕，多属外感风热，或风寒入内化热；鼻流浊涕而有腥臭气，属鼻渊，多为外感风热或胆经蕴热所致。

（4）望口唇　脾开窍于口，其华在唇，与胃互为表里，故观察唇与口，可以了解脾胃的病变。

1）唇色：正常的唇色为淡红而润泽。唇色淡白，多属气血亏虚；唇色红赤，多属热盛；唇色干红多属热盛伤津；唇色嫩红多属阴虚火旺；唇色青紫，多属血瘀；口唇呈樱桃红色，多见于煤气中毒。

2）形态：口唇干裂多属津液损伤；口角流涎，小儿多属脾气虚弱，成人多属风中络脉或中风后遗症。

3）口腔黏膜：口唇糜烂，多属脾胃蕴热上蒸；唇边生疮，红肿疼痛，多因心脾二经积热上熏所致；唇内溃烂，其色淡红，属虚火上炎；婴儿口腔及舌上满布白斑如雪片，称为鹅口疮，系由胎热蕴积心脾所致。

（5）望齿、龈　齿为骨之余，骨为肾所主，龈为胃之络，故察齿、龈可候肾、胃的病变和津液盈亏。

1）齿：正常牙齿光洁牢固而泽润，表示肾精充足，津液未伤。牙齿干燥不泽，为胃津受损；齿燥如石，属胃肠热盛，津液大伤；齿燥如枯骨，是肾精耗竭之象；牙齿松动脱落或齿龈外露，多属肾精不足或虚火上炎；齿有腐洞，为龋齿。

2）齿龈：正常齿龈淡红而润泽，紧固齿根。如龈色淡白，为血虚不荣；红肿或兼出血，属胃火伤络；齿龈但出血而不红肿者，属肾精不足，虚火伤络；齿龈肿痛不红，属虚火上炎；齿龈腐烂，牙齿脱落，口气臭腐，为牙疳证。

（6）望咽喉　咽喉为肺胃之门户，是呼吸、饮食的通道。心经、肾经、脾经、胃经等诸经络于咽喉。望咽喉是通过观察其色泽形态变化等，以了解肺、肾、胃的病变。

1）色泽：正常人咽喉色淡红润泽，不肿不痛，呼吸通畅，发音正常，食物下咽顺利无阻。咽部深红、肿痛明显，属肺胃热毒壅盛；咽部嫩红、肿痛不显，属肾阴虚、虚火上炎。

2）形态：若咽部一侧或两侧喉核红肿疼痛、溃烂有黄白色脓点，称为乳蛾，为肺胃热毒壅盛；咽部有灰白假膜，拭之不去，重擦出血，很快复生，为白喉，多因外感疫邪所致，易传染，须隔离治疗。

3. 望颈项 是通过观察颈项部外形、动态的变化，以诊察疾病的方法。颈项是指躯干与头部相连的部分，其前部称为颈，后部称为项。望颈项应注意观察外形变化及功能活动情况。

（1）外形 主要观察有无肿块、结节及其部位、形态、大小等。

1）瘿瘤：颈前喉结处结块肿大，一侧或两侧，随吞咽移动，多属肝郁气结痰凝，或与地方水土有关。

2）瘰疬：颈侧颌下有肿块如豆，累累如串珠，多由肺肾阴虚，虚火炼液为痰，或风热时毒结于颈部所致。

（2）动态变化 正常人颈项活动自如。主要观察颈项部的动静姿态变化。

1）项软：颈项软弱，抬头无力者，称为项软。多见于小儿，系先天不足之虚证；或见于病后，为气血大虚之象；若见于老人，多是肾精亏竭之象。

2）项强：后项强硬，俯仰不利，转动不便，称为项强。多主邪气实。睡后项强不便，为落枕，多因睡姿不当或风寒客于经络所致。

4. 望四肢 主要诊察手足、掌腕、指趾的外形变化和动态的异常。

（1）望手足

1）外形：四肢萎缩，多因气血亏虚或经络闭阻，肢体失养所致。四肢肿胀，兼红肿疼痛者，多为瘀血或热壅血瘀所致；足跗肿胀，或兼全身浮肿，多见于水肿；下肢肿胀，皮肤粗厚如象皮者，多见于丝虫病。膝部红肿热痛，屈伸不利，见于热痹，为风湿郁久化热所致；膝部肿大而股胫消瘦，形如鹤膝，称为鹤膝风，多因寒湿久留、气血亏虚所致；膝部紫暗漫肿疼痛，因外伤所致者，为膝部骨骼或关节受损。小腿青筋暴露，形似蚯蚓，多因寒湿内侵、络脉血瘀所致。

2）动态：肢体肌肉萎缩，筋脉弛缓，痿废不用，多见于痿病，常因精津亏虚或湿热浸淫、筋脉失养所致。若一侧上下肢痿废不用，称为半身不遂，见于中风患者，多因风痰阻闭经络所致；若双下肢痿废不用，见于截瘫患者，多由腰脊外伤、瘀血阻络所致。四肢抽搐，筋脉挛急与弛张间作，舒缩交替，动作有力，见于惊风，多因肝风内动、筋脉拘急所致。手足拘急，屈伸不利，多因寒邪凝滞或气血亏虚、筋脉失养所致。手足颤动，不能自主，多由血虚筋脉失养或饮酒过度所致，亦可为动风之兆。

（2）望掌腕 手掌水疱、脱屑、粗糙、变厚、干燥皲裂，自觉痒痛者，称为鹅掌风，因风湿蕴结，或血虚风燥，肤失濡养所致。鱼际大肉削脱，属胃无生气，预后较差。

（3）望指趾 手指拘挛，不能伸直，俗称“鸡爪风”，多因血液亏虚，血不养筋，复感寒邪所致。指趾末节膨大如杵者，称为杵状指，常兼气喘唇暗，多由久病心肺气虚，血瘀痰阻而成。

5. 望二阴 前阴病变与肾、膀胱、肝关系密切；后阴病变与脾、胃、肠、肾关系密切。

（1）望前阴 男性阴囊或女性阴户肿胀，称为阴肿；阴肿而不痒不痛者，可见于水肿病。阴囊、小腹疼痛肿起，涉及腰、胁、背以及心窝部、脐周，伴有四肢厥冷，冷气抢心，止作无时为主要表现的疾病，一般称为疝气，可因小肠坠入阴囊，或内有瘀血、水液停积，或脉络迂曲，睾丸肿胀等引起。若阴囊或阴户红肿、瘙痒、灼痛，多为肝经湿热下注所致。前阴部生疮，或有硬结破溃腐烂，时流脓水或血水者，称为阴疮，多因肝经湿热下注，或感染梅毒所致；若硬结溃后呈菜花样，有腐臭气，则多为癌肿，病属难治。小儿睾丸过小或触不到，多属先天发育异常，亦可见于痄腮后遗症（睾丸萎缩）。

（2）望后阴 肛门内外生有紫红色突起柔软肿块为痔疮。其生于肛门齿状线以内者为内痔，生于肛门齿状线以外者为外痔，内外皆有者为混合痔。多由肠中湿热蕴结或血热肠燥，或久坐、负重、便秘等，使肛门部血脉郁滞所致。肛门与肛管的皮肤黏膜有狭长裂伤，可伴有多发性小溃疡，排便时疼痛流血者，为肛裂，多因热结肠燥或阴津不足，燥屎内结，努力排便时擦伤肛门皮肤，或湿热下注所致。

6. 望皮肤 正常人皮肤荣活润泽，表明气血津液充沛，精气充足。望皮肤主要观察皮肤的色泽、形态变化及皮肤特有病证等。

（1）色泽 皮肤忽然变红，如染脂涂丹，名曰“丹毒”，多由心火偏旺，兼夹风热邪毒所致。皮肤、面目、爪甲皆黄，是黄疸病，分为阳黄、阴黄二大类。阳黄，黄色鲜明如橘色，多因脾胃或肝胆湿热所致；阴黄，黄色晦暗如烟熏，多因脾胃为寒湿所困而成。

（2）形态 皮肤虚浮肿胀，按之凹陷，为水肿，属水湿泛滥。皮肤干瘪枯燥，多属津液耗伤或精血亏损。皮肤干燥粗糙，状如鳞甲称为肌肤甲错，多因血瘀或血虚日久，肌肤失养所致。

（3）皮肤病证

1）痘：皮肤起疱，形似豆粒，故名。常伴有外感证候，包括天花、水痘等病。

2）斑疹：斑和疹都是皮肤上的病变，是疾病过程中的一个症状。斑色红，点大成片，平摊于皮肤下，摸不应手；疹形如粟粒，色红而高起，摸之碍手，根据病因不同可分为麻疹、风疹、瘾疹等。

3）白疹：又称“白㾦”。多发于颈胸部，四肢偶见。其特征：晶莹如粟，高出皮肤，擦破流水。多由湿温或暑温病中，湿郁热蒸于肌肤，汗出不彻，酝酿而成。

4）疮疡：指各种致病因素侵袭人体后引起的发于皮肉筋骨之间的化脓性疾病。常见痈、疽、疔、疖等。

痈：若发病局部范围较大，红肿热痛明显，根盘紧束者为“痈”，多因湿热火毒内蕴，气血壅滞，热盛血败肉腐而致，属阳证。

疽：若漫肿无头，根脚平塌，肤色不变，不热少痛者为“疽”，多因正虚，气血寒痰凝滞所致，属阴证。

疔：若范围较小，初起如粟，根脚坚硬较深，麻木或发痒，继则顶白而痛者为“疔”，多因感受风毒火邪而发。

疖：若起于局部浅表，形小而圆，红肿热痛不甚，易溃易愈者为疖，多由暑湿郁阻于肌肤，或脏腑蕴积湿热，外发于肌肤，使气血壅滞而成。

考点：临床望诊的主要内容

（三）望舌

望舌又称舌诊，是通过观察舌质与舌苔的变化，测知病情变化的一种独特的诊法。望舌是望诊的重要内容，也是中医诊法的特色之一。

舌与脏腑经络关系密切，通过经脉的循行密切联系。舌不仅是心之苗窍，脾之外候，亦是五脏六腑之外候，是多气多血的器官。在生理上，脏腑的精气可通过经脉联系上达于舌，营养舌体并维持舌的正常功能活动；在病理上，脏腑的病变，也影响精气的变化而反映于舌。舌下金津、玉液是舌下经外奇穴，与口腔津液代谢相关。所以通过观察舌的变化，可以测知脏腑气血的盛衰、津液的盈亏，对判断邪正的盛衰、分辨病位的深浅、辨别病邪的性质、推断病势的进退与转归等，均具有重要的意义。

1. 舌诊方法 望舌时，患者可取坐或卧位，面向光亮，张口将舌自然伸出，舌面舒展平坦，舌体放松，舌面平展，舌尖略向下，尽量张口使舌体充分暴露。一般顺序是先看舌质，再看舌苔，最后观察舌下络脉。观察舌质时，则按照舌尖、舌中、舌边、舌根的顺序依次观察。

2. 舌诊注意事项 望舌时应注意以下几个方面。

（1）光线充足 以自然光线为佳，在夜间或暗处可用日光灯。

（2）染苔 某些食物或药物常可使舌苔染色为“染苔”，察舌苔时应注意。

（3）季节与时间 舌象往往随不同季节或时间而稍有变化。如夏季苔多偏厚腻；秋季苔多偏薄干；冬季苔多湿润；晨起苔多厚，食后苔多偏薄。

（4）年龄 随着年龄的不同，舌象也有少许变化。如老年人气血渐虚，舌多裂纹或舌乳头多渐萎缩；小儿舌多淡嫩而舌苔偏少。

（5）体质　肥胖之人舌多胖大有痕；消瘦之人舌体多偏瘦薄。

以上种种情况，在临证诊舌时应加以注意。临床诊断上，须全面观察舌质与舌苔，且需四诊合参，综合判断。

3. 舌诊内容　望舌主要分为望舌质和望舌苔两部分。

舌质又称舌体，为脏腑气血之所荣。故诊舌质可以了解人体脏腑虚实、气血盛衰。舌苔，是舌面上附着的一层苔状物，是胃气上蒸而生，故诊舌苔可以了解胃气强弱、病邪性质和病位浅深，以及判断病势预后。

古人经过长期的临床实践，根据舌诊脏腑部位分属图总结出舌与相应脏腑的联系，将舌体划分为舌尖、舌中、舌根、舌边四部分，分属于心、肺、脾、胃、肾、肝、胆，以测知相应脏腑的病变（图9-2）。

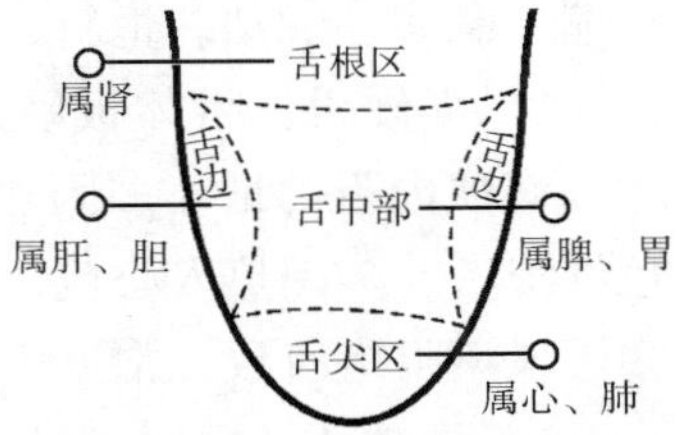

图9-2　舌诊脏腑部位分属图

正常舌象：简称淡红舌、薄白苔。其特征：舌体柔软，活动自如，舌色淡红，荣润有神。舌苔薄白，颗粒均匀，干湿适中，揩之不去，紧贴舌面。

4. 望舌质　包括观察舌的神气、色泽、形质、动态以及舌下络脉五部分内容。

（1）舌神　主要表现在舌质的荣润和灵动方面，可反映脏腑、气血、津液之盛衰，关系到疾病预后的吉凶。

1）荣舌：舌色红润，鲜明光泽，运动灵活，富有生气，是谓有神，虽病亦属善候。

2）枯舌：舌质干枯，晦暗无光，运动不灵，是谓无神，属凶险恶候。

（2）舌色　色，即舌质的颜色。病理舌色可分为淡白、红、绛、青紫几种。

1）淡白舌：舌色较正常舌色浅淡，甚至全无血色，称为淡白舌。主气血两虚或阳虚证。舌色淡白、舌体瘦薄者，多属气血两虚证；舌淡白胖嫩、边有齿痕者，多属阳虚证。

2）红舌：较正常舌色红，甚至呈鲜红色。主热证。因热盛致气血沸涌、舌体脉络充盈，则舌色鲜红。舌色鲜红，苔黄者，多属实热证。舌色稍红，或仅舌边尖略红，多属外感风热表证初起；舌尖红，多属心火上炎；舌两边红，多属肝经有热。若舌体瘦小，鲜红少苔，或有裂纹，或光红无苔，属虚热证。

3）绛舌：绛为深红色，较红舌颜色更深浓之舌，称为绛舌。主里热亢盛或阴虚火旺。在外感病属热入营血；在内伤杂病，属阴虚火旺，常为久病、重病。

4）青紫舌：全舌呈现紫色，或局部见青紫色斑点。主瘀血证、寒证或热证。舌紫暗或见瘀点、瘀斑，多属气滞血瘀；舌淡紫或青紫而润，多属阴寒内盛；舌绛紫而干，多属热极。

（3）舌形　是指舌体的形状，包括老嫩、胖瘦、裂纹、芒刺、齿痕等异常变化。

1）苍老舌：舌质纹理粗糙，形色坚敛，谓苍老舌，为阳热炽盛，伤津耗液，舌肌失润所致。不论舌色苔色如何，舌质苍老者都属实证。

2）娇嫩舌：舌质纹理细腻，其色娇嫩，形多浮胖，称为娇嫩舌，多主虚证。

3）胖大舌：舌体较正常舌大，甚至伸舌满口，或边有齿痕，称为胖大舌，多因脾肾阳虚、水湿停聚所致。

4）肿胀舌：舌体肿大，胀塞满口，不能缩回闭口，称为肿胀舌。舌红绛肿胀，多因心脾热盛、热毒上壅所致；舌青紫晦暗而肿胀，常因某些药物、食物中毒，血液凝涩，络脉瘀滞所致。

5）瘦薄舌：舌体瘦小枯薄者，称为瘦薄舌。多由气血阴液不足，不能充盈舌体所致。主气血两虚或阴虚火旺。舌体瘦薄而色淡者，多属气血两虚；舌体瘦薄而色红绛干燥者，多为阴虚火旺、津液耗伤所致。

6）芒刺舌：舌乳头高起如刺，摸之刺手，状如草莓，为芒刺舌，多因邪热亢盛所致。芒刺越多，邪热愈甚。根据芒刺出现的部位，可分辨热在何脏，如舌尖有芒刺，多属心火亢盛；舌边有点刺，多属肝胆火盛；舌中有芒刺，多属胃肠热盛。

7）裂纹舌：舌面上有裂沟，而裂沟中无舌苔覆盖者，称为裂纹舌。多因精血亏损，津液耗伤，舌体失养所致，故多主邪热炽盛、阴液亏虚或血虚不润。舌红绛而有裂纹，多属热盛伤津；舌淡白而有裂纹，多属血虚不润。此外，健康人亦可见此现象，裂沟上有舌苔覆盖，且无不适症状，不作病论。

8）齿痕舌：舌体边缘有牙齿压印的痕迹，其多由脾虚不能运化水湿所致。而齿痕常与胖大舌同见，主脾虚或湿盛。

（4）舌态　指舌体运动时的状态。正常舌体活动灵敏，伸缩自如。常见的病理舌态有强硬、痿软、短缩、麻痹、颤动、歪斜、吐弄等。

1）强硬舌：舌体板硬强直，运动不灵，以致语言不清，称为强硬舌。多见于热入心包，高热伤津，痰浊内阻等证。多因热扰心神、舌无所主，或高热伤阴、筋脉失养，或痰阻舌络所致。舌强硬而色红绛者，多因热入心包，或高热伤津所致；舌体强硬、胖大，兼厚腻苔，言语謇涩，伴肢体麻木者，多因风痰阻络所致，常见于中风或中风先兆。

2）痿软舌：舌体软弱，无力屈伸，痿废不灵，称为痿软舌。主气血两虚、阴虚。多因气血虚极，阴液不养筋脉所致。舌痿软而淡白无华者，多属气血两虚；舌痿软而红绛，少苔或无苔者，多见于外感病后期，热灼津伤，或内伤杂病，阴虚火旺；舌痿软而红绛干枯者，为肝肾阴亏，舌肌筋脉失养所致。

3）短缩舌：舌体紧缩而不能伸长，称为短缩舌。舌短缩，色淡白或青紫而湿润者，多属寒凝筋脉，舌脉挛缩，或气血俱虚，舌失充养；舌短缩而红绛干燥者，多属热盛津伤，筋脉挛急；舌短缩而胖大苔厚腻，多属风痰阻络。无论因虚因实，皆属危重证候。

4）舌麻痹：舌有麻木感而运动不灵的，称为舌麻痹。多因营血不能上荣于舌而致。若无故舌麻，时作时止，属心血虚；若舌麻而时发颤动，或有中风症状，是肝风内动之候。

5）颤动舌：舌体震颤抖动，不能自主，称为颤动舌。多因气血两虚，筋脉失养或热极伤津而生风所致。久病舌淡白而颤动者，多属血虚动风；新病舌绛而颤动者，多属热极生风；舌红少苔而颤动者，多属阴虚动风或肝阳化风。另外，酒毒内蕴，亦可见舌体颤动。

6）歪斜舌：伸舌偏斜一侧，舌体不正，称为歪斜舌。多因肝风夹痰或夹瘀，痰瘀阻滞一侧经络，使受阻一侧舌肌弛缓，收缩无力，而健侧舌肌正常，故向健侧偏斜。多见于中风证或中风先兆。

7）吐弄舌：舌常伸出口外者为吐舌。舌不停舐上下左右口唇，或舌微出口外，立即收回，称为弄舌。两者合称为吐弄舌，皆因心、脾二经有热，灼伤津液，以致筋脉紧缩频频动摇。小儿智力发育不全，亦可见吐弄舌。

（5）舌下络脉　舌系带两侧各有一条纵行的大络脉，称为“舌下络脉”。正常舌下络脉，颜色暗红，脉络无怒张、紧束、弯曲、增生，排列有序。绝大多数为单支，少有双支。若舌下络脉色青紫，脉形怒张或周围有结节者，提示血瘀；其色淡红色，脉形细小，提示正气虚弱。

5. 望舌苔　正常的舌苔是由胃气上蒸所生，故胃气的盛衰，可从舌苔的变化反映出来。病理舌苔的形成，一是胃气夹饮食积滞之浊气上升而生；二是邪气上升而形成。望舌苔，应注意苔质和苔色两个方面的变化。

（1）苔质　指舌苔的形质，包括舌苔的厚薄、润燥、腐腻、剥落、真假等。

1）厚薄：厚薄以“见底”和“不见底”为标准。凡透过舌苔隐约可见舌质的为见底，即为薄苔。由胃气所生，属正常舌苔。有病见之，多为疾病初起或病邪在表，病情较轻。不能透过舌苔见到舌质的为不见底，即为厚苔。多为病邪入里，或胃肠积滞，病情较重。舌苔由薄转厚，提示邪气渐盛，或表邪入里，为病进；舌苔由厚转薄，或舌上复生薄白新苔，提示正气胜邪，或内邪消散外达，为病退的征象。

2）润燥：舌面润泽，干湿适中，是润苔，表示津液未伤；若水液过多，扪之湿而滑利，甚至伸舌涎流欲滴，为滑苔，是有湿有寒的反映，多见于阳虚而痰饮水湿内停之证。若望之枯燥，扪之无津，为燥苔，由津液不能上承所致，多见于热盛伤津、阴液不足或阳虚水不化津等证。

3）腐腻：苔厚而颗粒粗大疏松，形如豆腐渣堆积舌面，揩之可去，称为腐苔，多因体内阳热有余，蒸腾胃中腐浊之气上泛而成，常见于痰浊、食积，且有胃肠郁热之证。苔质颗粒细腻致密，揩之不去，刮之不脱，称为腻苔，多因脾失健运，湿浊内盛，阳气被阴邪所抑制而成，多见于痰饮、湿浊内停等证。

4）剥落：舌本有苔，若患者忽然全部或部分剥脱，剥处见底，称为剥落苔。若全部剥脱，不生新苔，光洁如镜，称为镜面舌，为胃阴枯竭、胃气大伤所致，属胃气将绝之危候。若舌苔剥脱不全，剥处光滑，余处斑斑驳驳地残存舌苔，称为花剥苔，是胃之气阴两伤所致。舌苔从有到无，是胃的气阴不足，正气渐衰的表现；但舌苔剥落之后，复生薄白之苔，乃邪去正胜，胃气渐复之佳兆。

5）真假：无论苔之厚薄，若紧贴舌面，似从舌里生出者是为有根，又称真苔；若苔不着实，似浮涂舌上，刮之即去，非如舌上生出者，称为无根苔，又称假苔。有根苔表示病邪虽盛，但胃气未衰；无根苔表示胃气已衰。

总之，观察舌苔的厚薄可知病的深浅；舌苔的润燥，可知津液的盈亏与输布情况；舌苔的腐腻，可知湿浊等情况；舌苔的剥落和真假，可知气阴的盛衰及病情的发展趋势等。

（2）苔色　即舌苔之颜色。一般分为白苔、黄苔、灰苔、黑苔四类及兼色变化，由于苔色与病邪性质有关，所以观察苔色可以了解疾病的性质。

1）白苔：主表证、寒证。由于外感邪气尚未传里，舌苔往往无明显变化，仍为正常之薄白苔，若舌淡苔白而湿润，常为里寒证或寒湿证。但在特殊情况下，白苔也主热证。如舌上满布白苔，如白粉堆积，扪之不燥，为积粉苔，是由外感秽浊不正之气，毒热内盛所致，常见于瘟疫或内痈。

2）黄苔：主里证、热证。由于热邪熏灼，故苔现黄色。淡黄热轻，深黄热重，焦黄热结。外感病，苔由白转黄，为表邪入里化热的征象。苔薄淡黄，为外感风热表证或风寒入里化热。苔黄而质腻，多见于湿热或痰热内蕴，或为食滞化热。

3）灰黑苔：苔色浅黑，称为灰苔；苔色深灰，称为黑苔。灰苔与黑苔只是颜色浅深不同，而临床意义相同，常合称为“灰黑苔”。主阴寒内盛，或里热炽盛。苔质的润燥是辨别寒热的重要指征。灰黑而滑腻，多属阳虚寒盛或痰饮内停；灰黑而干燥、芒刺裂纹者多属热极津枯。一般来讲，所主病证无论寒热，多属危重。苔色越黑，提示病情越重。

6. 舌诊的临床意义　舌诊简便易行，舌象的变化能较客观准确地反映病情，可作为诊断疾病、了解病情发展变化和辨证的重要依据。舌诊的临床意义有如下几个方面。

（1）判断邪正盛衰　正气之盛衰，可在舌象方面反映出来，如舌体淡红，柔软灵活，苔薄白而润，说明正气充足，气血运行正常，津液未伤；舌色淡白，属气血两虚；舌干苔燥，属津液已伤；舌苔有根，属胃气充足；舌苔无根或光剥无苔，属胃气衰败；舌色青紫，或有斑点，或舌下络脉怒张，为血瘀的指征。

（2）区别病邪性质　不同的病邪致病，在舌象上反映出不同的变化。如外感风寒，苔多薄白；外感风热，苔多薄白而干；寒湿为病，多见舌淡苔白滑；湿浊、痰饮、食积或外感秽浊之气，均可见舌苔厚腻；燥邪为患，则舌红少津；实热证，则舌红绛苔黄燥；内有瘀血，则舌紫暗或有斑点，或舌下络脉怒张。故风、寒、热、燥、湿、痰、瘀、食等诸种病因，大多可从舌象上加以鉴别。

（3）辨别病位浅深　随着邪气入侵人体部位的加深，舌象亦会发生相应的变化。薄苔说明病位尚浅，主病邪在表；厚苔提示病位已深，主病邪入里；红舌主病邪尚在气分；绛舌主病邪已深入营血。

（4）推断病势进退　通过对舌象的动态观察，可测知疾病发展的进退趋势。从舌苔上看，若苔色由白转黄，由黄转为灰黑，苔质由薄转厚，由润转燥，多属病邪由表入里，由轻变重，由寒化热，邪热内盛，津液耗伤，为病势发展。从舌质上看，舌色由淡红转为红、绛或绛紫，或舌面有芒刺、裂纹，属邪热内入营血，有伤阴、血瘀之势；若淡红舌转淡白、淡紫湿润，舌体胖嫩有齿痕，属阳气受伤，阴寒内盛，病邪由表入里，由轻转重，病情由单纯变为复杂，为病情进一步发展。

（5）估计病情预后　舌荣有神，舌面有苔，舌态正常者，属邪气未盛，正气未伤，胃气未败，预后较好；舌质枯晦，舌苔无根，舌态异常者，属正气亏虚，胃气衰败，病情多凶险。

考点：临床舌诊的主要内容

（四）望排出物

望排出物是观察病人的分泌物和排泄物，如痰涎、呕吐物、二便、涕、唾、汗、带下等。一般排出物色泽清白，质地稀，多为寒证、虚证；色泽黄赤，质地黏稠，形态秽浊不洁，多属热证、实证。

1. 望痰　痰黄黏稠，坚而成块者，属热痰，因热邪煎熬津液所致；痰白而清稀，或有灰黑点者，属寒痰，因寒伤阳气，气不化津，湿聚为痰；痰白滑而量多，易咯出者，属湿痰，因脾虚不运，水湿不化，聚而成痰，而滑利易出；痰少而黏，难以咳出者，属燥痰，因燥邪伤肺；痰中带血，或咳吐鲜血者，为热伤肺络。

2. 望涎　口常流稀涎者，多属脾胃阳虚；口常流黏涎者，多属脾蕴湿热。

3. 望涕　鼻塞流清涕，属外感风寒；鼻塞流浊涕，属外感风热；若稠涕似脓血，腥臭难闻，或流黄水，常湿不干，为湿热蕴阻之“鼻渊”。

4. 望呕吐物　胃中之物上逆自口而出为呕吐物。若呕吐物清稀无臭，为寒呕，多由脾胃虚寒或寒邪犯胃所致；呕吐物酸臭秽浊，为热呕，多因邪热犯胃、胃有实热所致；呕吐痰涎清水，量多，多属痰饮内阻于胃；呕吐未消化的食物，酸腐味臭，多属食积；若呕吐频发频止，呕吐不化食物而少有酸腐，为肝气犯胃所致；若呕吐黄绿苦水，为肝胆郁热或肝胆湿热；呕吐鲜血或紫暗有块，夹杂食物残渣，多因胃有积热或肝火犯胃，或素有瘀血所致。

5. 望大便　主要是察大便的色、质、量。正常大便色黄，呈条状或圆柱状，干湿适中，便后舒适。大便清稀，完谷不化，或如鸭溏者，多属寒泻；大便色黄、稀清如糜，有恶臭者，属热泻；大便色灰白呈陶土色，多属黄疸；大便燥结者，多属实热证；大便干结如羊屎，排出困难，或多日不便而不甚痛苦者属阴血亏虚；大便如黏冻而夹有脓血且兼腹痛，里急后重者，为痢疾；便黑如柏油，属胃络出血；小儿便绿，多属消化不良。大便下血，有两种情况，如先血后便，血色鲜红者，为近血，多见于痔疮出血；若先便后血，血色褐暗者，为远血，多见于胃肠病。

6. 望小便　主要观察小便的色、质、量的变化。正常小便颜色淡黄，清净不浊，尿后有舒适感。如小便清长量多，伴有形寒肢冷，多属寒证。小便短赤量少，伴灼热疼痛，多属热证。尿浑如膏脂或有滑腻之物，多为膏淋；尿有砂石，小便困难而痛，为石淋。尿中带血，为尿血，多属下焦热盛，热伤血络；尿血，伴有排尿困难而灼热刺痛者，为血淋。尿浑浊如米泔水，形体日瘦多属脾肾亏虚，清浊不分。

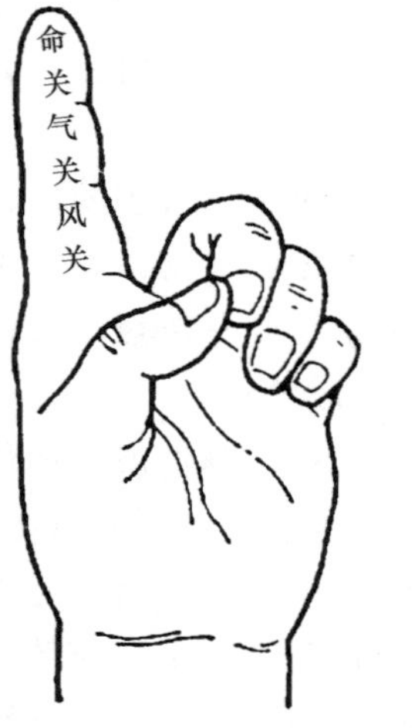

图9-3　小儿指纹三关示意图

（五）望小儿指纹

望小儿指纹，是观察浮露于小儿两手示指掌侧前缘浅表脉络的形色变化以诊察病情的方法，又称为望小儿示指络脉，仅适用于3岁以内的小儿。示指掌侧前缘浅表络脉是手太阴肺经的一个分支，故与诊寸口脉意义相似。指纹分“风”“气”“命”三关，即示指近掌部的第1节为“风关”，第2节为“气关”，第3节为“命关”（图9-3）。

1. 望小儿指纹的方法　将患儿抱到向光处，医者用左手的示指和拇指握住患儿示指末端，以右手大拇指在其示指掌侧，从命关向气关、风关推动几次，用力要适当，使指纹更为明显，便于观察。

2. 望小儿指纹的临床意义　正常指纹，脉络色浅红、略紫，隐隐显露于风关之内，其形态多为斜行、单支，粗细适中。病变时应根据其出现部位、颜色和形状的变化，察知病位深浅、病邪性质、邪正盛衰等。

1）纹位变化（三关测轻重）：根据指纹在手指三关中出现的部位，以测邪气的浅深、病情的轻重。指纹显于风关附近者，表示邪浅，病轻；指纹过风关至气关者，为邪已深入，病情较重；指纹过气关达命关者，是邪陷病深之兆；若指纹透过风、气、命三关，一直延伸到指甲端者，则为“透关射甲”，提示病情危重。

2）纹色变化（红紫辨寒热）：纹色的变化，主要有红、紫、青、黑、白色的变化。纹色鲜红多属外感风寒；纹色紫红，多主热证；纹色青，主风证或痛证；纹色青紫或紫黑色，属血络闭郁；纹色淡白，多属脾虚。

3）纹形变化（浮沉分表里，淡滞定虚实）：纹形，即指纹的浅、深、细、粗等变化。如指纹浮而明显者，主病在表；沉隐不显者，主病在里。纹细而色浅淡者，多属虚证；纹粗而色浓滞者，多属实证。

总之，望小儿指纹的要点就是：纹形色相参，留神仔细看，三关测轻重，红紫辨寒热，浮沉分表里，淡滞定虚实。

二、闻　诊

闻诊是通过听声音和嗅气味来诊察疾病的方法。听声音包括诊察病人的声音、呼吸、语言、咳嗽、心音、呕吐、呃逆、嗳气、太息、喷嚏、呵欠、肠鸣等各种响声。嗅气味包括嗅病体发出的异常气味、排出物的气味及病室的气味。人体的声音和气味，既是脏腑正常生理功能的表现，也能反映相应的病理变化。

（一）听声音

正常声音的特点为发声自然、声调和畅、柔和圆润、言语清楚、语言流畅、应答自如、言与意符。表示人体气血充盈，发声器官和脏腑功能正常。

1. 语声　一般来说，在疾病状态下，语声高亢洪亮有力，属阳证、实证、热证；语声低微细弱懒言，属阴证、虚证、寒证；语声重浊，称为声重，属外感风寒或痰浊阻肺。语声嘶哑者，称为喑哑；语而无声者，称为失声。新病喑哑和失声多为实，因外感风寒或风热犯肺所致，即所谓“金实不鸣”；久病多虚，由阴虚火旺、肺肾精气内虚所致，即所谓“金破不鸣”；妊娠后喑哑或失声，多因胞胎阻碍经脉，肾阴精亏虚不能上荣所致，常发生于妊娠晚期，一般无须治疗，分娩后即愈。

（1）太息　又称叹息，是指患者情志抑郁、胸胁满闷时发出的长吁或短叹声音的症状，属肝气郁结。

（2）呻吟　是指病痛难忍而发出的痛苦哼哼声。新病呻吟，声音高亢有力，多属实证，亦可因剧痛所致；久病呻吟，声低无力，多属虚证。

2. 语言　主要是分析患者语言的表达与应答能力有无异常、吐字的清晰程度等。语言的异常多为心神病变。

（1）谵语　神志不清，语无伦次，声音高亢而有力，多为热扰心神之实证。

（2）郑声　神志不清，语多重复，声音低弱模糊，时断时续，为心气大伤，精神散乱的垂危征象。

（3）独语　喃喃自语，喋喋不休，见人语止，首尾不续，多为心气不足或痰浊蒙蔽心窍所致。

（4）狂言　指精神错乱，狂躁妄言，语无伦次，不避亲疏，多为痰火扰心或热入心包所致。

（5）言謇　言语不清，舌强謇涩，多见于中风先兆或中风后遗症。

3. 呼吸　正常人呼吸调匀，深浅适中。肺主气，司呼吸，肾纳气，呼吸与肺肾诸脏以及宗气有关，所以诊察呼吸变化，有助于推测五脏及宗气的虚实。呼吸异常，每责之于肺肾。

（1）气微与气粗

1）气微：呼吸表浅，气息低微，气少不足以息，多见于久病虚证，或肺肾虚损，属虚证。

2）气粗：呼吸急促，气粗息短，鼻翼煽动，多见于外感急性热病，邪热犯肺，肺失清肃，属实证。

（2）喘与哮　临床上喘证和哮证常同时出现，所以往往称为哮喘。

1）喘：呼吸困难，短促急迫，甚至鼻翼煽动，张口抬肩，难以平卧。喘分虚实。实喘发作急剧，声高而气粗，呼出为快，多为病邪壅塞肺气所致；虚喘来势较缓，喘声低微，气怯声低，吸入为快，动辄加剧，多为肾不纳气或肺气虚衰。

2）哮：呼吸急促似喘，喉中有痰鸣音者，时发时止，反复难愈。哮证有寒热之别，多为里有痰饮内伏，复感外邪而发。

（3）短气与少气

1）短气：呼吸短促而不接续，似喘而不抬肩，虽急而无痰声者，多因胸中内有留饮，影响气机升降，或元气虚损，气息难续所致。

2）少气：呼吸微弱，短而声低，言语无力，其状态自然，多因诸虚不足，是身体衰弱的表现。

4. 咳嗽　是肺失清肃、肺气上逆的表现。有声无痰为咳，有痰无声为嗽，有声有痰为咳嗽。外感、内伤均可引致咳嗽，根据咳嗽的声音及痰之有无以及兼症，可以测知病证的寒、热、虚、实。

一般来说，咳声重浊有力，多属实证；咳声轻清低微，多属虚证。咳声重浊，咳痰清稀色白，多属外感风寒；咳声不扬、痰稠而黄、不易咳出，属热证，多因热邪犯肺所致；咳嗽痰多，色白易咯，多为湿痰；干咳声短，无痰或痰少，多属阴虚肺燥。咳声阵作，终止时有鸡啼样回声为百日咳；若咳声如犬吠，每见于白喉，多为痰浊邪毒、梗阻气道所致。

5. 呕吐　是胃失和降、胃气上逆的一种常见表现。有声有物为呕，有物无声为吐，有声无物为干呕，统称呕吐。根据呕吐声音的强弱和吐势的急缓可测知病证的虚、实、寒、热。

一般而言，虚证或寒证者，呕吐来势较缓，呕声低微；实证或热证者，呕吐来势较猛，响亮有力。临床当结合兼症进行分析辨证。

6. 呃逆　是胃气自喉间冲逆而上，不能自已，俗称“打嗝”。乃胃气上逆所致。一般而言，呃声高亢、短而有力的多属实热证；呃声低沉、气弱无力的多属虚寒证。久病之人，形瘦骨立，突然呃逆，呃声低而无力，是胃气衰败、病情危重之象。日常呃逆，呃声不高不低，短暂且可自愈，多因咽食急促，不属病态。

（二）嗅气味

嗅气味指嗅病气，包括身体、口腔、呼吸和各种排泄物、分泌物的气味。一般气味臭秽或腥臭多属实证、热证；气味清淡者多属虚证、寒证。嗅病气可了解病程病邪轻重及寒热属性，对疾病的预后有一定意义。

1. 口气　指由口腔发出的气味。口气酸腐，嗳气酸馊多属内有宿食，消化不良；口气秽浊多属胃中湿热停滞；口气腐臭可见于内痈或牙疳。

2. 鼻气　指鼻腔分泌物及由鼻呼出的气味。鼻涕腥臭黄稠为鼻渊。

3. 汗气　由汗出过多而产生。汗有腥臭属湿热蕴蒸；瘟疫病人汗气臭秽属热毒甚；腋下汗出臭秽，如狐狸的膻臊味，令人不可近，称为狐臭，因湿热或湿邪郁蒸所致。

4. 排出物的气味

（1）痰　痰浊腥臭，为热毒炽盛，多见于肺痈；痰液清稀而无腥臭为寒痰。

（2）呕吐物　呕吐物无臭味，病人喜热饮，属胃寒；呕吐物酸臭而喜冷饮，属胃热；气味酸腐而有未消化物者，为宿食；呕吐脓血而腥臭，为内痈。

（3）二便　小便黄赤浊臭属湿热；小便清澈而臊臭多为寒证。大便臭秽多属湿热；大便有酸气伴未消化食物多属食积停滞。

5. 某些疾病的特殊气味　有些疾病发展到危重阶段时出现的特殊气味。如肝性脑病的病人呼出的气体有氨味，称为肝臭；消渴的病人危重阶段呼出的气体可有烂苹果气味；水肿患者汗出有尿臭味，属肾气衰败；尿毒症患者有尿臊气；晚期肿瘤或其他危重病人会出现腐臭或尸臭等，这些特殊气味都具有重要的诊断意义。

考点：临床闻诊的主要内容

三、问　诊

问诊是医生通过有目的地询问患者（或陪诊者），以了解疾病的发生、发展、诊治经过、现在症状和其他与疾病相关的情况，来诊察疾病的方法。古代医家称其为“诊病之要领，临证之首务”，说明了问诊的重要性。

（一）问诊的重要性

问诊是中医临证诊察疾病、辨识病证的重要手段和方法之一。疾病的许多情况，如患者既往的健康状况、生活习惯、居处条件，以及疾病发生发展、诊治经过、自觉症状等，医生不能从望诊、闻诊或切诊中全部获得，只有通过问诊才能了解。特别是在某些疾病中，或是在发病的早期，患者只有自觉症状，缺乏客观体征，在这种情况下，问诊就显得更为重要。

问诊不仅是察病辨证、收集资料的重要手段，而且通过询问交谈，还能了解患者的心理思想动态及其对疾病的影响，以便及时劝解诱导，消除其心理思想负担，树立对待疾病的正确态度，增强治愈疾病的信心，从而达到提高疗效，尽早治愈疾病的目的。因此在临床中能够恰当地运用问诊，对于明辨病证、提高诊治效果具有极其重要的意义。

（二）问诊方法

医生问诊了解病情，不能漫无边际、毫无目的地询问，要根据辨病识证的实际需要，遵循一定的规律和方法，有目的地进行扼要询问，一般常采用下述方法进行问诊。

1. 围绕主诉，有的放矢　医生接诊患者，在问清一般情况后，让患者依据自我感知，陈述出最明显、最痛苦的临床主要症状或其就诊的主要原因（主诉）。在患者陈述主诉之后，医生根据自己的临证经验，围绕主诉，进行问诊，可避免问诊的盲目性，有利于明确诊断。

2. 辨问结合，四诊合参　同是发热，由于望、闻、问、切诊所得见症不同，辨证有内伤、外感、属虚、属实之异。故问诊思路和内容也随之不同，四诊收集资料的目的又在于辨证识病，因此，问诊时要在参照他诊所得的基础上，根据各种疾病的辨证类型进行边辨边问，辨问结合，四诊合参。

（三）问诊注意事项

问诊涉及医患双方，医生要认真负责，患者需信任配合。诚如《医门法律·问病论》所言：“诚以得其欢心，则问者不觉烦，病者不觉厌，庶可详求本末，而治无误也。”故医生在问诊中应注意以下几点。

1. 问诊环境应安静适宜，以免受到干扰；尊重患者隐私，对于某些病情不便当众表述的患者，应单独进行询问。

2. 积极热忱，专心谨慎，认真负责，才能获得系统全面的诊察资料。

3. 待人以诚，谦恭和蔼，同情患者疾苦，态度诚恳，以取得患者的信任，使患者详细地倾诉病情，同战病邪。

4. 语言通俗，忌用术语。询问用语应明白准确、通俗易懂。尽量避免使用医学术语，以免患者对问话内容不能理解，或在语言上造成误会。

5. 尊重陈述，避免套问。要耐心听取患者的陈述，不可根据自己的主观臆断去暗示或套问，以免使问诊的资料与实际情况不符。

考点：临床问诊的方法及注意事项

（四）问诊的主要内容

问诊的内容主要包括一般情况、主诉、现病史、既往史、个人生活史、家族史等内容。在上述各项问诊内容中，重点在于现病史、主诉，以及围绕现病史、主诉所出现的现在症状。特别是目前自觉症状，更是问诊的关键。

链接 张景岳“十问歌”

问现在症状的内容，明代张景岳概括为“十问篇”，经后世人修改为“十问歌”，内容言简意赅，沿用至今，可作为临床参考：“一问寒热二问汗，三问头身四问便，五问饮食六问胸，七聋八渴俱当辨，九问旧病十问因，再兼服药参机变，妇人尤必问经期，迟速闭崩皆可见，再添片语告儿科，天花麻疹全占验”。

---

1. 问一般情况 一般情况包括姓名、性别、年龄、婚否、民族、职业、籍贯、工作单位、现住址等。询问一般情况，一是为了便于与患者或家属进行联系和随访，对患者的诊治负责。二是可使医生获得与疾病有关的资料，为疾病的诊断提供一定的依据。如年龄、性别、职业、籍贯等不同，则有不同的多发病。

2. 问主诉 主诉是患者就诊时最感痛苦的症状、体征及其持续时间，如“发热咳嗽3天，加重1天”。

主诉通常是疾病的主要矛盾所在，一般只有一两个症状，即为主症。通过主诉常可初步估计疾病的范畴、类别及病情的轻重缓急。因此，主诉具有重要的诊断价值，是了解、分析和认识疾病的重要线索。询问时，医生首先要善于抓住主诉。这样就抓住了病变所在的部位，然后围绕主症，进一步深入询问有关兼症和病史，再结合其他三诊全面诊察，才能作出正确诊断。

在描述主诉时，不能用诊断术语，如“风寒表证”“肺气虚证”等，而只能用具体症状、体征进行描述。

3. 问现病史 现病史是指患者从起病到此次就诊时疾病的发生、发展及其诊治的经过。现病史应从以下四个方面进行询问。

（1）发病情况 主要包括发病的时间，是突然发作，还是缓慢发生；发病的原因或诱因；最初的症状及其性质、部位，当时曾作何处理等。一般凡起病急、时间短者，多属实证；凡患病已久，反复发作，经久不愈者，多属虚证，或为虚实夹杂证。

（2）病变过程 医生了解患者的病变过程，一般可按疾病发生的时间顺序进行询问。如某一阶段出现哪些症状，症状的性质、程度；何时病情好转或加重；何时出现新的病情，病情有无变化规律等。通过询问病变过程，可以了解疾病邪正斗争情况，以及疾病的发展趋势。

（3）诊治经过 有些患者，尤其是患病较久者，在就诊前已经在其他医院进行过诊断和治疗。所以对初诊者，有必要询问曾做过哪些检查，结果怎样；做过何种诊断，诊断的依据是什么；经过哪些治疗，治疗的效果及反应如何等。了解既往诊断和治疗的情况，可作为当前诊断与治疗的参考。

（4）现在症状 是问诊的主要内容。虽然现在症状属于现病史的范畴，但因其包括的内容较多，故后文有专门的讨论。

4. 问既往史 既往史又称过去病史，主要包括患者平素身体健康状况，以及过去患病情况。

（1）既往健康状况 患者平素健康状况，可能与其现患疾病有一定的关系，故对分析判断现发疾病的病情具有重要的参考价值。

（2）既往患病情况 患者过去曾患过何种疾病，如痢疾、疟疾、白喉、麻疹、肝病、痹证等。患者是否接受过预防接种，有无药物或其他物品的过敏史，做过何种手术治疗等，都应该加以询问。

患者既往所患某些疾病，可能与现患病证有着密切关系，如哮证、痫证、中风等，经治疗之后，症状虽已消失，但尚未根除，某些诱因常可导致旧病复发。

小儿应当注意询问预防接种、传染病和传染病接触史。小儿6个月至5周岁时从母体获得的先天免疫力逐渐消失，而后天的免疫功能尚未形成，故易感染水痘、麻疹等急性传染病。预防接种可帮助小儿建立后天免疫功能，以避免感染发病。患过某些传染病，如麻疹、顿咳等，常可获得终身免疫力。

5. 问个人生活史 个人生活史主要包括生活经历、精神情志、饮食起居、婚姻生育等。医生询问患者这些情况，在诊断疾病上也有着重要的意义。

（1）生活经历 询问患者的出生地、居住地及经历地，应注意某些地方病或传染病的流行区域，以便判断所患疾病是否与此有关。

（2）精神情志 人生活在社会之中，常会受到外界因素的刺激，使精神情志产生变化，导致脏腑气血功能紊乱，从而引起疾病。同时，人的精神情志变化，对某些疾病的发展与变化亦有一定的影响。因此，了解患者的性格特征、当前精神情志状况及其与疾病的关系等，有助于对疾病的诊断，并可提示医生对因精神情志刺激所导致的疾病，给予药物治疗的同时，辅以思想上的开导，将达到事半功倍的效果。

（3）饮食起居 饮食嗜好、生活起居不当，对身体健康影响很大，甚至引起疾病。如素嗜肥甘者，多病痰湿；偏食辛辣者，易患热证；贪食生冷者，易患寒证。起居无常，饮食失节，易患胃病等。

（4）婚姻生育 对于成年患者，应注意询问其是否结婚、结婚年龄、配偶的健康状况，以及有无传染病或遗传性疾病。已婚女性还应询问妊娠次数、生产胎数，以及有无流产、早产、难产等。

6. 问家族史 家族史是询问患者的家庭成员，如父母、兄弟姐妹、配偶、子女等人的健康和患病情况。必要时应注意询问直系亲属的死亡原因。询问家族史，可了解到一些传染病和遗传性疾病的情况。

7. 问现在症状 现在症状是指患者就诊时所感到的痛苦与不适，以及与其病情相关的全身情况。问现在症状是问诊的重点，因其内容涉及范围较为广泛，医生询问时应首先抓住患者的主症，围绕主病，有目的、有步骤地进行询问。

（1）问寒热 指询问患者有无怕冷和发热的感觉。无风自冷，而加衣被或取暖仍不可缓解者为恶寒，多为感受外邪所致，常为发热先兆；自觉怕冷，加衣被或取暖可缓解者为畏寒，多为阳气衰弱、失于温煦所致；遇风觉冷，避风可缓者为恶风，多为感受风邪所致。临床常见的寒热症状有恶寒发热、但寒不热、但热不寒、寒热往来四种类型。

1）恶寒发热：恶寒和发热同时出现，多为外感表证初期的特征，是由外邪袭表，卫阳抗邪，正邪相争于肌表，卫阳不得宣发所致。肌表失温则恶寒，卫阳郁遏而发热。所以恶寒发热是外感表证的主要见症。由于外邪性质不同，寒与热并见，但又有轻重的区别。恶寒重发热轻多为外感风寒；发热重而恶寒轻多为外感风热；发热恶风多为外感风邪。

2）但寒不热：多为里寒证，或因寒侵，或因阳虚。新病畏寒多属寒邪直中；久病畏寒多属阳气虚衰。

3）但热不寒：多见里热证，临床分为壮热、潮热和低热三种。

A. 壮热，指高热（体温39℃以上）持续不退、不恶寒反恶热的症状。多因外邪入里，邪正相搏，邪盛正实，阳热内盛，蒸达于外所致。常见于外感温热病的气分阶段，或伤寒病的阳明经证，属里实热证。

B. 潮热，定时发热或热甚，如潮汐之有定时的症状。有三种情况：①阳明潮热，又称日晡潮热，常于日晡，即申时（下午3～5时）发热明显，或热势较高，属里实热证，常见于伤寒病的阳明腑实证。阳明之气申时最旺，抗邪能力最强，故此时发热更甚。②湿温潮热，指身热不扬（肌肤初扪不觉热，扪之稍久，即感灼手），午后尤甚，多见于湿温病。多因湿热蕴结，湿遏热伏，热难透达所致。③阴虚潮热，午后或入夜低热，表现为五心烦热，或骨蒸潮热。多因阴虚不能制阳，虚热内生所致。

C. 低热，指发热时间较长，而热势仅稍高于正常体温的轻度发热。

4）寒热往来：恶寒与发热交替往来，为正邪交争，互为进退之象，可见于少阳病和疟疾。寒热往来，发无定时为少阳病；寒热往来，发有定时为疟疾。

考点：问诊中问寒热的主要内容

（2）问汗 汗，是阳气蒸化津液，从腠理达于体表所致。故汗出与阳气盛衰、津液盈亏和腠理疏密相关。出汗是一种正常的生理现象，常人进食辛辣，或体力活动，或情绪变化，或气温升高，或衣被过厚等均可使汗出增多。当汗无汗或出汗过多或伴异常感觉时，则为病理现象。询问时应注意了解汗的有无，汗出的时间、部位、多少，以及主要兼症等。

1）无汗：当汗出反不汗出者，谓之无汗。

A. 表证无汗：多属表寒证，或称表实证，乃寒邪束表，肌腠收敛，玄府闭塞，汗液不得外泄所致。临床常兼见恶寒重，发热轻，头痛身重，脉浮紧等症。

B. 里证无汗：多属津液不足，汗液失其化源。临床常兼见口燥咽干，皮枯少津，溲少便结，脉细等症。

2）汗出异常：凡不当汗出而汗出，或汗出过多，或汗出兼有其他病理反应者，均谓汗出异常。

A. 表证汗出异常：多属表虚证（亦称太阳中风证）或表热证。前者是外感风邪所致。风为阳邪，其性开泄，故风邪袭表，腠理玄府开张，津液外泄，则汗出。常兼见发热恶风，脉浮等症。后者是外感热邪所致。热为阳邪，其性升散，热邪袭表，使腠理开启，热蒸液泄，故有汗。常兼见发热重，恶寒轻，头痛咽痛，脉浮数等症。

B. 里证汗出异常：主要有自汗、盗汗、大汗、战汗四种。

自汗：经常汗出，活动后更甚，称为自汗。多见于气虚、阳虚证。由于阳气虚弱，不能固密肌表，玄府不密，津液外泄，故汗自出；劳则气耗，活动时机体阳气敷张，津液随阳敷外泄，故动则汗出尤甚。

盗汗：入睡时汗出，醒则汗止，称为盗汗。多见于阴虚内热证。由于阴虚本已内热，入睡时阳入于阴，卫阳不能固密肌表，而内热更甚，虚热逼津外泄，故而汗出。醒则卫阳从阴复出于表，肌表固密，汗即自止。

大汗：汗出量多，津液大泄，属实热证。大汗多由表邪入里化热或风热内传，里热充盛，迫津外泄所致，常伴见面赤、烦渴饮冷、脉洪大。

战汗：先见全身战栗抖动，继而汗出者，称为战汗，多在病势沉重时出现，表示邪正相争剧烈，是疾病发展的转折点。若汗出热退，脉静身凉，是正气来复、邪去正安的佳象；若汗出而身热不减，烦躁不安，脉来疾急，为邪盛正衰、疾病恶化的危候。

（3）问疼痛　疼痛是临床上最常见的自觉症状之一，其范围广泛，病因复杂，性质多样。但病机总不离“不通则痛”或“不荣则痛”。前者多因实而致痛，或感受外邪，或气滞血瘀，或痰浊凝滞，或虫积、食积等，阻闭经络，气血运行不畅；后者多因虚而致痛，或气血不足，或阴津亏损，脏腑经络失养。问疼痛应重点询问疼痛的性质、部位、程度、时间、喜恶等。

1）疼痛性质：了解不同疼痛的性质，有助于分辨疼痛的病因与病机。

A. 胀痛：指疼痛有胀满感。常伴见时发时止，气泄得缓的特点，是气滞作痛的特征。胀痛多由情志抑郁，或食积内停、气机不畅所致。

B. 刺痛：指疼痛如针刺之状，部位固定，夜间尤甚，是瘀血痛的特点。刺痛多由血行不畅，瘀血停于局部，阻滞经脉所致。

C. 酸痛：指疼痛有酸软感。酸痛多由湿邪侵袭，气血不畅，或因肾虚、骨髓失养所致。

D. 重痛：指疼痛有沉重感。重痛多由湿邪或气血壅滞经脉，气机不畅所致。

E. 走窜痛：指痛处游走不定或走窜攻痛。走窜痛多由风邪偏胜或气滞所致。

F. 冷痛：指疼痛有冷感而喜暖，遇热减缓，遇寒加重。冷痛多由寒邪阻络，或阳气不足，脏腑、肢体不得温养所致。

G. 灼痛：指疼痛有烧灼感而喜热，遇热加重，遇寒缓解。灼痛多由火邪灼络，或阴虚阳亢，热郁火扰所致。

H. 绞痛：指疼痛剧烈如刀绞，难忍拒按。绞痛多由有形实邪阻闭气机，或阴寒凝滞而气机阻闭所致。

I. 掣痛：指疼痛抽掣，或牵扯连及他处而痛，也称引痛。掣痛多由血虚经脉不养，或寒邪阻滞经脉，经脉挛急收引所致。

J. 隐痛：指疼痛不甚剧烈，尚可忍耐，但绵绵不休而喜按。隐痛多由精血亏虚，机体失养所致。

K. 空痛：指疼痛有空虚感。空痛多由气血精髓亏虚，脏腑器官失养所致。

2）疼痛部位：分辨疼痛的部位，可以了解病变所在的脏腑经络。

A. 头痛：引起头痛的原因极多，无论外感、内伤虚实诸证，均可致头痛。如外感六淫及痰浊、瘀血阻滞或肝阳上扰清阳，所引起的头痛多为实证；气血阴阳不足，不能上荣于头，致使脑海空虚所引起的头痛，则属虚证。

B. 根据经络的分布，不同部位的头痛，可以确定其所在的经络病变。如枕项痛属太阳经，前额痛属阳明经，两侧痛属少阳经，巅顶痛属厥阴经等。

C. 胸痛：多属心肺病变。与瘀血、痰浊、气滞、寒邪及气血亏虚相关。

D. 胁痛：一般属于肝胆的病变。如肝气不舒、肝胆火盛、肝胆湿热、气滞血瘀，以及悬饮等病变，都可引起胁痛。

E. 脘痛：指上腹（剑突下）部位的疼痛，为胃所在，又称胃脘痛。以胀痛、隐痛、冷痛、灼痛、刺痛、绞痛为多见，多与寒、热、食、气、瘀、虚相关。若进食后痛加剧者，多属实证；进食后痛缓解者，多属虚证。

F. 腹痛：腹部的范围较广，可分为大腹、小腹、少腹等部分。其中脐周围称为脐腹，脐以上称为大腹，亦称上腹，总属脾胃；脐以下为小腹，是大小肠、膀胱、胞宫所居之处；小腹两侧为少腹，是肝经所过之处。腹部疼痛发生的不同部位的症状表现，反映不同脏腑的病理变化。

G. 腰痛：或为寒湿痹证，或为湿热阻络，或为瘀血阻络，或为肾虚所致。

H. 四肢痛：四肢疼痛，或在关节，或在肌肉，或在经络，或在筋骨，多由风寒湿邪的侵袭，或由湿热蕴结，阻滞气血的运行所致。若疼痛独见于足跟，或胫膝酸痛，多属肾虚。

I. 周身痛：新病乍起者，多为感受风寒湿邪之实证；久病见之，多为气血亏虚、经气不利之虚证。

考点：问诊中问疼痛的主要内容

（4）问饮食口味 询问患者口渴与饮水、食欲与食量、冷暖喜恶、口味偏嗜等情况，有助于判断胃气的有无、津液的盈亏及相关脏腑的虚实寒热。

1）食欲和食量：食少纳呆多为脾胃气虚，或内伤食滞，或湿邪困脾；脘胀厌食，嗳腐吞酸，多属食滞胃脘；纳少厌油，黄疸发热，肢体困重，多属肝胆湿热或脾胃湿热；食欲不振，胸胁胀痛，精神抑郁或易怒，属肝气犯胃；消谷善饥，多属胃火炽盛，如伴有多饮多尿，可见于消渴病；饥不欲食，常属胃阴不足；食入则吐，多属胃中实火上逆；朝食暮吐或暮食朝吐，多因脾胃虚寒；吞咽艰涩，哽噎不顺者，可见于噎嗝证；重病本不欲食，突然思食、多食，为脾胃之气将绝的征象，称为除中，为回光返照之象；儿童喜食异物，如生米、泥土等，可见于虫积或疳积；育龄妇女突然停经而见厌食、呕恶、脉滑者，应当考虑妊娠恶阻。

2）口渴与饮水：口渴喜热饮属寒湿内停。渴喜冷饮属热盛津伤；口渴而不欲饮者，或水入即吐，多由水湿内停，或湿热内困，津液不能上承所致；口干欲漱水而不欲咽者，可见于瘀血证；多饮多尿见于消渴。

3）口味：口苦多见于胃中积热或肝胆湿热；口淡多见于水湿内停，或脾胃虚寒；口甜多见于脾胃湿热；口酸多见于肝胃不和或食积；口咸多见于肾虚内热；口腻多见于脾胃湿阻；口臭多见于胃火炽盛。此外，患者喜食辛辣、热饮多为胃寒；相反喜食生冷者，多为胃中郁火。

（5）问睡眠 睡眠异常有失眠与嗜睡两种情况。

1）失眠：经常不易入睡，或睡后易醒，醒后不能复睡，或睡而不酣，时易惊醒，甚至彻夜不眠。虚证多为心血不足，心失所养，或阴虚火旺，内扰心神所致；实证多为邪气内扰或气机不畅等所致。

2）嗜睡：时时欲睡，精神不振，头重困倦。虚证多为气血不足，或阳虚阴盛，清阳不升；实证多为痰湿内盛、困阻清阳所致。病重嗜睡多为危象。

（6）问二便 二便情况，不仅可以反映消化吸收、水液代谢的正常与否，还可以反映脾、胃、大肠、肺、肾及膀胱等脏腑的功能状况，用来推断病证的寒、热、虚、实属性。重点注意二便的次数、数量、性质、颜色、气味，以及有无疼痛、出血等伴随情况。

1）小便：健康成年人在一般情况下，日间排尿3～5次，夜间排尿0～1次，每昼夜总尿量为1000～1800ml。尿次和尿量，受饮水、温度、出汗、年龄等因素的影响。由于小便为津液所化，观小便的变化，可以察知体内津液的盈亏和相关脏腑的气化功能是否正常。

色黄而短少多属热证；色白而清长多属寒证。多尿、多饮、消瘦多为消渴。小便刺痛多为淋证，可由膀胱湿热、砂石阻塞、肾虚火旺等所致。小便不畅，点滴而出为癃；小便不通，点滴不出，为闭，一般统称癃闭，多由肾气虚弱，或血瘀、湿热、结石所致；而重病见无尿，神志昏迷，为精气衰败的凶兆。夜间遗尿或尿失禁，多属肾气不固，膀胱失约。

2）大便：健康人一般每日排便1～2次，或2日1次，大便成形不燥，排便通畅，便内无脓血、黏液、未消化的食物等。

A. 便秘：指大便排出困难，或排便时间延长，或便次减少。腹胀便秘，苔黄燥裂多属实热；腹痛拒按，苔白身冷多属实寒；努争乏力，排便困难，多为气虚所致。

B. 泄泻：便次增多，便质稀薄，甚至便溏如水样。泄泻有寒热虚实之别。大便臭秽，腹痛肠鸣，肛门灼热多属湿热；便下如水，色淡味腥，腹痛喜温，属寒湿；吐泻交作，泄下酸臭，甚至有未消化食物多为伤食；完谷不化，迁延日久多属脾胃虚弱；老年晨起泄泻称为五更泻，为脾肾阳虚所致。腹痛，下利赤白脓血，里急后重多为痢疾。先便后血，血色暗紫，称为远血，多为胃脘出血；先血后便，血色鲜红者，称为近血，常见于肠道脉络损伤。

（7）问妇人　对青春期开始后的女性患者，除常规的问诊外，还应注意询问其经、带等情况，可作为妇科或一般疾病诊断与辨证的依据。

1）问月经：月经指处于青春期的健康女子，胞宫周期性出血的生理现象。初潮年龄为13～15岁，停（绝）经年龄在49岁左右。月经周期一般为28日左右，行经天数为3～5日，经量中等，经色鲜红，经血质地不稀不稠，没有夹杂血块。应注意询问月经的周期，行经的天数，月经的量、色、质，有无闭经或行经腹痛等表现。

A. 经期异常

月经先期：月经提前7日以上，并连续2个月经周期以上者。多因血热妄行，或气虚不摄，或肝郁、阴虚化热所致。

月经后期：月经延后7日以上，并连续2个月经周期以上者。多因血寒、血虚、血瘀、痰湿而致。

月经先后不定期：经期不定，或提前或延后7日以上，并连续3个月经周期以上者。多因情志不舒，肝气郁结，失于条达，气机逆乱，或者脾肾虚衰，气血不足，冲任失调，或瘀血内阻，气血不畅，经期错乱所致。

B. 经量异常

月经量多：月经周期如常，每次月经量超过正常者。多因血热妄行，或瘀血内阻，或气虚不摄所致。

月经量少：月经周期如常，每次月经量少于正常者。多因寒凝、血瘀、痰阻，经行不畅，或血虚，经血化源不足所致。

崩漏：指妇人不规则的阴道出血。一般以来势急，出血量多的称为崩，来势缓，出血量少的称为漏。临床以血热、气虚最为多见。血得热则妄行，损伤冲任，经血不止，其势多急骤。脾气亏虚，冲任不固，血失摄纳，经血不止，其势多缓和。此外，瘀血也可致崩漏。

闭经：年过18岁的女性，月经未潮，或来而中止，停经3个月以上。其病机为经络不和，经血闭塞，或血虚血枯，经血失其源泉，闭而不行。可见于肝气郁结、瘀血、湿盛痰阻、阴虚、脾虚等证。闭经应注意与妊娠期、哺乳期、绝经期等生理性闭经，或者青春期、更年期，因情绪、环境改变而致一时性闭经等区别。

C. 经色、经质异常：若经色淡红质稀，多为血少不荣，属血虚证；若经色深红质稠，为血热内炽，属实热证；若经色紫暗有块，为寒凝血滞，属实寒证；若经色暗红有块，则属血瘀证。

D. 经行腹痛：指经期或行经前后，出现小腹部疼痛的症状，亦称痛经。多因胞脉不利，气血运行不畅，或胞脉失养。可见于寒凝、气滞血瘀、气血亏虚等证。若行经腹痛，痛在经前者多属实，痛在经后者多属虚。按之痛甚属实，按之痛减属虚。得热痛减属寒，得热痛甚属热。绞痛多属寒；刺痛、钝痛、闷痛多属血瘀；隐隐作痛多属血虚；持续作痛多属血滞；时痛时止多属气滞；胀痛多属气滞血瘀，气滞为主则胀甚于痛；瘀血为主则痛甚于胀。经后小腹作痛，腰部酸胀者，多属肝肾亏损。

2）问带下：正常情况下，妇女阴道内应有少量乳白色、无臭的分泌物，称为白带，亦称带下。其质稀色淡而无味，有濡润前阴的作用。若分泌物过多或绵绵不绝，即为病理性带下。

凡带下色白而清稀、无臭，多属虚证、寒证；带下色黄或赤，稠黏臭秽，多属实证、热证。若带下色白量多，淋漓不绝，清稀如涕，无臭味，为白带，多属寒湿下注；带下色黄，黏稠臭秽，为黄带，多属湿热下注；若白带中混有血液，赤白混杂，微有臭味者，为赤白带，多属肝经郁热。

（8）问小儿　小儿科古称“哑科”，不仅问诊困难，而且答案不一定准确。问诊时，若小儿不能述说，可以询问其亲属或陪诊者。了解出生前后情况、喂养情况、生长发育情况、预防接种情况、传染病史、传染病接触史，以及常易引起小儿疾病的因素，如外感、饮食、惊吓等。

1）新生儿（出生后至1个月）：新生儿的疾病多与先天因素或分娩情况有关，故应着重询问妊娠期及产育期母亲的营养健康状况，有何疾病，曾服何药，分娩时是否难产、早产等，以了解小儿的先天情况。

2）婴幼儿（1个月至3周岁）：发育较快，需要充足的营养。其脾胃功能较弱，如喂养不当，易患营养不良、腹泻，以及五软、五迟等证。故应重点询问喂养方法，以及坐、爬、立、走、出牙、学语时间的迟早等情况，从而了解小儿的营养状况和生长发育情况。

四、切　诊

切诊是医生用手在患者体表的一定部位（脉搏及肌肤、胸腹、筋骨等）进行触、摸、按、压，以了解病情的一种诊查方法，包括脉诊和按诊。

（一）脉诊

脉诊是医生用手指切按患者动脉，根据脉动探查疾病变化的一种诊断方法，也称切脉或诊脉，是中医特有的一种诊察方法。

1. 脉诊的原理　脉象是手指感觉脉搏跳动的形象，或称脉动应指的形象。人体的血脉贯通全身，内连脏腑，外达肌表，运行气血，周流不休，所以脉象能够反映全身脏腑功能、气血、阴阳的综合信息。脉象的产生，与心脏的搏动、心气的盛衰、脉管的通利、气血的盈亏及各脏腑的协调作用直接有关。

2. 切脉的部位　临床常用的是寸口诊脉法。寸口诊脉法是指切按桡骨茎突内侧的一段桡动脉搏动。寸口脉分为寸、关、尺三部，以桡骨茎突为标记，其内侧为关，关前为寸，关后为尺（图9-4）。两手各有寸、关、尺三部。一般认为左手寸、关、尺分候心、肝、肾；右手寸、关、尺分候肺、脾、肾（命门）。

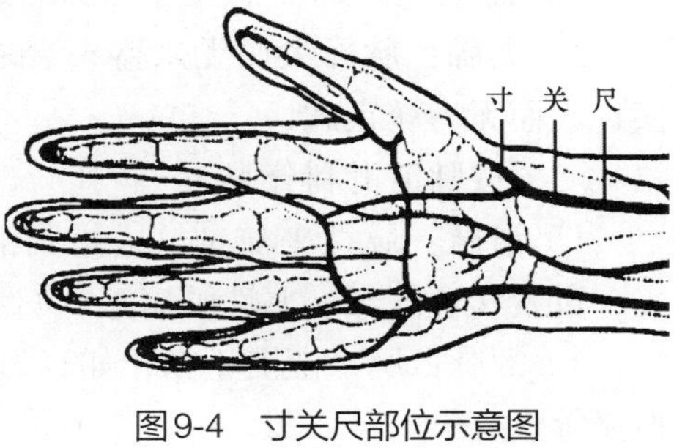

图9-4　寸关尺部位示意图

3. 方法及注意事项　诊脉时，让患者在安静的环境中休息片刻，减少运动、情绪和饮食等干扰。患者体位取坐位或仰卧位，前臂自然伸展，与心脏平齐，手腕舒展，手掌向上，手指自然弯曲，在腕关节下垫松软的脉枕，使寸口部位显露。

指法运用“举、按、寻”三种基本指法，用以判断脉的深浅、快慢、强弱、大小、长短等。医生手指轻轻按在皮肤上为浮取，名为举；用力重按至筋骨为沉取，名为按；用力不轻不重，按至肌肉间，为中取，名为寻，且有左右前后推寻，以找寻脉动最明显部位之意。

医生在诊脉时应当调匀呼吸，静心宁神，以自己的呼吸计算患者的脉搏次数。一呼一吸称为一息。常人的脉象应当一息4～5次，合每分钟72～80次。诊脉时间不能过于短促，每手诊脉时间不应少于1分钟，两手以3分钟左右为宜。

正常的脉象称为平脉、常脉。脉象可受年龄、性别、气候、体质等因素的影响而略有改变，可反映脉象的位、次、形、势等变化特征。如小儿较成年人脉快；女子脉稍细濡；胖人脉较沉，瘦人脉较浮；夏季脉较洪，冬季脉较沉；也有桡动脉位置异常所致的斜飞脉和反关脉，均不属病脉。

4. 平脉 具有“有胃、有神、有根”的特点。反映脉象的位、次、形、势等变化特征。有胃，指脉象从容和缓，节律一致，一息四到五至，表示脾胃功能健旺，营养良好；有神，指脉象柔和有力，形体指下分明，表示气血充盈，心神健旺；有根，指沉取尺部，应指有力，表示肾气充足。平脉反映机体气血充盈，脏腑功能健旺，阴阳平和，是健康的标志。虽病但病位尚轻浅，正气未伤，生机仍在，预后良好。

脉象受年龄、性别、形体、生活起居、职业和精神情志等因素的影响，机体为适应内外环境的变化而进行自身调节，因而可以出现各种生理变异。当然，这些脉象的变异，通常是暂时的，或者是可逆的，只要有胃、有神、有根，仍属平脉范围，临床上平脉应与病脉相鉴别。

5. 常见病脉及临床意义 历代医学对脉象的命名和分类不完全一致，但总的来说，可按照以下分类归纳。其中一些脉象除在疾病过程中出现外，也可出现于正常生理状态下。

（1）按脉位深浅分类

1）浮脉：脉搏呈现部位浅。轻取即得，重按稍减而不空。主表证。浮紧为表寒；浮数为表热。浮而有力为表实；浮而无力为表虚。常见于伤风、感冒及多种传染病的初期。

2）沉脉：脉搏显现部位深。轻取不应，重按始得。主里证。沉而有力属里实；沉而无力属里虚。沉迟属里寒；沉数属里热；沉涩属气滞血瘀。常见于水肿、腹痛、久病及多种虚弱性疾病。

（2）按脉的速率分类

1）迟脉：脉来迟缓，一息不足四至（每分钟脉搏少于60次）。主寒证。迟而有力为实寒证；迟而无力为虚寒证，常见于心气虚弱等病证。

2）数脉：脉来急促，一息五到七至（每分钟脉搏90～120次）。主热证。浮数为表热；沉数为里热。数而有力属实热；数而无力属虚热。弦数多属肝火旺。

3）疾脉：脉来急数，一息七到八至（每分钟脉搏120次以上），多见于阳热极盛，阴气欲竭，或元气将脱的重证。

（3）按脉的搏动幅度分类

1）洪脉：脉宽阔，波动大，如波涛汹涌，来盛去衰。主热甚。常见于高热患者。

2）微脉：脉细软，按之欲绝，若有若无。主阴阳气血虚甚。

（4）按脉道粗细分类

1）细脉：脉形窄，波动小，脉细如线，但应指明显。主虚证、湿证。常见于诸虚劳损，慢性病患者。

2）大脉：脉形大而无来盛去衰之势。可见于健康人。疾病时出现提示病情加重。大而有力属邪实；大而无力属正虚。

（5）按脉道滑利分类

1）滑脉：脉往来流利，应指圆滑，如珠走盘。主痰饮、食滞、实热。常见于各种炎症，消化不良，以及实证闭经、恶性肿瘤等。妇女妊娠时，也多见此脉。

2）涩脉：脉来涩滞不畅，如轻刀刮竹。主精亏、血少、气滞、血瘀。常见于贫血、失血、产后及血瘀等疾病。

（6）按脉的节律齐否分类

1）促脉：脉来数而时止，止无定数，即脉搏快有不规则的间歇。主阳盛热实，或气血痰食停滞，亦见于脏气衰败。

2）结脉：脉来缓而时止，止无定数，即脉搏慢而不规则的间歇。主阴盛气结、寒痰血瘀、气血虚弱。气滞、血瘀、痰阻、食滞，以及寒邪阻遏经络，心阳被抑，脉气阻滞，则脉结而有力，属实证；气虚血少，则脉结而无力，属虚证。

3）代脉：脉来歇止，止有定数，良久方来，即有规律的间歇，脉搏动到一定至数歇止一次，歇止时间较长。主脏气衰微。常见于心律失常等疾病。

（7）其他脉象

1）弦脉：脉挺直而长，如按琴弦，即有劲、有弹力，脉管的硬度大。主气郁、肝胆病证、痰饮病及痛证。常见于外感少阳证、肝病、胆病、高血压、动脉粥样硬化及各种疼痛病证。

2）紧脉：脉来绷急，应指有力，如绳索绞转，即脉的张力大，脉跳有力。主寒证、痛证及宿食。见于外感风寒、剧痛等。

临床常见26种脉象归纳比较，详见表9-1。

表9-1 常见26种脉象特点及分类和主病简表

脉纲	共同特点	相类脉		
		脉名	脉象	主病
浮脉类	轻取即得	浮脉	举之有余，按之不足	表证，亦见于虚阳浮越证
		洪脉	脉体阔大，充实有力，来盛去衰	热盛
		濡脉	浮细无力而软	虚证，湿困
沉脉类	重按始得	沉脉	轻取不应，重按始得	里证
		伏脉	重按推至筋骨始得	邪闭、厥病、痛极
		弱脉	沉细无力而软	阳气虚衰、气血俱虚
		牢脉	沉按实大弦长	阴寒内积、疝气、癥积
迟脉类	一息不足四至	迟脉	一息不足四至	寒证，亦见于邪热结聚
		缓脉	一息四至，脉来怠缓	湿病，脾虚，亦见于平人
		涩脉	往来艰涩，迟滞不畅	精亏、血少，气滞、血瘀，痰食内阻
		结脉	迟而时一止，止无定数	阴盛气结，寒痰瘀血，气血虚衰
数脉类	一息五至以上	数脉	一息五至以上，不足七至	热证，亦主里虚证
		疾脉	脉来急疾，一息七八至	热证，亦主里虚证
		促脉	数而时一止，止无定数	阳热亢盛，食积、痰饮停积，脏气衰败
		动脉	脉短如豆，滑数有力	疼痛，惊恐
虚脉类	应指无力	虚脉	举按无力，应指松软	虚证
		细脉	脉细如线，应指明显	气血俱虚，湿证
		微脉	极细极软，似有似无	气血大虚，阳气衰微
		代脉	迟而中止，止有定数	脏气衰微，疼痛，惊恐，跌仆损伤
		短脉	首尾俱短，不及本部	有力主气郁，无力主气损
实脉类	应指有力	实脉	举按充实而有力	实证；平人
		滑脉	往来流利，应指圆滑	痰湿、食积、实热；青壮年，孕妇
		弦脉	端直以长，如按琴弦	肝胆病、疼痛、痰饮、疟疾等；老年健康者
		紧脉	绷急弹指，状如转索	实寒证、疼痛、宿食
		长脉	首尾端直，超过本位	阳气有余，阳证、热证、实证；平人
		大脉	脉体宽大，无汹涌之势	健康人，病情进一步向坏的方向发展

6. 相兼脉与主病 相兼脉又称复合脉，是两种或两种以上单一脉象的综合表现。引起疾病的原因

是多方面的，疾病的表现和变化是错综复杂的，因此临床常见的脉象常是反映疾病多个方面的相兼脉。只要不是完全相反的两种或几种单一脉，都可能同时出现而成为相兼脉，如浮紧、浮数、沉迟、沉细数等，其临床意义一般是组成相兼脉的各单一脉主病的综合，如浮紧脉主表寒证；浮数脉主表热证；沉迟脉主里寒证；沉细数脉主里虚热证等。

临床常见相兼脉象归纳比较，详见表9-2。

表9-2 常见相兼脉象与主病简表

脉象	主病	脉象	主病
浮紧脉	表寒证	沉细数脉	阴虚或血虚有热
浮缓脉	表虚证	沉数脉	里热
浮数脉	表热证	洪数脉	气分热盛
浮滑脉	风痰或表证挟痰湿	弦数脉	肝热，肝火
沉迟脉	里寒	弦滑脉	肝热挟痰，停食
沉紧脉	里寒，痛证	弦迟脉	寒滞肝脉
沉滑脉	痰饮，食积	弦紧脉	寒痛，寒滞肝脉
沉弦脉	肝郁气滞，痛证	弦细脉	肝肾阴虚，阴虚肝郁
沉涩脉	血瘀	滑数脉	痰热，痰火
沉细脉	里虚，气血虚	细涩脉	血虚挟瘀，精血不足

7. 脉症顺逆与从舍

（1）脉症顺逆 是指从脉与症的相应不相应来判断疾病的顺逆。脉与症临床意义一致者，称为脉症相应，属顺证；反之，则属逆证。对于病情单纯者，脉与症多是相应的。如患者高热、烦躁、便秘、腹胀拒按、舌红苔黄厚等，若脉见洪数有力，则脉与症均提示实热，为脉症相应之顺证，说明邪实正盛，正气能够抗邪；若脉见细弱，则脉症不符，为逆证，提示病情复杂，可能为正气亏虚，不足以对抗邪气，易导致邪毒内陷。

（2）脉症从舍 脉症既有不相应的情况，其中必有真假。或为症真脉假，或为症假脉真，所以临证时必须辨明脉症的真假以决定从舍，或舍脉从症，或舍症从脉。

由于脉象的变化同体内的病变关系复杂，在如何分析脉象的临床意义时，应当四诊合参，详细分析病机，弄清原因，透过现象看本质，从而作出正确判断，不致贻误。

考点：脉诊的原理及常见病脉的临床意义

（二）按诊

按诊是医生用手对患者肌肤、四肢、胸腹及腧穴等部位进行触、摸、按、压，以了解局部的异常变化，推断疾病部位和性质的一种诊断方法。

按诊时，医生需举止稳重大方，态度严肃认真，体贴患者，手须温暖，动作要轻巧。争取患者的主动配合，使患者能准确地反映病位的感觉。边检查边询问及观察患者反应，以更好地了解病痛所在的准确部位及程度。

按诊是切诊的一部分，也是四诊中不可忽视的一种方法，在四诊的基础上，根据局部的感觉、情况的异常变化，能更进一步地探明疾病的部位和性质。

1. 皮肤触诊 用于辨别肌肤温凉、润燥、肿胀及疮疡等。

（1）察温凉 按肌肤的温凉表现，可了解疾病的寒热、虚实。一般认为热邪盛时，肌肤多热；阳气衰时，肌肤多寒。身热初按热甚，久按热反转轻者，是热在表；如久按其热反甚，似有热自内向外蒸发者，为热在里，可见于湿热病或虚劳病。

（2）察润燥 摸肌表可以察知皮肤的润燥情况，以了解患者汗之有无，判断津液的盈亏。凡皮肤滋润光滑或潮润，为有汗或津液未伤；皮肤干燥枯槁，为无汗或津液已伤。若皮肤枯槁，肌肤甲错，多为瘀血。

（3）察肿胀 按肌肤肿胀处，可以诊知水肿和气肿。凡皮色光亮，按之凹陷不起的多为水肿；皮色苍暗，按之凹陷，举手即起的多为气肿。

（4）察疮疡 按压痈疡病灶，可审察属阴属阳和是否成脓。凡痈疡按之高肿灼手，根盘紧缩者，多属阳证；按之肿硬而不热，根盘平塌漫肿者，多属阴证。按之坚硬而热不甚者，为无脓；按之边硬顶软而热甚者多为有脓。轻按即痛的，为脓在浅表；重按而痛的，为脓在深部。已成脓肿者，可用两手指平放在脓肿部位，一指轻微加压推动，以另一指所感到的波动，来测知脓液的多少。

2. 四肢触诊 主要是诊察寒热的在表在里，或属虚属实。

一般而言，凡手掌心热甚于手背者，多属内伤虚热；手背热甚于手掌心热者，多属外感实热。疾病初起，手足俱凉者，多属阴寒盛；久病体弱，手足常不温者，多属阳虚。手足心热多属阴虚发热。身发热而指尖独冷，可能是亡阳虚脱或热闭痉厥的先兆。若胸腹灼热，手足俱热者，属阳热实证；胸腹灼热，而四肢末梢厥冷者，乃属热厥深重。

四肢触诊还应注意检查四肢的瘫痪或强直。

3. 腹部触诊 用于辨病变的部位、腹痛及癥瘕积聚的性质。

病变在脘腹（中上腹）属胃，在两胁下（左右侧腹）属肝胆，在脐周围属胃或大小肠，在小腹属肝、膀胱或肾。

按压后疼痛减轻的（喜按），多属虚痛；按压后疼痛加剧的（拒按），多属实痛。腹部有块物，按之软，甚至可散的，称为瘕或聚，多属气滞；部位固定，按之较坚，不能消失的称为癥或积，多属瘀血、痰、水等实邪结聚而成。

4. 按腧穴 腧穴即经络之气汇聚的穴位。脏腑病变可以在相应的体表穴位出现反应，通过在经络腧穴上进行触诊，发现结节、条索状物、痛点或反应过敏点，均可作为内脏病的辅助诊断。如肝炎患者在期门和肝俞穴有压痛；胆囊疾病的患者在胆俞穴有压痛，胃及十二指肠溃疡的患者在足三里穴有压痛，急性阑尾炎（肠痈）的患者在阑尾穴（足三里穴下1寸）有明显压痛等。

总之，按诊是诊法中不容忽视的一环，特别是对脘腹部疾病的诊断有更重要的作用。如肠痈、癥瘕等通过按诊可以进一步探明疾病的部位、性质和程度。中医按诊近现代研究在理论和方法上呈现与西医的触诊和叩诊相融合的特点。

目标检测

一、名词解释

1. 客色 2. 谵语
3. 假神 4. 苔色
5. 战汗 6. 平脉
7. 代脉 8. 郑声
9. 除中

二、选择题

【A型题】

1. 小儿示指络脉色紫红主病（ ）
   A. 里热 B. 表热
   C. 血瘀 D. 痛证
   E. 惊风
2. 患者自觉口甜，多属（ ）
   A. 脾胃气虚 B. 肝胃蕴热
   C. 脾胃湿热 D. 肾病
   E. 脾阳虚
3. 细脉、微脉的共同特征是（ ）
   A. 中取即得 B. 细小无力
   C. 浮取即得 D. 沉取即得
   E. 若有若无
4. 食滞胃脘证患者，其脉多为（ ）
   A. 弦 B. 实
   C. 数 D. 缓
   E. 滑

5. 下列哪项与弦脉所主病症无关（　　）
A. 肝病　B. 痛证
C. 痰饮　D. 宿食
E. 胆病
6. 面色黧黑而肌肤甲错属于（　　）
A. 瘀血　B. 肾虚
C. 阳虚　D. 肾绝
E. 水饮
7. 下列除哪一项外，均是亡阳证的临床表现（　　）
A. 面色苍白　B. 舌淡而润
C. 呼吸微弱　D. 四肢厥冷
E. 口渴饮冷
8. 头发突然呈片状脱发，显露圆形或椭圆形光亮头皮，多为（　　）
A. 瘀血阻滞　B. 血虚受风
C. 肾精亏损　D. 脾虚湿蕴
E. 肾阴不足
9. 哪一项与肝气郁结无关（　　）
A. 情志抑郁易怒　B. 胸闷善太息
C. 胸胁胀痛　D. 瘿瘤
E. 身目黄
10. 邪热炽盛多表现为（　　）
A. 口渴不欲饮　B. 口不渴
C. 口渴喜冷饮　D. 口渴欲饮，饮入即吐
E. 口干喜热饮
11. 面色黑而干焦，多属（　　）
A. 瘀血　B. 阴虚内热
C. 血虚　D. 肾阳衰微
E. 水饮
12. 舌红而肿胀满口者，多属（　　）
A. 阴血亏虚　B. 痰湿内停
C. 肝火上炎　D.寒湿壅滞
E. 心脾热盛，热毒上壅
13. 五更泄泻见于（　　）
A. 肝胃不和　B. 食滞胃肠
C. 寒滞胃肠　D. 肝郁脾虚
E. 脾肾阳虚

【B型题】

（第14～16题备选答案）
A. 舌尖　B. 舌根
C. 舌中　D. 舌面
E. 舌边
14. 肾在舌分属部位是（　　）
15. 肝在舌分属部位是（　　）
16. 心、肺在舌分属部位是（　　）

（第17～19题备选答案）
A. 面色荣润，目光精彩内含
B. 重危病人，精神突然好转，两目明亮
C. 精神不振，健忘嗜睡
D. 精神萎靡，目暗睛迷
E. 默默不语，神情发呆
17. 失神的表现是（　　）
18. 假神的表现是（　　）
19. 有神的表现是（　　）

【X型题】

20. 面色白主病是（　　）
A. 虚证　B. 寒证
C. 湿证　D. 失血
E. 惊风
21. 脾虚湿盛的舌象可见（　　）
A. 芒刺　B. 胖大
C. 齿印　D. 裂纹
E. 强硬
22. 面色青的主病有（　　）
A. 寒证　B. 热证
C. 痛证　D. 瘀血
E. 惊风
23. 正常脉象的特征有（　　）
A. 一息五到六至
B. 寸关尺三部皆有脉
C. 不浮不沉
D. 柔和有力，节律整齐
E. 尺脉沉取应指有力
24. 久病重病患者，本不能食而突然暴食，是（　　）
A. 假神　B. 除中
C. 脾胃之气将绝　D. 危症
E. 阳气来复
25. 寒热往来见于（　　）
A. 太阳病　B. 少阳病
C. 表证　D. 半表半里证
E. 疟疾

三、简答题

1. 失神的表现有哪些？
2. 苔色的主要变化有几种？各主何病？
3. 简述正常脉象及其特点。

（王玉华　章　涵）

第10章 辨证

学习目标

1. 知识目标：掌握八纲的概念；掌握八纲辨证、脏腑辨证各常见证型的辨证要点；熟悉气血津液病各常见证型的辨证要点；了解六经辨证、卫气营血辨证各证型的辨证要点。

2. 能力目标：能运用八纲辨证、气血津液辨证、脏腑辨证的方法分析常见证候，进行辨证。

3. 素质目标：培养中医临床辨证思维；培养严谨务实的工作作风；树立中医文化自信，坚定专业道路。

辨证是指在中医基础理论的指导下，从整体观念出发，对四诊所收集的临床资料（如病史、症状、体征等），进行分析、综合，从而辨别疾病的病因、病位、性质及邪正盛衰等情况，进而概括、判断出病属何证，并得出证型的过程。辨证是认识和诊断疾病的主要过程和方法。通过四诊等各种诊察方法所获得的有关疾病的起因、病史、症状、体征、社会及自然环境因素等临床资料，是进行辨证的重要依据。辨，即识别、分析的意思；证，即证候，是疾病发展过程中某一阶段的病理概括；辨证，是认识疾病、确立证候的思维和实践过程。

证和病关系密切。一种疾病可由不同的证组成，而同一证又可见于不同的疾病过程中。通过辨证，就能抓住疾病发展过程中当前（即某一阶段）的病理本质，而通过辨病，就能掌握疾病过程中的基本矛盾。因此，辨证和辨病必须互相结合，只有这样，才能全面、正确地认识疾病的本质，从而为确立治则和运用方药提供依据，以达到提高疗效的目的。辨证和论治是中医理、法、方、药上两个重要的环节，两者相互联系，不可分割。

辨证是论治的前提和依据，论治是治疗疾病的手段与方法，是辨证的目的，也是对辨证正确与否的检验。

第1节　八纲辨证

八纲，即表、里、寒、热、虚、实、阴、阳八个辨证的纲领。

八纲辨证是医者对通过诊法所获得的各种病情资料，运用八纲进行分析综合，从而辨别出病变位置的浅深、疾病的性质、邪正盛衰（虚实）和病证类别，进而概括、归纳为表里、寒热、虚实、阴阳八类基本证候的一种辨证方法。

八纲辨证是从各种辨证方法的个性中概括出来的共性，也是各种辨证的总纲。因为任何一种疾病，从大体病位来说，总离不开表或里；从基本性质来说，一般可分为寒与热；从邪正斗争的关系来说，主要反映实或虚；从病证类别来说，都可归纳为阳或阴两大类。尽管疾病的病理变化及其临床表现极为复杂，但运用八纲辨证对病情进行辨别归类，就能将千变万化的病证归纳为表里、寒热、虚实、阴阳八个纲领性证候。因此，八纲辨证是辨证的总纲，可起到执简驭繁、提纲挈领的作用。

表证与里证、寒证与热证、虚证与实证、阴证与阳证，是四对既相互对立又互有联系的基本证候。其实，它们并不是完整而具体的证，只是对病情的大体分类而已。

在临床应用上，八纲辨证之间相互联系、不可分割。例如辨表里必须结合寒热虚实，辨虚实又必须结合表里寒热。因为疾病的变化，通常不是单纯的，而是经常出现表里、寒热、虚实交织、错综复杂的情况，如表里同病、寒热错杂、虚实夹杂等；在一定条件下，证候之间还会相互转化，如表证入里、里邪出表、寒证化热、热证转寒、虚实转化及寒热真假等。因此，运用八纲辨证时，不仅要熟练掌握八纲证候的各自特点，还要注意它们之间的相兼、错杂、转化、真假等情况，只有将八纲联系起来对病情进行综合性分析、判断、概括，才能比较正确、全面地认识疾病，为论治提供可靠的依据。

考点：八纲的概念

一、表里辨证

表、里是辨别疾病病位外内、浅深和病势趋向的一对纲领。表与里是相对的概念，对于病位的外内、浅深，不可作绝对的理解。

一般而言，若邪在人体的皮毛、肌腠、经络，则为外有病，属表病、表证；若邪在脏腑、气血、骨髓，则为内有病，属里病、里证。从病位上看，外有病属表，病较轻浅；内有病属里，病较深重。从病势上看，外感病中病邪由表入里，是病渐增重为势进；病邪由里出表，是病渐减轻为势退。掌握疾病的轻重进退，就能取得诊疗上的主动权，为解表与治里提供依据。

（一）表证

表证指六淫邪气从皮毛、口鼻侵袭人体，病位浅在肌表、经络而产生的一类证候。多见于外感病初起阶段，具有起病急、病程短、病位浅和病情轻的特点。

1. 临床表现 恶寒（或恶风）、发热、苔薄白、脉浮。常兼见头身疼痛、鼻塞流涕、咽喉肿痛、微有咳嗽等症状。

由于外邪有寒热之分，正气抗御外邪的能力有强弱不同，表证又分为表寒、表热、表虚、表实证。

2. 证候分析 外邪侵袭肌表，卫气被遏失其温煦，故恶寒；卫气起而抗邪，邪正相争，故发热。病邪在表尚未深入，故舌象无显著变化，呈现薄白苔；邪在肌表，气血趋表以抗邪，脉气鼓动于外，故见浮脉。

辨别表寒证与表热证，是以恶寒发热的轻重和舌象、脉象为依据。表寒证是恶寒重发热轻，表热证是发热重恶寒轻；表寒证舌苔薄白而润、脉浮紧，表热证舌苔薄白或薄黄、脉浮数。此外，风寒之邪可以郁而化热，由表寒证转化成表热证；外邪侵入肌表后容易入里化热，表寒证（或表热证）可以转里热证。

辨别表虚证与表实证，结合患者体质，以汗之有无为依据。表实证为表证而无汗，年轻体壮者多见；表虚证为表证而有汗，年老体弱或久病者多见。

3. 辨证要点 恶寒（恶风）发热并见，苔薄白，脉浮。

（二）里证

里证指病变部位在里，以脏腑、气血、骨髓等病变所反映出来的一类证候。

1. 临床表现 里证的范围极为广泛，故临床表现多样。概括来说，凡不是表证或半表半里证的特定证候，均属于里证的范畴。不同的里证可表现为不同的证候，很难说哪几个症状就是里证的代表症状。其临床表现特征是无新起恶寒发热并见，以脏腑症状为主要表现。其起病可急可缓，一般病情较重，病程较长。里证的范围极为广泛，病位虽然同属于里，但有浅深之别，一般病变在腑、在上、在气者，较轻浅；在脏、在下、在血者，则较深重。

2. 里证成因 形成里证的原因大致有四个方面：一是表邪不解，内传入里，侵犯脏腑而成；二是外邪直接侵犯脏腑而发病，一般称为直中；三是内伤七情、饮食、劳倦等因素，直接损伤脏腑气血，使脏腑功能失调而致病；四是病理产物性病因如瘀血、痰饮等所引起的疾病。

3. 辨证要点 除表证及半表半里证之外，以脏腑、气血、阴阳失调为主要表现者均为里证。

（三）表证与里证的鉴别

表证与里证的鉴别主要是审察寒热症状、脏腑症状、舌苔、脉象。一般来说，新病、病程短者，多见于表证；久病、病程长者，常见于里证。有新起的发热恶寒并见者，多为表证；无新起的寒热症状，或但热不寒或但寒不热者，多属里证。脏腑症状不明显者多为表证，脏腑症状突出者，多为里证；表证舌苔常无变化，里证常有舌苔的异常表现；表证脉浮；里证多见沉脉或其他多种脉象。具体见表10-1。

表10-1 表证与里证鉴别表

证名	病程	寒热症状	脏腑症状	舌象	脉象
表证	较短	恶寒发热并见	无明显脏腑症状	少有变化	多见浮脉
里证	较长	但热不寒，或但寒不热，或无寒热	有明显的脏腑症状	变化多样	多见沉脉或其他多种脉象

考点：表证的辨证要点；表证与里证的鉴别要点

二、寒热辨证

寒热是辨别疾病性质的两个纲领。寒证与热证是反映机体阴阳盛衰的两类证候，即阴盛或阳虚多表现为寒证；阳盛或阴虚多表现为热证。辨别疾病的寒热证，为治疗时使用温热药或寒凉药提供了依据。

（一）寒证

寒证是指感受阴寒邪气，或机体阳虚阴盛所表现的证候。

1. 临床表现 恶寒或畏寒，形寒肢冷，冷痛，喜暖，口不渴或喜热饮，面色白，痰涎清稀，涕清稀，大便稀溏，小便清长，舌质淡，苔白而润，脉紧或迟。

2. 证候分析 本证多因外感寒邪，或过食生冷寒凉，阴寒内盛，或内伤久病，阳气耗伤所致。

由于寒邪郁遏阳气，或阳虚阴寒内盛，形体失却温煦，故见恶寒或畏寒喜暖、形寒肢冷、冷痛等症；寒不消水，津液未伤，故口不渴；阳虚不能温化水液，故痰、涎、涕、尿等分泌物、排泄物皆澄澈清冷；寒邪伤脾或脾阳久虚，则脾失健运而见大便稀溏；寒主收引，脉道收缩，则脉紧；寒性凝滞，使血液凝涩，故脉迟，阳虚鼓动无力，血行不足亦脉迟。

3. 辨证要点 恶寒喜暖、形寒肢冷、分泌物及排泄物清稀、舌苔白润、脉迟或紧等。

（二）热证

热证指感受火热之邪，或邪郁化热化火，或机体阴虚阳亢所表现的证候。

1. 临床表现 发热，不恶寒，烦躁不安，口渴喜冷饮，面红目赤，痰涕黄稠，大便燥结，小便短赤，舌质红，苔黄而干燥，脉数。

2. 证候分析 本证多因外感火热之邪，或寒邪入里化热，或七情过激，郁而化热，或饮食不节，蓄积为热，或房事劳伤，劫夺阴精，阴虚内热等所致。

由于阳热偏盛，充斥于里，故发热不恶寒；火热伤阴，津液被耗，故见口渴喜冷饮、小便短赤、舌干等症；火性炎上，逼迫气血上涌，故面红目赤；热扰心神，则烦躁；热邪煎熬津液，则分泌物、排泄物黄稠，故痰涕黄稠、尿黄便结；舌红苔黄、脉数，均为邪热亢盛之证。

3. 辨证要点 发热、面赤、分泌物及排泄物稠浊、舌红、脉数等。

（三）寒证与热证的鉴别

辨别寒证与热证，不能孤立地根据某一症状作出判断，应对疾病的全部表现进行综合观察、分析，尤其对寒热的喜恶、口渴与否、面色赤白、四肢温凉，以及二便、舌象、脉象等方面进行审察。具体见表10-2。

表 10-2　寒证与热证鉴别表

证名	寒热	口渴	面色	痰涕	四肢	二便	舌象	脉象
寒证	恶寒喜暖	口淡不渴	白	色白清稀	冷	大便稀溏小便清长	舌淡，苔白润滑	迟或紧
热证	恶热喜凉	渴喜冷饮	赤	色黄黏稠	热	大便干结小便短赤	舌红，苔黄干或少苔	数

考点：寒证、热证的辨证要点；寒证与热证的鉴别要点

三、虚实辨证

虚、实是辨别邪正盛衰的两个纲领。

《素问·通评虚实论》曰："邪气盛则实，精气夺则虚。"实主要指邪气盛，虚主要指正气不足，实与虚主要反映病变过程中人体正气的强弱和致病邪气的盛衰。因此，辨别疾病的虚实，可以掌握病体邪正盛衰的情况，为治疗采用扶正（补虚）或祛邪（泻实）的治法提供了依据。

（一）虚证

虚证指人体正气不足而邪气不甚所表现的证候。

虚证可由先天禀赋不足所致，但主要是后天失养和疾病耗损所产生。如饮食失调，气血生化之源不足；思虑太过、悲哀卒恐、过度劳倦等，耗伤气血营阴；房室不节，耗损肾精元气；久病失治、误治，损伤正气；大吐、大泻、大汗、出血等致津液气血耗损，均可形成虚证。

1. 临床表现　虚证所涉及的范围较广，包括精、气、血、津液、阴、阳不足，以及脏腑功能虚损。此处只介绍阳气虚损所致的阳虚证和阴液不足所致的阴虚证。阳虚证常见面色苍白，精神萎靡，身疲乏力，自汗，畏寒肢冷，大便溏泄或滑脱，小便频数或失禁，舌质淡嫩，脉虚无力等；阴虚证常见五心烦热，潮热，盗汗，午后颧红，少苔或无苔，脉细数无力等。

2. 证候分析　阳虚证，由于阳气虚损，温煦、运化和固摄的功能失常，表现为面色苍白，精神萎靡，身疲乏力，自汗，畏寒肢冷，大便溏泄或滑脱，小便清长或失禁，舌质淡嫩，脉虚无力等；阴虚证，由于阴虚不能制阳，虚热内生，故表现为五心烦热，潮热，盗汗，午后颧红，少苔或无苔，脉细数无力等。

（二）实证

实证指人体感受外邪，或疾病过程中阴阳气血失调，体内病理产物蓄积，临床表现以亢盛、有余、停聚为特征的证候。

实证的形成主要有两个方面原因：一是因风、寒、暑、湿、燥、火、疫疠及虫毒等邪气侵犯人体，正气奋起抗邪所致；二是内脏功能失调，气化障碍，导致气机阻滞，形成痰、饮、水、湿、瘀血、宿食等有形病理产物，壅聚停积于体内所致。

1. 临床表现　由于感邪性质的差异，致病的病理产物不同，以及病邪侵袭、停积部位的差别，因而各自有着不同的证候表现。常见高热，面赤，烦躁，谵妄，呼吸气粗，腹部胀满疼痛而拒按，痰涎壅盛，大便秘结，小便不利，或有瘀血肿块，水肿，食滞，虫积，舌苔厚腻，脉实有力等。

2. 证候分析　由于邪气过盛，正气与之抗争，以致阳热亢盛而见高热面赤。实邪扰心，或蒙蔽心神，以致烦躁、谵妄。邪阻于肺，则肺失宣降而见呼吸气粗。实邪积于胃肠，腑气不通，则腹部胀满疼痛而拒按，大便秘结。水湿内停，气化不行则见小便不利。实邪内积，故舌苔厚腻；邪正相争，气血壅盛，故脉实有力。痰饮水湿凝聚、虫积、宿食、血瘀、气滞等病邪停积体内，影响正常的生理功能，而出现种种有余、亢盛的病变，亦为实证。

（三）虚证与实证的鉴别

虚证与实证，由于虚损之部位和邪气性质各异，故症状极为复杂。同样的症状，可能是虚证，也可能是实证，如腹痛、腹胀、便秘等在虚证和实证中均可出现。因此，必须通过望形体、舌象、闻声息、问病史、按胸腹、脉象等诊察手段进行全面分析。具体见表 10-3。

表 10-3 虚证与实证鉴别表

证名	病程	体质	精神	声息	疼痛	大便	小便	舌象	脉象
虚证	长	多虚弱	萎靡	声低息微	喜按	稀溏或滑泄	清长或失禁	舌嫩，苔少或无苔	无力
实证	短	多壮实	亢奋	声高息粗	拒按	干结或下利，里急后重	不利或淋沥涩痛	舌老，苔厚	有力

考点： 虚证与实证的鉴别要点

四、阴阳辨证

阴阳辨证是八纲辨证的总纲，是辨别疾病类别的两个纲领性证候。表里、虚实、寒热是从各种不同的侧面来概括病情的，只能说明疾病某一方面的特征。为了对病情进行总体归纳，使复杂的证候纲领化，故又可以用阴阳来概括上述六纲，即表证、热证、实证属于阳证范围；里证、寒证、虚证属于阴证范围。

（一）阴证

凡符合阴的一般属性的证候，称为阴证。一般而言，临床上凡见抑制、沉静、衰退、晦暗等表现的，以及症状表现于内的、向下的、不易发现的，病邪性质为阴邪致病，病情变化较慢等，归属于阴证。如里证、寒证、虚证，皆属于阴证的范畴。阴证多由脏腑功能低下，机体反应衰减所致，多见于年老体弱，或久病，多呈现一派虚寒的表现。一般以虚寒证作为阴证的代表。

（二）阳证

凡符合阳的一般属性的证候，称为阳证。一般而言，临床上凡见兴奋、躁动、亢进、明亮等表现的，以及症状表现于外的、向上的、容易发现的，病邪性质为阳邪致病，病情变化较快等，归属于阳证，如表证、热证、实证，皆属于阳证的范畴。阳证多由脏腑功能亢进所致，多见于体壮者，新病或初病，多呈现一派实热的表现。一般常以实热证作为阳证的代表。

（三）阴证与阳证的鉴别

阴证与阳证的鉴别，其要点可见于表里、寒热、虚实的鉴别之中，亦可从四诊角度进行对照鉴别。具体见表 10-4。

表 10-4 阴证与阳证鉴别表

四诊	阴证	阳证
望	面色苍白或暗淡，身重蜷卧，倦怠无力，萎靡不振，痰涕清晰，舌质淡而胖嫩，舌苔润滑	面红目赤，烦躁不安，痰涕黄稠。实热证舌质红绛，舌苔黄厚；虚热证可见少苔或无苔
闻	语声低微，静而少言，呼吸气微而缓	语声高亢，多言，呼吸气粗而快
问	纳呆，口淡不渴，喜温热，大便溏薄，小便清长	消谷善饥，渴喜冷饮，大便秘结，小便短赤
切	疼痛喜按，形寒肢冷，脉沉、迟、弱、无力	疼痛拒按，身热肢暖，脉浮、数、洪、实

考点： 阴证与阳证的鉴别要点

五、八纲辨证之间的相互关系及运用

表里、寒热、虚实、阴阳八纲的区分并不是单纯的、彼此孤立的、静止不变的，而是错综复杂、互相联系、互相转化的。八纲证候间的相互关系，可概括归纳为证候相兼、证候错杂、证候真假、证候转化四个方面。

（一）证候相兼

广义的证候相兼，是指多种证候同时存在。本处所指为狭义的证候相兼，即在疾病某一阶段，出现不相对立的两纲或两纲以上的证同时存在的情况。如外感热病初期，见表证，还需进一步辨其兼寒或兼热，故可分为表寒证和表热证；久病多虚证，当进一步辨其属虚寒证还是虚热证。出现证候相兼时，不能平均看待，而应分清主次与从属关系，如表寒、表热证都是以表证为主，寒或热从属于表证，治疗当以解表为主，分别用辛温解表或辛凉解表；虚寒、虚热证都是以虚证为主，寒或热也从属于虚证，治疗当以补虚为主，用补阳或滋阴的方法。

链接 常见的相兼证候

1. 表实寒证　临床以恶寒重，发热轻，无汗，头身疼痛，苔薄白，脉浮紧为特征。

2. 表实热证　临床以发热重，恶寒轻，汗出，口微渴，舌尖红，苔薄黄，脉浮数为特征。

3. 里实寒证　临床以畏寒肢冷，脘腹、肢体等局部冷痛，大便质稀，口不渴或喜热饮，小便清，舌苔白润，脉沉迟有力或弦紧为特征。

4. 里实热证　临床以壮热烦渴，胸腹灼热，唇舌干燥，小便短赤，大便秘结，舌质红绛，苔黄，脉洪数为特征。

5. 里虚寒证　指以阳气虚衰，温化失权所反映的证候，即阳虚证。

6. 里虚热证　指阴液亏耗，虚热内生所反映的证候，即阴虚证。

表里、寒热、虚实各从不同的侧面反映疾病某一方面的本质，故不能互相替代或取代；反过来讲，临床上的证候又不可能只涉及病位或病因病性的某一方面。因而在辨证时，论病位之在表在里，必然要区分其寒热虚实性质；论病性之属寒属热，必然要辨别病位在表在里，以及邪盛或正虚；论病情之虚实，必察其病位之表里、病性之寒热。

（二）证候错杂

证候错杂指疾病某一阶段，同时出现表里、寒热、虚实不同病位或性质的证候。八纲中的证候错杂主要表现为表里同病、寒热错杂、虚实夹杂，临床辨证应对其进行综合审察。

1. 表里同病　指在同一患者身上，既有表证，又有里证的情况，称为表里同病。表里同病的形成可概括为以下四种情况：一是病邪同时侵犯表里，发病即同时出现表证与里证；二是先有表证，表证未罢，又及于里；三是先有内伤病，内伤病未愈，而又感外邪；四是先有外感未愈，又伤饮食。

2. 寒热错杂　指在同一患者身上，既有寒证，又有热证的情况。常有以下四类。

（1）上热下寒　患者在同一时间内，上部表现为热，下部表现为寒的证候。如既见胸中烦热、口臭、咽痛口干等上热证，又见腹痛喜暖、大便溏泄、小便清长等下寒证。

（2）上寒下热　患者在同一时间内，上部表现为寒，下部表现为热的证候。如既见胃脘冷痛、呕吐清涎等上部脾胃虚寒证，又见尿频、尿痛、小便短赤等下焦湿热证的表现。

（3）表寒里热　是表里寒热错杂的一种证候。常见于本有内热，又感风寒；或外邪传里化热而表寒未解的病证。如小儿先有食积内热，又外感风寒之邪，临床上既见由内热食积引起的腹痛、烦躁、口渴、苔黄，又可见恶寒重、微发热、头身疼痛等症，此为寒在表，热在里的证候。

（4）表热里寒　也是表里寒热错杂的一种证候。常见于素有里寒而复感风热，或表热未解，误下以致脾胃阳气损伤的病证。如平素脾胃阳虚之人，又感风热之邪，临床上既能见到大便溏泄、小便清长、肢冷等里寒证，又可见到发热、头痛、咳嗽、咽喉肿痛等表热证。

寒热错杂时，不仅要分清寒热的表里、上下、经络、脏腑，还要分清寒与热的孰多孰少和标本先后主次。这些鉴别十分重要，是指导临床用药的准绳。

3. 虚实夹杂　指在同一患者身上，同时存在着正虚与邪实两种病机的证候。临床上可见实证夹虚、虚证夹实、虚实并重三种情况。

（1）实证夹虚　此证常由实证过程中邪气太盛，损伤了人体正气而致，亦可见于原来体虚而复感外邪的患者。其特点是以邪实为主，正虚为次。如外感温热病过程中常见的热甚伤津之证，既有发热、便秘、舌红、脉数等实热证的表现，又有口渴饮冷、小便短黄、唇舌干燥等津液损伤的虚证表现。

（2）虚证夹实　此证多见于素体虚弱，复感邪气，由于正气不足，无力祛除病邪，以致病邪积聚而形成虚中夹实之证；或由于正气不足，而兼有瘀血、痰饮、食积等。如素体脾胃虚弱的患者，复伤饮食，可出现脾虚食滞的虚中夹实之证，症见久泻不止、疲倦乏力、食入不化等脾虚之象，又见脘痞腹痛、嗳酸吞腐、泻后腹痛减缓等食滞表现。

（3）虚实并重　多为原有较重的实证，迁延日久，正气大伤，而实邪未减者；或原来正气已甚弱，又感较重邪气。其特点是正虚与邪实均十分明显，病情较重。如小儿疳积，症见大便泄泻、完谷不化、腹膨隆、形瘦骨立、午后烦躁、食欲不振、苔厚浊、脉细稍弦。病起于饮食积滞，损伤脾胃，虚实并见，治应消食化积与健脾同用。

证候的错杂，给辨证与治疗带来困难。因此，在辨证过程中，要细心观察，全面分析，当辨清表里病位的缓急，寒热虚实病性的主次，去伪存真，抓住疾病的本质，采取正确的治疗，以免造成误诊、误治，延误病情。

（三）证候真假

证候真假是指某些疾病在病情的危重阶段，可以出现一些与疾病本质相反的假象（指症状、体征），而掩盖病情的真象。

所谓“真”，是指与疾病的内在本质相符的证候；所谓“假”，是指疾病表现出某些不符合常规认识的假象，即与病理本质所反映的常规证候不相符的某些表现。对于证候的真假，必须认真辨别，才能去伪存真，抓住疾病的本质，对病情作出准确的判断。

八纲中证候真假一般有寒热真假和虚实真假两种情况。

1. 寒热真假　指当病情发展到寒极或热极的时候，有时可能会出现一些与寒证或热证本质相反的假象，即所谓的真热假寒证或真寒假热证。

（1）真热假寒　是指内有真热而外见某些假寒的证候。真热假寒证常有“热深厥亦深”的特点，故可称作热厥证或阳盛格阴证。其产生机制，是由于邪热内盛，阳气郁闭于内不能布达于外，故可见四肢凉甚至厥冷、神志昏沉、面色紫暗、脉沉迟等似为阴寒证的表现。但其本质为热，故必有高热、胸腹灼热、口鼻气灼息粗、口臭、口渴引饮、小便短黄、舌红苔黄而干、脉搏有力等里实热证的表现。

（2）真寒假热　是指内有真寒而外见某些假热的证候。真寒假热证实际是虚阳浮越证，亦称阴盛格阳证、戴阳证。其产生机制，是由于久病而阳气虚衰，阴寒内盛，逼迫虚阳浮游于上、格越于外。故其外虽有面色浮红如妆、神志躁扰不宁、口渴咽痛、脉浮大或脉数等颇似阳热证的表现，但因其本质为阳气虚衰，故必有胸腹无灼热、下肢必厥冷、小便清长（或尿少水肿）或下利清谷、舌淡等里虚寒的证候。面色虽浮红但并非满面红赤；口虽渴但不欲饮；咽虽痛但不红肿；虽躁扰不宁但疲乏无力；脉虽浮大或脉数但按之必无力等，亦可知其热为假象。

2. 虚实真假　虚证与实证，有真假疑似之辨，辨证时要从错杂的症状中辨别真假，去伪存真，应注意审察鉴别。

（1）真实假虚　是指本质为实证，反见某些虚羸现象的证候，即所谓“大实有羸状”。如热结肠胃，痰食壅积，湿热内蕴，瘀血停蓄等，由于大积大聚，以致经脉阻滞，气血不通，因而表现出一些类似虚证的假象，如神情默默、倦怠懒言、身体羸瘦、大便下利、脉沉细等。但仔细观察，还可见虽默默不语却语时声高气粗；虽倦怠却动之觉舒；虽羸瘦而胸腹硬满拒按；大便下利，但得泄而反快；虽脉沉细而按之有力，故知病变的本质属实，虚为假象。治疗应当泻实，不能误用补法。

（2）真虚假实　是指本质为虚证，反见某些实盛现象的证候，即所谓“至虚有盛候”。如脏腑虚衰，气血不足，运化无力，因而出现腹部胀满、呼吸喘促、二便闭塞等症。但仔细观察则可发现虽腹部胀满而有时缓解，或触之腹内无肿块而喜按；虽喘促而气短息弱；大便虽闭而腹部不甚硬满；且脉必无力，舌体淡胖；并有疲乏、面色萎黄或苍白等症，故知本质属虚，实只是假象。治疗仍当补虚，不能误用泻法。

虚实方面的证候，临床上虚实夹杂者更常见，既有正气虚的方面，又有邪气实的方面。临床辨证时，应区分虚实的孰轻孰重，并分析其间的因果关系。区分病情的虚实夹杂与虚实真假，防止误诊、误治，延误病情。

（四）证候转化

证候转化是指八纲中相互对立的证候之间，在一定条件下，可以发生相互转化。大多是指一种证候转化为对立的另一种证候，本质与现象均已变换。但在证候转化这种质变之前，通常有一个量变的过程，因而在真正的转化之前，可以呈现出相兼、错杂之类证候关系。

八纲中证候转化常见的有表里出入、寒热转化和虚实转化三种形式。

1. 表里出入 疾病在发展过程中，由于表证不解，可以内传而变成里证；某些里证，其病邪可以从里透达向外而变成表证。掌握病势的表里出入变化，对于预测疾病的发展与转归，及时改变治法，截断、扭转病势，或因势利导，均具有重要意义。

（1）表邪入里 凡病表证，表邪不解，内传入里，出现里证，称为表邪入里，多由机体抗邪无力，或邪气亢盛，或护理不当，或误治、失治等所致。例如，原病表证，本有恶寒发热，若恶寒消失，不恶寒而反恶热，并见口渴引饮、尿赤、舌红苔黄等症，便是表邪入里的证候。

（2）里邪出表 在里之病邪，从里透达于外，称为里邪出表，多为治疗与护理得当，机体抗邪有力的表现。例如，外感温热病中，高热烦渴之里热证，随汗出而热退身凉；或麻疹患儿，疹出而烦热喘咳亦除，都是里邪达表的证候。

表邪入里一般见于外感病的初、中期阶段，是病情由浅入深，病势加重，疾病发展的反映。里邪出表反映邪有去路，病势减轻，疾病向愈。掌握表里出入的变化，对于推断疾病的发展转归，有重要意义。

2. 寒热转化 指疾病在发展变化过程中，寒热性质发生相反转变的证候。

（1）寒证化热 指原为寒证，后出现热证，而寒证随之消失。常见于外感寒邪未及时发散，或是寒湿之邪郁遏，而机体阳气偏盛，寒邪从阳而化；或因过用温燥之品。例如，表寒证出现恶寒发热、头身痛、无汗、苔薄白、脉浮紧等临床表现，病情进一步发展，恶寒症状消失，而相继出现壮热、口渴心烦、舌红苔黄、脉数等症状。寒证化热表示寒邪入里化热，其证由表寒证转化为里热证。

（2）热证转寒 指原为热证，后出现寒证，而热证随之消失。常见于邪热毒气严重的情况下，或因失治、误治，以致邪气过盛，耗伤正气，正不胜邪，机能衰败，阳气散失，故而转化为虚寒证，甚至表现为亡阳的证候。这种转化可缓可急。如热痢日久，阳气日耗，转化为虚寒痢，这是缓慢转化的过程；如高热患者，大汗出不止，气随汗泄，阳随津脱，出现体温骤降、面色苍白、四肢厥冷、脉微欲绝的亡阳证，此属急骤转化的过程。

寒证与热证的相互转化，是由邪正力量的对比所决定的，是疾病本质的变化。它反映邪正盛衰情况：由寒证转化为热证，是机体正气尚盛，寒邪郁而化热；热证转化为寒证，多属邪盛正虚，正不胜邪。

3. 虚实转化 在疾病发展过程中，由于正邪力量对比的变化，实证可以转变为虚证，虚证亦可转化为实证。实证转虚临床常见，基本上是病情传变的一般规律；虚证转实临床少见，通常是因虚而致实，形成虚实错杂证。

（1）实证转虚 指原为实证，在疾病发展变化中，由于邪正的斗争力量发生变化而转化为虚证，原来实证征象消失的证候。其形成机制多为病邪亢盛，伤及正气，或失治误治，或护理不当，或病情迁延日久伤及正气而转为虚证。例如，湿热痢（主症：腹痛、里急后重），迁延致虚寒痢（主症：滑泄、脱肛）。

（2）虚证转实 指因机体正气不足，脏腑功能减退的虚证，致使机体气化无权，或气机失调，以致气血津液等在体内运行代谢失常，病理产物（痰、食、血、水）在体内积聚阻滞，表现出以邪实为主的证候。例如心气虚证（症见心悸、气短），久病未愈突发胸闷心痛，这是由于气虚无力运血，而致气虚血瘀，心脉痹阻，其证由虚转实。虚证转实，并非正气来复，而是在虚证的基础上，转化为临床表现以邪气亢盛为主的证候，是因虚致实、本虚标实之证。

第2节 气血津液辨证

气血津液是构成人体和维持人体生命活动的基本物质，在人体脏腑功能活动中起重要作用。在生理上，气血津液是脏腑功能活动的物质基础，而其生成与运行又有赖于脏腑功能活动。在病理上，脏腑功能失常可影响气血津液的变化，而气血津液的病变，也会影响脏腑的功能活动。

气血津液辨证是运用气血津液的理论，对四诊所获得的临床资料进行综合分析、总结归纳，从而判断有无气血津液不足及运行障碍的辨证方法。

一、气病辨证

气病辨证主要从生成不足及运行障碍来辨别证候，临床较为常见的证候可概括为气虚证、气陷证、气滞证、气逆证，其中气虚证、气陷证属于虚证，气滞证、气逆证多属于实证。

1. 气虚证 指元气不足，气的推动、温煦、固摄、防御、气化等功能减退，或脏腑组织功能活动减退所表现的虚弱证候。

（1）临床表现 少气懒言，神疲乏力，或头晕目眩，自汗，活动时诸症加重，舌淡嫩，脉虚无力。

（2）证候分析 本病多由久病体虚、年老体衰、劳累过度、饮食失调等因素所致。元气不足，脏腑功能衰退，故出现少气懒言、神疲乏力；气虚不能上荣，则头晕目眩；卫气虚弱，不能固护肌表，故为自汗；劳则气耗，故活动劳累时诸症加重；气虚无力推动营血上荣于舌，故舌淡嫩；气虚无力鼓动血脉，故脉虚无力。

（3）辨证要点 临床以少气懒言、神疲乏力、舌淡、脉虚为辨证要点。

2. 气陷证 是指气虚无力升举而下陷，以自觉气坠或脏腑下垂为主要表现的虚弱证候。

（1）临床表现 少气倦怠，头晕眼花，久痢久泻，腹部有坠胀感，或脱肛，或子宫脱垂，或其他内脏下垂，舌淡苔白，脉弱。

（2）证候分析 气陷多由久病失养，或劳倦用力过度等因素所致。本证多由气虚证进一步发展而成，气虚而功能衰减，故少气倦怠；脾气亏虚，清阳之气不能上升，故头目眩晕；中气亏虚，脾失健运，清阳不升，浊阴下降，则见大便溏泄；脾气亏虚，升举无力，以致内脏不能维持其固有位置，故见腹部坠胀，或脱肛、子宫脱垂等内脏下垂的现象；舌淡、脉弱等，为气虚之征象。

（3）辨证要点 临床以气虚证伴内脏下垂为辨证要点。

3. 气滞证 是人体某一脏腑，或某一部位气机阻滞，运行不畅所表现的证候。

（1）临床表现 胸胁脘腹等处胀闷疼痛，时轻时重，走窜不定，症随情志波动而增减，或随嗳气、矢气、太息等减轻，脉弦。

（2）证候分析 气的运行发生障碍而不通，不通则痛，故气滞以胀闷疼痛为主要临床表现。由于嗳气、矢气可使气机暂时得以通畅，故胀闷疼痛等症可缓解。情志不舒常可导致或加重气滞，症之轻重，每随情志而变。脉弦为气机不利、脉气不舒之象。

（3）辨证要点 临床以胀闷、疼痛为辨证要点。

4. 气逆证 是指气机升降失常，逆而冲上所表现的证候。

（1）临床表现 肺气上逆则咳嗽、气喘；胃气上逆则恶心、呕吐、嗳气或呃逆；肝气上逆则头痛、眩晕，甚则晕厥、呕血。

（2）证候分析 本证多为气机升降失调，脏腑之气上逆而成。肺气宜肃降，若因感受外邪，或痰浊壅滞，使肺气上逆，则出现咳嗽、气喘；胃气以和降为顺，因寒饮、痰浊、食积等停留于胃，或外邪侵犯胃腑，或其他脏腑（如肝、脾）的气机不调等，导致胃气失于和降，上逆而见恶心、呕吐、嗳气、呃逆等症；或因情志失调，郁怒伤肝，肝气升发太过，气火上逆而见头痛、眩晕，甚则晕厥等症；血随气升而上涌，可致呕血。

（3）辨证要点　临床以肺、胃、肝等脏腑气机上逆症状为辨证要点。

二、血病辨证

血病辨证主要从生成不足及运行障碍来辨别证候，临床较为常见的证候可概括为四类，即血虚证、血瘀证、血热证和血寒证。其中血虚证属虚证，血瘀证、血热证、血寒证属实证。

1. 血虚证　是指因血液亏虚，脏腑、经络、组织失养而表现的证候。

（1）临床表现　面色苍白，眼睑、口唇、爪甲色淡，头晕眼花，心悸，失眠，乏力，手足发麻，舌淡，脉细无力等。

（2）证候分析　血液亏虚，血不上荣，故头晕眼花，口唇、眼睑色淡，面色苍白；血液亏虚，心神失养，故心悸、失眠；血液亏虚，不能濡养筋脉、肌肤，故手足发麻，爪甲色淡；血虚无以充盈于脉，故脉细无力。

（3）辨证要点　临床以面、睑、唇、甲淡白及全身虚弱为辨证要点。

2. 血瘀证　指血液运行不畅，失去血的滋润、濡养功能，或离经之血，未能及时排出或消散，停留体内所致的证候。

（1）临床表现　疼痛，痛如针刺，痛有定处，疼痛拒按，夜间加重，伴有肿块或出血；妇女月经后期，血色紫黑有块，甚则痛经；全身性血瘀证，一般多在久病或重病时出现，可见面色黧黑，或肌肤甲错，口、唇、指甲青紫，舌质紫暗或有瘀点、瘀斑，脉涩等。

（2）证候分析　本证形成多因外伤、寒凝、气滞、气虚等因素导致血液运行受阻而形成。瘀血为有形之邪，阻碍气机运行，脉络不通，不通则痛；瘀血内阻则局部疼痛如针刺，痛有定处；夜间血行较缓，瘀阻加重，故疼痛常在夜间加重；瘀血凝聚局部，日久不散，形成肿块。瘀血阻络，阻碍血行，致血不循经而外溢，则见出血。瘀血在体内停留日久，故色紫暗并夹有血块。瘀血内阻，新血不生，皮肤爪甲失养，故面色黧黑、肌肤甲错。口、唇、指甲青紫，月经后期，甚则痛经，舌质紫暗或见瘀斑瘀点，脉涩等均为血瘀之征象。

（3）辨证要点　临床以刺痛、肿块、出血、脉涩等为辨证要点。

3. 血热证　是指火热内炽，热入血分，迫血妄行，灼伤脉络所表现的证候。

（1）临床表现　咯血、吐血、衄血、尿血、便血，以及妇女月经先期、量多或崩漏，伴心烦、口渴、身热；或局部疮疡红、肿、热、痛，舌红绛，脉滑数。

（2）证候分析　本证多由感受火热病邪，或情志失调，郁而化火，或过食辛热之物等引起。热邪灼伤血络，血不循经而致出血。由于火热所伤脏腑不同，其出血的部位各异，肺络受损则咯血，胃络伤则吐血，肾及膀胱络伤则尿血，大肠络伤则便血。胞络受损，则见崩漏，妇女月经先期或月经量多。衄血又有鼻衄、齿衄、舌衄、肌衄之分，皆与火热炽盛，络破血溢有关。热扰心神，故心烦；火热炽盛，热盛伤津，则口渴身热；若火毒邪热积于局部，灼血腐肉，则见疮疡红肿热痛。舌红绛，脉滑数，为血热炽盛、血流涌盛之象。

（3）辨证要点　临床以出血伴热象为辨证要点。

4. 血寒证　是指寒邪客于血脉，凝滞血液、气机，血行不畅所表现的证候。

（1）临床表现　手足或局部冷痛，肤色紫暗发凉，形寒肢冷，得温则减；或少腹拘急冷痛；或痛经，或月经愆期，经色紫暗，夹有血块；舌淡紫，苔白润或滑，脉沉迟或弦紧或涩。

（2）证候分析　本证多由寒邪侵犯血脉，或阴寒内盛，凝滞脉络血液，血行不畅所致。寒凝血脉，脉道收引，血行不畅，致手足络脉瘀滞，气血不达于局部，故手足或局部冷痛，肤色紫暗发凉；寒邪损伤，遏制阳气，阳气不达肌肤与四肢，失于温煦，故形寒肢冷，得温则减；寒滞肝脉，则少腹拘急冷痛；寒凝胞宫，经血凝滞不通，故痛经，或月经愆期，经色紫暗，夹有血块；舌淡紫，苔白润或滑，脉沉迟、弦紧或涩，为阴寒内盛、血行不畅之征。

（3）辨证要点 临床以手足或局部冷痛，肤色紫暗发凉，得温痛减，伴瘀血之象为辨证要点。

三、气血同病辨证

气与血生理上相互依存、相互为用，因而病理上也常相互影响，即气血同病。临床常见气血两虚证、气不摄血证、气虚血瘀证、气滞血瘀证、气随血脱证。

1. 气血两虚证 指气虚和血虚同时存在的证候。

（1）临床表现 少气懒言，乏力自汗，面色淡白或萎黄，头晕目眩，心悸失眠，唇甲淡白，舌淡而嫩，脉细弱。

（2）证候分析 本证多由久病不愈，气虚不能生血，或血虚无以化气所致。气虚多见少气懒言，神疲乏力，自汗，脉弱等；血虚常见面色萎黄或淡白，舌淡，脉细等。心悸失眠，为血不养心所致。

（3）辨证要点 临床以气虚和血虚同时并见的全身虚弱证候为辨证要点。

2. 气不摄血证 指气虚不能统摄血液而致血液不循常道溢出脉外所表现的出血证候。

（1）临床表现 鼻衄、齿衄、皮下紫斑、吐血、便血、尿血、月经过多、崩漏等各种出血病证，面色淡白无华，神疲乏力，少气懒言，心悸失眠，舌淡白，脉弱。

（2）证候分析 多由久病、劳倦等因素导致气虚，或慢性失血，气随血耗，继而气虚不能统摄血液所致。气虚统摄无权，血即离经而外溢，溢于胃肠，便为吐血、便血；溢于肌肤，则见皮下紫斑；气虚统摄无权，冲任不固，渐成月经过多或崩漏。神疲乏力，少气懒言，面色淡白无华均为气虚之象。舌淡白，脉弱为气血亏虚之象。

（3）辨证要点 临床以出血和气虚证并见为辨证要点。

3. 气虚血瘀证 指气虚运血无力，而致血行瘀滞所表现的证候。

（1）临床表现 面色淡白或暗滞，神倦乏力，少气懒言，自汗，胸胁刺痛，痛处固定不移，拒按，舌淡暗或淡紫或有瘀斑、瘀点，脉涩。

（2）证候分析 本证多由久病气虚，渐至瘀血内停所致。神倦乏力，少气懒言，自汗，为气虚之象；气虚无力推动血行，血不上荣于面，而见面色淡白；血行迟缓，瘀阻脉络，故见面色暗滞；气虚行血无力，血行瘀阻，不通则痛，故疼痛如刺，痛处固定不移、拒按；舌淡暗或淡紫或有瘀斑、瘀点，脉涩为气虚血瘀之象。

（3）辨证要点 临床以气虚证和血瘀证表现共见为辨证要点。

4. 气滞血瘀证 是由气机郁滞而致血行瘀阻，或血瘀导致气机阻滞所表现的证候。

（1）临床表现 局部（胸胁、脘腹）胀闷走窜疼痛，甚或刺痛，疼痛固定、拒按；或有情志抑郁，急躁易怒；妇女可见经行不畅，经色紫暗或夹血块，经闭或痛经，舌紫暗或有瘀斑，脉弦涩。

（2）证候分析 本证多由情志失调，或因痰湿、阴寒内阻，或跌仆损伤，气机阻滞，气血运行不畅所致。气机不畅，则胀痛、窜痛；瘀血内停，则刺痛，疼痛固定、拒按；情志失调，肝失条达之性，则见情志抑郁，急躁易怒；瘀血阻滞胞脉，血行不畅，则痛经，经色紫暗或夹血块；经血不行，则经行不畅或闭经；舌质紫暗或有紫斑，脉弦涩，均为气滞血瘀之象。

（3）辨证要点 临床以病程较长，气滞与血瘀症状并见为辨证要点。

5. 气随血脱证 指因大出血而引起阳气随之暴脱的证候。

（1）临床表现 大出血时突然面色苍白，四肢厥冷，大汗淋漓，甚至晕厥。舌淡，脉微细欲绝，或浮大而散。

（2）证候分析 多由肝、胃、肺等脏腑本有疾病而脉道突然破裂，或外伤，或妇女崩中，分娩等引起。气脱亡阳，不能上荣于面，则面色苍白；不能温煦四肢，则四肢厥冷；不能温固肌表，则大汗淋漓；神随气散，神无所主，则为晕厥。失血过多，舌体失养，则色淡；脉道失充而微细欲绝，阳气浮越外亡，脉见浮大而散，病情更为凶险。

（3）辨证要点 以大出血时，突见亡阳欲脱之象为辨证要点。

四、津液病辨证

津液是人体正常水液的总称，有濡润脏腑、润滑关节、滋润肌肤等作用。其生成与输布代谢主要与脾的运化、肺的通调、肾的气化密切相关。津液病变，一般可概括为津液不足证和水液停聚证两大类。

1. 津液不足证 是体内津液亏少，脏腑、组织、官窍失去津液的滋润、濡养、充盈所表现的证候。

（1）临床表现 口、鼻、唇、舌、咽喉、皮肤干燥，或皮肤枯瘪而缺乏弹性，眼球深陷，口渴欲饮，小便短少而黄，大便干结难解，舌红少津，脉细数无力等。

（2）证候分析 多由大汗、大吐、大泻、高热、烧伤等，使津液耗损过多；外界气候干燥，或体内阳气偏亢，使津液耗损；饮水过少，或脏气虚衰，使津液生成不足等所致。津液亏少，脏腑、组织、官窍失于充养、濡润，则见口、鼻、唇、舌、咽喉、皮肤干燥，甚或皮肤枯瘪无弹性，眼球深陷，口渴欲饮等症；津液耗伤，尿液化生乏源，则小便短少而黄；肠道阴津亏虚，失于濡润，以致大便干结难解；阴津亏少，阳气偏旺，则舌红少津，脉细数。

（3）辨证要点 临床以口渴、尿少、便干，口、鼻、唇、舌、皮肤干燥为辨证要点。

2. 水液停聚证 是指肺、脾、肾三脏输布、排泄水液的功能失调，以致水液停聚体内，从而形成水、湿、痰、饮等所表现的证候。

（1）临床表现 咳嗽痰多，头晕目眩，心悸气短，小便不利，口淡无味，食少便溏，肢重或全身水肿；舌苔厚腻，脉滑或濡。

（2）证候分析 本证主要由脾、肺、肾三脏的功能失常而成，水液的输布和代谢发生障碍或泛溢全身，形成痰饮和水肿。痰阻于肺则咳嗽痰多；痰浊蒙窍则眩晕；水饮凌心犯肺，故心悸气短；水饮泛溢四肢肌肤，则小便不利，肢重或全身水肿；痰湿中阻，脾失健运，故口淡无味，食少便溏。舌苔厚腻，脉滑或濡，则为痰湿之象。

（3）辨证要点 临床以痰多、身肿肢重为辨证要点。

考点：气血津液病各常见证型的辨证要点

第3节 脏腑辨证

脏腑辨证，是根据脏腑的生理功能及病理特点，对四诊所收集的各种病情资料进行分析、归纳，辨别疾病所在的脏腑部位及病性的一种辨证方法。即以脏腑病位为纲，对疾病进行辨证。

脏腑辨证，主要用于内伤杂病的辨证，是中医辨证体系中的重要组成部分，是临床各科疾病的诊断基础。

脏腑辨证，包括脏病辨证、腑病辨证及脏腑兼病辨证。其中脏病辨证是脏腑辨证的主体。

一、心与小肠病的辨证

心的病变主要为主血脉和藏神的功能失常，小肠病变主要是泌别清浊功能的异常。

心病证候有虚、实之分。虚证多由思虑劳神太过，或先天不足，脏气虚弱，久病伤心，导致心气虚、心阳虚、心阳暴脱、心血虚、心阴虚等证；实证多因寒凝、气郁、痰阻、瘀血、火扰等原因，导致心火亢盛、心脉痹阻、痰蒙心神、痰火扰神等证。心病的常见症状有心悸怔忡、心胸闷痛、心烦、失眠、多梦、神昏、神志错乱、口舌生疮等。小肠病的常见症状为小便赤涩、灼痛、尿血等。

1. 心气虚证 是指心气不足，推动无力所表现的证候。

（1）临床表现 心悸怔忡，气短胸闷，精神疲倦，或有自汗，动则诸症加剧，面色淡白，舌淡，脉虚。

（2）证候分析 本证因素体虚弱，或久病失养，或劳倦过度，或先天不足，或年高气衰等原因而成。心气虚，鼓动乏力，心动失常，故见心悸怔忡；宗气衰少，功能减退，故气短胸闷，精神疲倦；气虚卫外不固，故自汗；动则气耗，故活动劳累后诸症加剧；气虚运血无力，气血不足，血脉不荣，故面色淡白、舌淡、脉虚。

（3）辨证要点 临床以心悸怔忡及气虚症状共见为辨证要点。

2. 心阳虚证 是指由于心阳虚衰，温运失司，鼓动无力，虚寒内生所表现的证候。

（1）临床表现 心悸怔忡，胸闷气短，或心胸疼痛，畏寒肢冷，自汗，面色㿠白，或面唇青紫，舌淡胖或紫暗，苔白滑，脉弱或结代。

（2）证候分析 心阳虚证常由心气虚证进一步发展而来，或因其他脏腑病证损伤心阳而成。心阳虚衰，鼓动无力，心动失常，轻则心悸，重则怔忡；胸阳不振，宗气不足，故胸闷气短；心脉失其温通而痹阻不畅，故见心胸疼痛；阳虚温煦失职，故见畏寒肢冷；阳虚卫外不固，故见自汗；运血无力，血行不畅，故见面色㿠白或面唇青紫，舌质紫暗，脉弱或结代；舌质淡胖，苔白滑为阳虚寒盛之征象。

（3）辨证要点 临床以心悸怔忡、胸闷或痛及阳虚症状共见为辨证要点。

心气虚证与心阳虚证的鉴别见表10-5。

表10-5 心气虚证与心阳虚证的鉴别

证候	共同症状	不同症状
心气虚证	心悸、气短，自汗，活动后加重	面色淡白，精神疲倦，舌淡，脉虚
心阳虚证		畏寒肢冷，面色㿠白，舌淡胖或青紫，脉弱或结代

3. 心阳暴脱证 是指心阳衰极，阳气暴脱所表现的危重证候。

（1）临床表现 在心阳虚证临床表现的基础上，突然冷汗淋漓，四肢厥冷，呼吸微弱，面色苍白或青灰，或心痛剧烈，口唇青紫，神志模糊，或昏迷不醒，舌淡或紫暗，脉微欲绝。

（2）证候分析 多由心阳虚证发展而来，或由寒邪暴伤心阳，或痰瘀阻塞心窍所致。心阳衰而暴脱，阳气衰亡不能卫外，则冷汗淋漓；失于温煦，故四肢厥冷；心阳虚衰，宗气外泄，不能助肺以行呼吸，故见呼吸微弱；阳气外脱，温运血行无力以上行，故面色苍白或青灰；推动无力，血行不畅，瘀阻心脉，则心痛剧烈、口唇青紫；心阳虚衰，神散不收，则神志模糊，甚则昏迷不醒。脉微细欲绝为阳气将亡之征象。

（3）辨证要点 临床以面色苍白或青灰、冷汗淋漓、四肢厥冷、脉微欲绝为辨证要点。

4. 心血虚证 是指由于心血不足，失其濡养功能所表现的证候。

（1）临床表现 心悸，失眠，多梦，头晕目眩，健忘，心神不宁，面色淡白，爪甲苍白，唇舌色淡，脉细无力等。

（2）证候分析 本证多因久病耗伤阴血、脾虚生血之源匮乏，或失血过多，或思虑劳神太过而耗血所致。心血亏虚，心失所养，心动不安，故见心悸；血不养心，心神不安，则见失眠，多梦，心神不宁；血虚不能荣养头、面、爪、甲，故见头晕目眩、健忘、面色淡白、唇舌色淡、爪甲苍白；血少不能充盈脉道，故脉细无力。

（3）辨证要点 临床以心悸、失眠及血虚症状共见为辨证要点。

5. 心阴虚证 是指由心阴耗损，虚热内扰所表现的证候。

（1）临床表现 心悸，心烦，失眠，多梦，或见五心烦热，颧红盗汗，午后潮热，舌红少津，脉细数等。

（2）证候分析　本证多因思虑劳神太过，暗耗心阴；或温热火邪，灼伤心阴；或肝肾阴亏，不能上养，累及心阴所致。心阴亏虚，心失所养，心动失常，故见心悸；虚热扰心，心神不守，则心烦、失眠、多梦；阴虚则阳亢，虚热内生，故见五心烦热、午后潮热、颧红盗汗、舌红少津、脉细数。

（3）辨证要点　临床以心悸、心烦、失眠及阴虚症状共见为辨证要点。

心血虚证与心阴虚证的鉴别见表10-6。

表10-6　心血虚证与心阴虚证的鉴别

证候	共同症状	不同症状
心血虚证	心悸，失眠，多梦	面色淡白，健忘，眩晕，唇舌色淡，脉细无力
心阴虚证		心烦，五心烦热，颧红盗汗，午后潮热，舌红少津，脉细数

6. 心火亢盛证　是指由心火内炽所表现的实热证候。

（1）临床表现　烦热不安，夜寐不宁，口渴思饮，口舌生疮，便秘，尿黄而少，或面红目赤，或见吐血、衄血。舌尖红，苔黄，脉数。

（2）证候分析　本证多由情志抑郁，气郁化火，或火热之邪内侵，或过食辛辣刺激食物、温补之品，久而化热生火所致。心火内炽，侵扰心神，故见烦热不安，夜寐不宁；火邪伤津，故口渴思饮，便秘，尿黄；心开窍于舌，其华在面，火热炎上则面红目赤，口舌生疮，舌尖红；火热迫血妄行，则吐血、衄血。苔黄，脉数为里热之象。

（3）辨证要点　临床以心烦失眠、舌赤生疮与里实热证并见为辨证要点。

链接　心火亢盛的多种证候表现

心火亢盛可引起多种证候表现，如身热、心烦、失眠，或兼口舌生疮，溃烂疼痛，或兼吐血、衄血，或兼尿赤、涩、热、痛等。若临床以兼有口舌生疮、溃烂疼痛为主要表现者，可称为心火上炎证；若以兼有吐血、衄血等为主要表现者，称为心火迫血妄行证；若以兼有小便赤、涩、热、痛为主要表现者，则称为心火下移小肠证；若以兼有狂躁谵语、神志不清为主要表现者，则称为热闭神昏证。

7. 心脉痹阻证　是指瘀血、痰浊、阴寒、气滞等因素阻痹心脉所表现的证候。

（1）临床表现　心悸怔忡、心胸憋闷疼痛、痛引肩背内臂、时发时止。

（2）证候分析　本证多继发于心气虚或心阳虚之后，多由正气不足，心阳不振，有形之邪阻滞心脉所致。常因年老体虚，或久病正虚，最终形成瘀血、痰浊、阴寒、气滞等证，而痹阻心脉。心脉痹阻，血运不畅，致心动失常，故心悸怔忡，不通则痛，故心胸憋闷疼痛；手少阴心经之脉横出腋下，循肩背、内臂后缘，故痛引肩背内臂，时发时止。若见痛如针刺，痛处不移，舌质晦暗或有青紫斑点，脉细涩或结代，属瘀阻心脉；若为心胸闷痛，体胖痰多，身重困倦，舌苔白腻，脉沉滑，属痰阻心脉；若遇寒痛剧，得温痛减，形寒肢冷，舌淡苔白，脉沉迟或沉紧，属寒凝心脉；若疼痛而胀，胁胀，发作常与情志因素有关，舌淡红，脉弦，属气滞心脉。

（3）辨证要点　临床以心悸怔忡，心胸憋闷疼痛，痛引肩背内臂，时发时止为辨证要点。

8. 痰蒙心神证　是指痰浊内盛，蒙蔽心神所表现的神志异常证候。

（1）临床表现　神情痴呆，意识模糊，甚则昏不知人；或精神抑郁，表情淡漠，喃喃独语，举止失常；或突然昏仆，不省人事，口吐涎沫，喉中痰鸣，并见面色晦暗，胸闷呕恶，舌苔白腻，脉滑等。

（2）证候分析　本证多由湿浊酿痰；或由情志失调，气郁生痰；或痰浊内盛，夹肝风内扰，使痰浊蒙蔽心神所致。痰浊蒙蔽，心神不清，故见神情痴呆，意识模糊，甚则昏不知人；情志失调，肝失疏泄，气郁生痰，痰气互结，蒙蔽心神，则见精神抑郁，表情淡漠，喃喃独语，举止失常；痰浊内盛，引动肝风，肝风夹痰，蒙蔽心神，故见突然昏仆，不省人事，口吐涎沫，喉中痰鸣；痰浊内阻，清阳不升，浊气上泛，气血不畅，故见面色晦暗；痰阻胸阳，胃失和降，则胸闷呕恶。舌苔白腻，脉滑等均为痰浊内盛之征。

（3）辨证要点　临床以神志异常兼痰浊内盛症状共见为辨证要点。

9. 小肠实热证　是指心火下移小肠所表现的证候。

（1）临床表现　心烦，口舌生疮，小便涩赤，尿道灼痛，尿血，口渴，舌红苔黄，脉数。

（2）证候分析　心与小肠相表里，本证多因心经有热，下移小肠而发病。心火下移小肠，故小便涩赤，尿道灼痛；热甚灼伤血络，则见尿血；心火内炽，热扰心神，则心烦；热灼伤津，则口渴；心火上炎，则口舌生疮。舌红苔黄、脉数均为里热之征象。

（3）辨证要点　临床以心烦、口舌生疮及小便赤涩灼痛为辨证要点。

二、肺与大肠病的辨证

肺病的证候有虚、实之分。虚证多因久病咳喘等，导致肺气虚证和肺阴虚证；实证多因风、寒、燥、热、痰等邪气侵袭于肺，因此，其常见证型有风寒束肺证、风热犯肺证、燥邪犯肺证、痰热闭肺证、寒痰阻肺证。大肠的病证常见大肠湿热证及大肠津亏证。

肺病的常见症状为咳嗽、气喘、咳痰、胸闷胸痛、咽喉疼痛、声音嘶哑、喷嚏、鼻塞、流涕等。其中以咳、喘、痰为特征表现。大肠病的常见症状有便秘、泄泻等。

1. 肺气虚证　是指肺气不足而致功能活动减弱所表现的证候。

（1）临床表现　咳喘无力，气短而喘，动则益甚，咳痰清稀，自汗，畏风，易感冒，神疲乏力，声低懒言，舌淡苔白，脉弱。

（2）证候分析　本证多由久病咳喘，耗伤肺气，或因脾气亏虚，运化失常，气血乏源，肺失充养所致。肺气亏虚，宗气生成不足，呼吸功能减弱，故咳喘无力，气短而喘；劳则气耗，故动则益甚；宗气衰少，发声无力，则声低懒言；肺气虚，津液不布，聚而为痰，故咳痰清稀。肺气亏虚，气不摄津，而见自汗；气虚不能固表，则见畏风，易于感冒。神疲乏力，舌淡苔白，脉弱，均为气虚之象。

（3）辨证要点　临床以咳喘无力、咳痰清稀与气虚症状共见为辨证要点。

2. 肺阴虚证　是指肺阴亏耗，虚热内扰，肺失清肃所表现的证候。

（1）临床表现　干咳，或痰少而黏，不易咳出，或痰中带血，口干咽燥，形体消瘦，潮热盗汗，五心烦热，两颧潮红，舌红少苔，脉细数。

（2）证候分析　本证多因久咳伤阴，或燥热伤肺，或痨虫袭肺，或热病后期，肺阴受损等所致。肺阴不足，肺失滋润，清肃失司，气逆于上，故见干咳；虚热内生，炼津为痰，则见痰少而黏，不易咳出；虚火灼伤血络，故痰中带血；肺阴不足，咽喉失润，则口干咽燥；阴虚虚热内扰，故五心烦热。形体消瘦，潮热盗汗，五心烦热，两颧潮红，舌红少苔，脉细数均为阴虚内热之象。

（3）辨证要点　临床以干咳、痰少而黏与阴虚症状共见为辨证要点。

3. 风寒束肺证　指风寒之邪，侵袭肺系，肺卫失宣所表现的证候。

（1）临床表现　咳嗽，痰白清稀，恶寒发热，头身疼痛，无汗，鼻塞流涕，舌苔薄白，脉浮紧。

（2）证候分析　本证多由风寒邪气、侵犯肺卫所致。肺合皮毛，外感风寒，肺气失宣而上逆，故咳嗽；宣肃失职，津液不布，故痰清稀色白；鼻为肺窍，肺气失宣，故鼻塞流涕；风寒袭表，卫阳被遏，肌表失于温煦，故见恶寒；卫阳与邪相争，则发热；寒邪凝滞经络，经气不利，故头身疼痛；腠理闭塞，故无汗。舌苔薄白，脉浮紧，为感受风寒之象。

（3）辨证要点　临床咳嗽、痰稀色白与风寒表证共见为辨证要点。

4. 风热犯肺证　是指风热之邪侵袭肺卫所表现的证候。

（1）临床表现　咳嗽，痰稠色黄易咳出，鼻塞流黄浊涕，发热，微恶风寒，口微渴，咽喉疼痛，舌尖红，苔薄黄，脉浮数。

（2）证候分析　本证多为外感风热之邪侵袭肺卫所致。风热犯肺，肺失宣降，肺气上逆，故咳嗽；热邪灼津为痰，故痰稠色黄；肺气失宣，鼻窍不利，津液为风热邪气所熏，故鼻塞流黄浊涕；肺卫受邪，卫气被遏，肌表失于温煦，故微恶风寒；卫气抗邪，则发热；风热上扰，咽喉不利，故咽喉疼痛；风热在肺卫，伤津不甚，故见口微渴。舌尖红，苔薄黄，脉浮数，为风热犯肺之征象。

（3）辨证要点　临床以咳嗽，痰稠色黄与风热表证共见为辨证要点。

5. 燥邪犯肺证　是指燥邪侵犯肺卫，肺津耗伤所表现的证候。

（1）临床表现　干咳无痰，或痰少而黏，难以咳出，甚则咳引胸痛，痰中带血，或咯血，唇、口、鼻、咽干燥，或身热，微恶风寒，少汗或无汗，舌尖红，苔薄黄而干，脉浮数或细数。

（2）证候分析　本证多由燥邪犯肺，伤及肺津，或风温之邪化燥伤津所致。肺为娇脏，喜润恶燥。燥邪犯肺，灼伤肺津，肺失清肃，故干咳无痰，或痰少而黏，甚则咳伤肺络，则胸痛咯血；燥邪伤津，津伤不布，故唇、口、鼻、咽干燥，少汗或无汗；燥邪侵袭卫表，故兼见发热恶寒的卫表症状。舌尖红，苔薄黄而干，脉浮数或细数，均为燥邪犯肺之象。

（3）辨证要点　临床咳嗽无痰或痰少而黏，唇、口、鼻、咽干燥少津为辨证要点。

链接　肺阴虚与燥邪犯肺的鉴别

1. 共同症状　干咳，或痰少难咯出，甚或咯血。

2. 不同症状

（1）肺阴虚：多为内伤久病，兼有阴虚内热之象。

（2）燥邪犯肺：是外感燥邪为病，可有邪在表之象，一般病程较短。

---

6. 痰热闭肺证　是指痰热互结，壅闭于肺所表现的证候。

（1）临床表现　咳嗽，咳痰黄稠而量多，胸闷，气喘息粗，甚则鼻煽，或喉中痰鸣，或咳吐脓血腥臭痰，胸痛，发热，口渴，大便秘结，小便短赤，舌红苔黄腻，脉滑数。

（2）证候分析　本证为外邪犯肺，郁而化热，热伤肺津，炼液成痰；或素有宿痰，内蕴日久化热，痰与热结，壅阻于肺。痰热壅阻于肺，故咳嗽、胸闷、气喘息粗；甚则肺气郁闭，则鼻煽；痰热互结，随肺气上逆，故咳痰黄稠而量多，或喉中痰鸣；痰热阻滞肺络，肉腐血败，则咳吐脓血腥臭痰、胸痛；里热炽盛，蒸达于外，故发热；灼伤阴津，则口渴、大便秘结、小便短赤。舌红苔黄腻、脉滑数为痰热内盛之征象。

（3）辨证要点　临床以咳喘、痰多黄稠及里实热证共见为辨证要点。

7. 寒痰阻肺证　是指寒邪与痰饮相合，壅滞于肺所表现的证候。

（1）临床表现　咳嗽气喘，痰多色白，胸闷，或喘哮痰鸣，形寒肢冷，舌淡苔白，脉濡缓。

（2）证候分析　本证多因素有痰饮，复感寒邪，内客于肺；或寒邪内侵于肺，肺失清肃，又聚湿生痰所致。寒痰阻肺，肺失宣降，肺气上逆，故咳嗽气喘、痰多色白易咳；痰气搏结，上涌气道，故喉中痰鸣而发哮；肺气不利，则胸闷；寒为阴邪，阳气被遏，肌肤失于温煦，故形寒肢冷。舌淡苔白腻、脉濡缓均为寒痰内盛之征象。

（3）辨证要点　临床以咳嗽气喘与寒痰症状共见为辨证要点。

8. 大肠湿热证　是指湿热邪气阻滞肠道，以致传导失司所表现的证候。

（1）临床表现　腹痛，肛门灼热，或暴注下泻，气味秽臭；或下痢脓血，里急后重，小便短赤。或伴恶寒发热，或但热不寒，舌红苔黄腻，脉滑数。

（2）证候分析　本证多因感受湿热外邪或饮食不洁所致。湿热邪气蕴结大肠，壅阻气机，故腹痛；湿热侵犯大肠，津为热迫而下注，则暴注下泻、气味秽臭；热炽肠道，则肛门灼热；热伤肠道血络，血腐成脓，故下痢脓血；热迫大肠，故里急；湿阻肛门，则后重；水液从大肠外泄或热灼津伤，故小便短赤。若属外感，表邪未解，则见恶寒发热；热盛于里，则但热不寒。舌红苔黄腻、脉滑数为湿热内结之象。

（3）辨证要点 临床以腹痛、泄泻与湿热症状共见为辨证要点。

9. 大肠津亏证 是指肠中津液不足，肠道失其濡润所表现的证候。

（1）临床表现 大便干燥，甚如羊粪，难以排出，常数日一行，伴有头晕、口臭，口干咽燥，舌红少津，苔黄燥，脉细涩。

（2）证候分析 本证多因素体阴津不足，或年老阴津亏损，或嗜食辛辣之物，或汗、吐、下太过，或温热病后期耗伤阴液所致。体内津液不足，肠道失去濡润，传导失司，故大便干燥，甚如羊粪，难以排出，常数日一行；津亏不能上承，故口干咽燥；大便数日不行，腑气不通，浊气上逆，故头晕、口臭；舌红少津，苔黄燥，脉细涩皆为津亏之象。

（3）辨证要点 临床以大便干燥难行、舌红少津为辨证要点。

三、脾与胃病的辨证

脾病和胃病常见证型均有虚、实之分。脾病虚证多见脾气虚证、脾虚气陷证、脾阳虚证、脾不统血证；脾病实证常见寒湿困脾证。胃病虚证多见胃阴虚证；胃病实证常有胃寒证、胃火炽盛证、食滞胃脘证。

脾病的常见症状：腹胀、便溏、食欲不振、水肿、内脏下垂、慢性出血等。胃病的常见症状：胃脘胀满或疼痛、嗳气、恶心、呕吐、呃逆等。

1. 脾气虚证 是指由于脾气不足，运化失常所表现的虚弱证候。

（1）临床表现 腹胀纳少，食后胀甚，大便溏薄，面色萎黄，形体消瘦，神疲乏力，少气懒言，水肿，舌淡苔白，脉缓弱。

（2）证候分析 本证多由饮食不节，或劳倦过度，或忧思过度，损伤脾土，或禀赋不足，素体脾虚，或年老体衰，或久病耗伤，调养失慎等所致。脾气虚弱，运化无力，故见腹胀纳少；脾失健运，食后脾气越困，故食后胀甚；脾虚不能运化水湿，流注肠中，则见大便溏薄；脾虚化源不足，不能充养肢体、肌肉，故形体消瘦；面部失荣，则面色萎黄；气虚推动乏力，则神疲乏力，少气懒言；水湿不运，泛溢肌肤，则见水肿。舌淡苔白、脉缓弱为脾气虚弱之象。

（3）辨证要点 临床以腹胀、纳少、便溏，以及气虚症状并见为辨证要点。

2. 脾虚气陷证 是指脾虚无力升举，反而下陷所表现的证候。

（1）临床表现 脘腹重坠作胀，食后益甚，或便意频数，肛门重坠，或久泄不止，甚或脱肛，或见胃、肾、子宫等内脏下垂，或小便浑浊如米泔；常伴头晕目眩，少气乏力，肢体倦怠，声低懒言，食少便溏，舌淡苔白，脉缓弱。

（2）证候分析 本证多由脾气虚进一步发展，或久泄久痢，或劳累太过，或妇女孕产过多，产后失于调护等损伤脾气，清阳下陷所致。

（3）辨证要点 临床以脘腹坠胀、久泻久痢、内脏下垂，以及气虚症状共见为辨证要点。

3. 脾阳虚证 是指脾阳虚衰，中焦阴寒内盛所表现的证候。

（1）临床表现 腹胀纳少，腹痛喜温喜按，大便稀溏，甚至完谷不化，畏寒肢冷，面白无华，或肢体困倦，或周身水肿，小便不利，或白带量多清稀，舌淡胖，苔白滑，脉沉迟无力。

（2）证候分析 本证多由脾气虚加重，或由过食生冷、过用苦寒、外寒直中，久之损伤脾阳；或肾阳不足，命门火衰，火不生土所致。

（3）辨证要点 临床以腹胀、腹痛、纳少、便溏及阳虚证共见为辨证要点。

4. 脾不统血证 是指脾气不足，统血无权，血溢脉外所表现的证候。

（1）临床表现 各种慢性出血（如呕血、便血、尿血、肌衄、齿衄、鼻衄），或妇女月经过多、崩漏等，兼腹胀便溏，面色萎黄，神疲体倦，少气无力，食少纳呆，舌淡苔白，脉弱。

（2）证候分析　本证多由久病脾虚，或思虑劳倦过度，损伤脾气等所致。脾气亏虚，统血无权，则血溢脉外，而见各种慢性出血症状。

（3）辨证要点　临床以各种出血症状伴脾气虚证共见为辨证要点。

脾气虚证、脾虚气陷证、脾阳虚证、脾不统血证的鉴别见表10-7。

表10-7　脾气虚证、脾虚气陷证、脾阳虚证、脾不统血证的鉴别

证候	共同症状	不同症状
脾气虚证	腹胀纳少，食后加重，大便溏薄，体倦无力，少气懒言，面色萎黄，舌淡苔白，脉弱	形体消瘦，水肿
脾虚气陷证		脘腹坠胀，或便意频数，肛门重坠，或久泄脱肛，或内脏下垂
脾阳虚证		腹痛绵绵，喜暖喜按，畏寒肢冷，或肢体水肿，小便不利，或妇女带下量多而清稀
脾不统血证		便血、尿血、肌衄，妇女月经过多、崩漏

5. 寒湿困脾证　是指寒湿内盛，脾阳受困所表现的证候。

（1）临床表现　脘腹痞闷，腹胀腹痛便溏，口腻纳呆，泛恶欲呕，头身困重，面色晦黄，或身目发黄，黄色晦暗如烟熏，或妇女白带量多，或肢体水肿，小便短少，舌淡胖，苔白腻，脉濡缓或沉细。

（2）证候分析　本证多因饮食不节，过食生冷，或因冒雨涉水，久居潮湿，气候阴雨，寒湿内侵伤中；或因嗜食肥甘，湿浊内生，困阻脾阳所致。脾喜燥恶湿，寒湿内盛，脾阳受困，运化失职，水湿内停，气滞中焦，故轻则脘腹痞闷，重则腹胀腹痛；脾失健运，水谷不化，故纳呆；脾不升清，湿注肠中，则便溏；寒湿内盛，湿邪上泛，则口中黏腻；脾失健运，影响胃失和降，胃气上逆，故泛恶欲呕；湿为阴邪，其性重浊，湿邪困脾，遏郁清阳，则头身困重；湿邪困脾，气血失畅，则面色晦黄；寒湿困脾，肝胆疏泄失职，胆汁外溢，加之气血运行不畅，故身目发黄，黄色晦暗如烟熏；寒湿下注，损伤带脉，妇女可见白带量多；水湿不化，泛溢肌肤，则肢体水肿，小便短少；舌淡胖，苔白腻，脉濡缓或沉细，均为寒湿内盛之象。

（3）辨证要点　临床以脘腹痞闷、纳呆、腹胀、便溏、头身困重与寒湿症状共见为辨证要点。

6. 胃阴虚证　是指由胃阴不足，胃失濡润，和降失常所表现的证候。

（1）临床表现　胃脘隐隐灼痛，饥不欲食，或食而甚少，或胃脘嘈杂，脘痞不畅，或干呕呃逆，口干舌燥，便干溲短，舌红少苔，脉细数。

（2）证候分析　本证多因温热病后期，胃液耗伤；或吐泻太过，伤津耗液；或过食辛辣香燥之品，或过用温燥药物，耗伤胃阴所致。胃阴不足，虚热内生，胃失和降，故见胃脘隐隐灼痛，饥不欲食，或胃脘嘈杂，脘痞不畅，或干呕呃逆；胃阴不足，津不上承，故见口干舌燥；津伤肠道失润，故便干；阴虚内热，故溲短；舌红少苔，脉细数为阴虚内热之象。

（3）辨证要点　临床以胃脘隐痛，饥不欲食与阴虚之象共见为辨证要点。

7. 胃寒证　是指寒邪袭胃，阻滞气机所表现的实寒证候。

（1）临床表现　脘腹冷痛拒按，痛势急剧，遇寒加重，得温痛减，恶心呕吐，口淡不渴，或口吐清水，腹泻清稀，恶寒肢冷，面白或青，舌苔白滑，脉弦紧或沉紧。

（2）证候分析　本证多因过食生冷，或脘腹受冷，寒凝胃肠所致。寒邪犯胃，凝滞气机，故脘腹冷痛拒按、痛势急剧；寒邪得温则散，故疼痛得温则减，遇寒气机凝滞加重则痛势加剧；胃气上逆，则恶心呕吐；寒伤胃阳，水饮不化，则口吐清水；寒不耗液，故口淡不渴；寒邪阻遏，阳气不能外达，则恶寒肢冷、面白或青。舌苔白滑、脉弦紧或沉紧，为阴寒内盛之象。

（3）辨证要点　临床以脘腹冷痛、痛势急暴、得温痛减伴实寒症状为辨证要点。

8. 胃火炽盛证　是指胃中蕴热化火，胃功能失常所表现的证候。

（1）临床表现　胃脘灼痛、拒按，或消谷善饥，或口臭，或牙龈肿痛溃烂，齿衄，渴喜冷饮，消谷善饥，大便秘结，小便短黄，舌红苔黄，脉滑数。

（2）证候分析　本证多因嗜食辛辣，化热生火；或情志失调，气郁化火等所致。胃中热炽，胃腑络脉气血壅滞，故胃脘灼痛；性质属实，故拒按；功能亢进，故消谷善饥；胃中浊气上逆，则口臭；胃火循经上熏，走络于龈，气血壅滞，则牙龈肿痛；血络受伤，则齿衄；邪热伤津，故渴喜冷饮；肠道失润，则大便秘结；小便化源不足，则小便短黄。舌红苔黄、脉滑数为火热内盛之征象。

（3）辨证要点　临床胃脘灼痛、消谷善饥，以及里实热证共见为辨证要点。

9. 食滞胃脘证　是指饮食停滞胃肠所表现的证候。

（1）临床表现　胃脘胀满疼痛、拒按，厌食，嗳腐吞酸，或呕吐酸馊食物，吐后胀痛得减，或腹胀腹痛，泻下不爽，肠鸣，矢气多而臭如败卵，大便酸腐臭秽，舌苔厚腻，脉滑。

（2）证候分析　本证多因暴饮暴食，食积不化；或因素体胃气虚弱，饮食稍有不慎即可导致宿食停滞所成。胃以和降为顺。食积胃脘，胃失和降，气机不畅，故胃脘胀满疼痛、拒按；食积于内，腐熟不及，则拒于受纳，故厌食；胃失和降，胃气上逆，胃气夹积食、浊气上逆，则嗳腐吞酸，或呕吐酸馊食物；吐后气机暂时舒通，故吐后胀痛得减；若积食下移肠道，阻塞气机，则腹胀腹痛，泻下不爽，肠鸣，矢气多而臭如败卵；腐败食物下注，则泻下之物酸腐臭秽；胃中腐浊之气上蒸，则舌苔厚腻；脉滑，为食积之象。

（3）辨证要点　临床以胃脘胀满疼痛、嗳腐吞酸，或呕吐酸馊食物，或泻下酸腐臭秽为辨证要点。

胃阴虚证、胃火炽盛证、食滞胃脘证的鉴别见表10-8。

表10-8　胃阴虚证、胃火炽盛证、食滞胃脘证的鉴别

证候	疼痛性质	呕吐情况	食欲	口味与口渴	大便	舌象	脉象
胃阴虚证	隐痛	干呕	饥不欲食	口干舌燥	干结	舌红少苔	细数
胃火炽盛证	灼痛	呕吐酸水	消谷善饥	渴喜冷饮	秘结	舌红苔黄	滑数
食滞胃脘证	胀痛	呕吐酸腐馊食	纳呆	口臭嗳腐	酸臭	苔厚腻	滑

四、肝与胆病的辨证

肝病证候有虚实之分，虚证多见肝血虚证、肝阴虚证；实证常见肝气郁结证、肝火上炎证、肝胆湿热证、寒凝肝脉证；虚实夹杂证常见肝阳上亢证、肝阳化风证。胆病常见胆郁痰扰证。

肝病常见症状有胸胁、乳房、少腹胀满或窜痛，巅顶痛，头晕胀痛，视物模糊，情志抑郁，急躁易怒，肢麻震颤，手足抽搐等。胆病常见症状为口苦、黄疸、惊悸、胆怯等。

1. 肝血虚证　是指肝血亏虚，机体失养所表现的证候。

（1）临床表现　头晕目眩，面白无华，爪甲不荣，视物模糊，或夜盲，或肢体麻木，或月经量少、色淡，甚则闭经，舌淡，脉细。

（2）证候分析　本证多由脾胃虚弱，化源不足，或失血、久病，营血亏虚所致。肝血不足，头目失养，故头晕目眩、视物模糊或夜盲；筋脉失养，则肢体麻木；肝血不足，血海空虚，不能充盈冲任之脉，故月经量少、色淡，甚则闭经；血虚不能上荣头面，故面白无华。舌淡、脉细为血虚之象。

（3）辨证要点　临床以筋脉、爪甲、两目等失于濡养及血虚症状共见为辨证要点。

2. 肝阴虚证　是指肝阴亏虚，虚热内扰所表现的证候。

（1）临床表现　头晕眼花，两目干涩，视物不清，胁肋隐隐灼痛，口燥咽干，五心烦热，午后潮热，两颧潮红，潮热盗汗，舌红少苔，脉弦细数。

（2）证候分析　本证多由气郁化火，或肝病、温热病后期损伤肝阴；或因肾阴亏虚，水不涵木所致。肝阴不足，不能上荣头目，故头晕眼花，两目干涩，视物不清；肝络失养，虚火内灼，故胁肋隐隐灼痛；阴液不能上承，故口燥咽干；阴虚不能制阳，虚热内蒸，故五心烦热，午后潮热；阴虚内热，迫津外泄，故盗汗；虚火上炎，故两颧潮红；舌红少苔，脉弦细数，为肝阴不足、虚热内生之象。

（3）辨证要点　临床以眩晕、目涩、胁肋隐痛与阴虚症状共见为辨证要点。

3. 肝气郁结证　是指肝失疏泄，气机郁滞所表现的证候。

（1）临床表现　胸胁、少腹胀满或窜痛，善太息，情绪抑郁，或急躁易怒，或咽中有异物感，吞之不下，吐之不出；或瘿瘤；或女子乳房胀痛，或月经不调，痛经或闭经；舌苔薄白，脉弦。

（2）证候分析　本证多因精神刺激，情志失调，郁怒伤肝，或因其他病邪侵犯，以致肝疏泄失职，气机不畅所致。肝性喜条达而恶抑郁，肝失疏泄，气机郁滞，经气不利，故胸胁、少腹、乳房胀满窜痛，情志抑郁，善太息；女子以血为用，冲任隶属于肝，肝郁气滞，血行不畅，故见痛经、月经不调，甚则闭经；若肝气郁结，气不行津，津聚为痰，或气郁化火，灼津为痰，肝气夹痰循经上行，搏结于咽喉，故见咽部有异物感，吞之不下，吐之不出；痰随气升，搏结于颈部，则为瘿瘤。舌苔薄白、脉弦为肝气郁结之征。

（3）辨证要点　临床以情志抑郁，胸胁、乳房或少腹胀痛，女子月经不调为辨证要点。

4. 肝火上炎证　是指肝火炽盛，火热内扰所表现的证候。

（1）临床表现　胁肋灼痛，急躁易怒，头晕胀痛，面红目赤；口苦口干，呕吐苦水，耳鸣耳聋，不寐或多梦，吐血、衄血，溲赤便秘，舌边尖赤，苔黄，脉弦数有力。

（2）证候分析　本证多由情志失调，肝郁化火，或火热之邪内侵，或他脏火热累及于肝，以致肝经气火上逆。肝失条达，郁而化火，肝火炽盛，则胁肋灼痛，急躁易怒；火热之邪内扰肝胆，循经上扰头目，故头晕胀痛，面红目赤；肝火内扰心神，则见不寐或多梦；肝胆气火上冲于耳，故见耳鸣耳聋；热迫胆汁上溢，故口苦；火灼津伤，故口渴，溲赤便秘；热盛迫血妄行，则吐血、衄血。舌边尖赤，苔黄，脉弦数有力，皆为肝经火热内炽之象。

（3）辨证要点　临床常以头晕胀痛、面红目赤、急躁易怒与里实热证共见为辨证要点。

5. 肝胆湿热证　是指湿热蕴结肝胆，疏泄功能失职所表现的证候。

（1）临床表现　胁肋胀痛灼热，腹胀，厌食，口苦，恶心呕吐，大便不调，小便短赤，或身目发黄，或寒热往来，或阴部瘙痒，或阴部湿疹，带下黄臭，舌红苔黄腻，脉弦滑数。

（2）证候分析　本证多由感受湿热之邪；或嗜酒肥甘，酿湿生热；或脾胃失健，湿浊内生，湿郁化热，湿热蕴结肝胆所致。湿热蕴结肝胆，疏泄失职，气机不利，则胁肋胀痛灼热；湿热内阻，脾胃升降失常，纳运失司，故厌食，腹胀，恶心呕吐，大便不调；胆汁不循常道而外溢，故身目发黄；胆汁上溢则口苦；湿热下注膀胱，气化失司，故小便短赤；邪居少阳胆经，枢机不利，正邪相争，则寒热往来；足厥阴肝经绕阴器，湿热之邪循经下注，可见阴部瘙痒或湿疹、女子带下黄臭；舌红，苔黄腻，脉弦滑数，均为湿热内蕴之象。

（3）辨证要点　临床以胁肋胀痛，腹胀厌食，身目发黄，外阴部瘙痒及湿热内蕴之象共见为辨证要点。

6. 肝阳上亢证　是指由于肝肾阴亏，阴不制阳，肝阳偏亢所表现的证候。

（1）临床表现　眩晕耳鸣，头目胀痛，面红目赤，头重脚轻，急躁易怒，失眠多梦，腰膝酸软，舌红少津，脉弦或弦细数。

（2）证候分析　本证多因肝肾阴虚，不能潜阳；或长期恼怒焦虑，气火内郁，暗耗阴液，阴不制阳，阳亢于上所致。肝阳亢逆，气血上冲，故眩晕耳鸣，头目胀痛，面红目赤；肝阳亢逆于上，肝肾阴亏于下，上盛下虚，故头重脚轻；肝阴不足，肝阳偏亢，故急躁易怒，失眠多梦；肝肾阴亏，腰膝失养，故腰膝酸软。舌红少津，脉弦或弦细数，均为阴虚阳亢之象。

（3）辨证要点　临床以头胀目眩、头重脚轻、腰膝酸软及虚热症状共见为辨证要点。

肝火上炎证与肝阳上亢证的鉴别见表10-9。

表10-9 肝火上炎证与肝阳上亢证的鉴别表

证候	共同症状	不同症状
肝火上炎证	眩晕，急躁易怒，失眠多梦	目赤头痛，口苦口干，耳鸣耳聋，或吐血，衄血，舌红苔黄，脉弦数有力
肝阳上亢证		头目胀痛，头重脚轻，腰膝酸软，耳鸣，舌红少津，脉弦细数

7. 肝风内动证 是指临床出现眩晕欲仆，震颤，抽搐等症状的病证。临床常见有肝阳化风、热极生风、阴虚动风和血虚生风四种。

（1）肝阳化风证 是指肝阳升动，亢逆无制所表现的动风证候。多因肝阳素亢，或肝肾之阴久亏，阴不制阳，亢极化风，从而形成本虚标实、上实下虚的动风之证。

1）临床表现：眩晕欲仆，头胀而痛，项强头摇，手足麻木，肢体震颤，言语謇涩，步履不正；或卒然昏倒，不省人事，口眼㖞斜，半身不遂，舌强不语，喉中痰鸣，舌红苔白或腻，脉弦有力。

2）证候分析：肝阳亢逆化风，上扰头目，则眩晕欲仆，或头摇不能自制；气血随风阳上逆，壅滞络脉，故头胀而痛；风动筋挛，则项强肢颤；筋脉失养，故手足麻木；风阳循肝经上扰，夹痰阻碍舌络，则言语謇涩，甚至舌强不语；肝肾阴虚，风动于上，阴亏于下，上盛下虚，所以步履不正；若风阳暴升，气血逆乱，风阳夹痰上蒙清窍，则见突然昏倒、不省人事；风痰流窜脉络，经气不利，可见口眼㖞斜、半身不遂；痰随风升，故喉中痰鸣；舌红脉弦有力，为肝阳亢盛之象，苔白或腻是肝风夹痰之征。

3）辨证要点：以平素有眩晕等肝阳上亢之征，而又突现动风之象，甚则突然昏仆、半身不遂、口眼㖞斜等为辨证要点。

（2）热极生风证 是指热邪亢盛引动肝风所表现的证候。多由邪热亢盛，燔灼肝经，热扰心神而发病。

1）临床表现：高热神昏，躁扰如狂，手足抽搐，颈项强直，甚则角弓反张，两目上视，牙关紧闭，舌红或绛，脉弦数。

2）证候分析：热邪蒸腾，充斥内外，故高热；热入心包，内扰心神，则神昏、躁扰如狂；热灼肝经，伤津灼液，引动肝风，而见手足抽搐、颈项强直、角弓反张、两目上视、牙关紧闭等筋脉挛急的表现；热邪内煎营血，则见舌色红绛；脉象弦数为肝经火盛之征。

3）辨证要点：以高热、神昏伴动风症状为辨证要点。

（3）阴虚动风证 是指阴液亏虚，筋脉失养，虚风内动所表现的证候。多因外感热病后期，阴液耗损，或内伤久病，阴液亏虚而发病。

1）临床表现：手足蠕动，眩晕耳鸣，潮热颧红，五心烦热，口燥咽干，形体消瘦，舌红少津，脉弦细数。

2）证候分析：肝阴亏虚，筋脉失养，虚风内动，故手足蠕动；阴虚不能上荣，则眩晕耳鸣；阴不制阳，虚热内生，故见潮热颧红、五心烦热；阴津不能上承，故口燥咽干；阴虚津亏，肌肤失养，故形体消瘦；舌红少津、脉弦细数，为肝阴不足、虚热内炽之征。

3）辨证要点：以手足蠕动、眩晕耳鸣及阴虚症状为辨证要点。

（4）血虚生风证 是指因肝血亏虚，筋脉失养，虚风内动所表现的证候。多由急慢性出血过多，或久病血虚所引起。

1）临床表现：眩晕，手足震颤，肌肉瞤动，肢体麻木，手足拘急不利，面白无华，爪甲不荣，舌淡苔白，脉细弱。

2）证候分析：肝血不足，不能上荣头面，故眩晕、面白无华；肝血亏虚，筋失所养，故手足震颤、肌肉瞤动、肢体麻木、手足拘急不利；爪为筋之余，肝血不足，则爪甲不荣；舌淡苔白、脉细弱，是为血虚之象。

3）辨证要点：以眩晕、震颤伴血虚症状为辨证要点。

肝风内动四证鉴别见表10-10。

表10-10 肝风内动四证鉴别表

肝风内动证	性质	主症	兼症	舌象	脉象
肝阳化风证	上盛下虚证	眩晕欲仆，头胀而痛，言语謇涩，或卒然昏倒，不省人事，口眼㖞斜，半身不遂，舌强不语，喉中痰鸣	项强头摇，手足麻木，肢体震颤，手足发麻，步履不正	舌红苔白或腻	脉弦有力
热极生风证	实热证	手足抽搐，颈项强直，甚则角弓反张，牙关紧闭，两目上视	高热神昏，躁扰如狂	舌红或绛，苔黄	脉弦数
阴虚动风证	虚热证	手足蠕动	眩晕耳鸣，潮热颧红，五心烦热，口燥咽干，形体消瘦	舌红少苔，少津	脉弦细数
血虚生风证	虚证	手足震颤，肌肉瞤动，肢体麻木，手足拘急不利	眩晕，面白无华，爪甲不荣，视物模糊或夜盲，妇女月经量少	舌淡苔白	脉细弱

8. 寒凝肝脉证 是指寒邪凝滞肝脉所表现的证候。

（1）临床表现 少腹、睾丸坠胀冷痛，或阴囊收缩，或巅顶冷痛，受寒则甚，得热则缓，肢冷恶寒，舌苔白滑，脉沉弦或弦紧。

（2）证候分析 本证多由外感寒邪入侵或内伤生冷，导致寒邪凝滞肝经所致。肝脉绕阴器，抵少腹，上巅顶，寒凝肝脉，气血凝滞，故见少腹、睾丸冷痛或巅顶冷痛；寒性收引，筋脉拘急，可致阴囊收缩引痛；寒则气血凝涩，热则气血流通，故疼痛遇寒加剧，得热则缓；舌苔白滑、脉沉弦或弦紧，皆为阴寒凝滞肝脉之征。

（3）辨证要点 以少腹、睾丸坠胀冷痛，阴囊收缩引痛，巅顶冷痛伴实寒症状为辨证要点。

9. 胆郁痰扰证 是指胆失疏泄，痰热内扰所表现的证候。

（1）临床表现 夜寐不安，胆怯易惊，惊悸不寐，烦躁不宁，胸胁闷胀，善太息，口苦，呕恶痰涎，舌红，苔黄腻，脉弦滑。

（2）证候分析 本证多由情志失调，气郁生痰，蕴久化热，痰热互结所致。胆为中精之府，主决断，痰热内扰，胆气不宁，故胆怯易惊，惊悸不寐，夜寐不安；肝失疏泄，气机不利，则胸胁闷胀，善太息；胆热犯胃，胃失和降，聚津成痰，胃气上逆，则呕恶痰涎；热蒸胆气上泛，则口苦；舌红，苔黄腻，脉弦滑，为痰热内盛之征。

（3）辨证要点 临床以惊悸失眠、胆怯易惊与痰热症状共见为辨证要点。

五、肾与膀胱病的辨证

肾病的常见证型以虚证为多，可见肾精不足证、肾阴虚证、肾阳虚证、肾气不固证、肾不纳气证、肾虚水泛证。膀胱病的常见证型为膀胱湿热证。

肾病的常见症状有腰膝酸软、头晕耳鸣、发脱齿松、遗精早泄，或阳痿不育、水肿、气喘、二便异常等。膀胱病的常见症状有尿频、尿急、尿痛、尿血、尿闭、遗尿或小便失禁等。

1. 肾精不足证 是指肾精亏虚，生长发育迟缓，或生殖功能低下，或成年人早衰所表现的证候。

（1）临床表现 小儿发育迟缓，身体矮小，智力低下，骨骼痿软，囟门迟闭；成年人早衰，腰膝酸软，发脱齿摇，耳鸣耳聋，健忘恍惚，两足痿软，动作迟钝，神情呆钝，男子精少不育，女子经闭不孕，舌质淡苔白，脉细弱。

（2）证候分析 本证多由先天禀赋不足，或后天失于调养，久病伤肾，或房劳过度，耗伤肾精所致。肾精主生长、发育，小儿肾精不充，化气生血乏源，不能主骨生髓充脑，则发育迟缓，身体矮小，智力低下，骨骼痿软，囟门迟闭；肾精主生殖，肾精亏虚，生殖无源，故生育功能低下，男子见精少不育，女子见经闭不孕；成年人肾精亏损，无以充髓实脑，则健忘恍惚，神情呆钝；齿为骨之余，精不足则骨失充养，则发脱齿摇；脑为髓海，精少髓亏，耳窍失养，则耳鸣、耳聋；肾精不养腰府，则腰膝酸软；精亏骨失充养，则两足痿软，动作迟钝。舌淡苔白，脉细弱，亦为精血亏虚、脉道失充之象。

（3）辨证要点　临床以小儿生长发育迟缓、成年人早衰及生殖功能低下为辨证要点。

2. 肾阴虚证　是指肾阴亏虚，虚热内生所表现的证候。

（1）临床表现　腰膝酸软，眩晕耳鸣，失眠多梦，形体消瘦，潮热盗汗，五心烦热，咽干颧红，溲黄便干，男子阳强易举，遗精早泄，女子经少经闭，或见崩漏，舌红少苔，脉细数。

（2）证候分析　本证多由久病伤肾，或禀赋不足，或房事过度，或温热病后期，或过服温燥之品劫伤肾阴所致。腰为肾之府，脑为髓之海，肾主骨生髓。肾阴精亏虚，脑髓、官窍、骨骼失养，故见腰膝酸软，眩晕耳鸣；肾阴亏虚，不能上承于心，水火失济，心火偏亢，故失眠多梦；肾阴不足，相火妄动，扰动精室，故男子阳强易举；精关不固，则遗精早泄；阴精亏虚，经源不足，故女子月经量少或经闭；阴虚火旺，迫血妄行，则见崩漏；形体消瘦，潮热盗汗，五心烦热，咽干颧红，溲黄便干，舌红少苔，脉细数皆为阴虚内热之象。

（3）辨证要点　临床以腰酸耳鸣、男子遗精、女子月经失调与阴虚症状共见为辨证要点。

3. 肾阳虚证　是指肾阳亏虚，温化失司所表现的证候。

（1）临床表现　腰膝酸冷，形寒肢冷，尤以下肢为甚，面色㿠白或黧黑，神疲乏力，精神萎靡，小便清长，或夜尿频多，或男子阳痿、早泄、不育，或女子宫寒不孕、性欲减退，或大便久泄不止，或五更泄泻，舌淡苔白，脉沉迟无力，尺脉尤甚。

（2）证候分析　本证多由素体阳虚，或年高肾亏、久病伤阳，或房劳过度等所致。肾阳虚衰，腰膝失于温养，故腰膝酸冷；元阳不足，温煦失职，故形寒肢冷、下肢尤甚；阳虚无力运行气血，血络不充，故面色㿠白；若肾阳衰惫，阴寒内盛，则本脏之色外现而面色黧黑；阳虚不能鼓舞精神，则神疲乏力、精神萎靡；命门火衰，生殖功能减退，男子则阳痿、早泄、不育，女子则宫寒不孕、性欲减退；肾阳不足，气化失司，故小便清长或夜尿频多；命门火衰，火不暖土，脾失健运，则泄泻不止，或五更泄泻。舌淡、苔白、脉沉迟无力为阳气不足之症。

（3）辨证要点　临床以腰膝酸冷、性欲减退、夜尿多与虚寒症状共见为辨证要点。

4. 肾气不固证　是指肾气亏虚，下元固摄失职所表现的证候。

（1）临床表现　腰膝酸软，神疲乏力，耳鸣耳聋；小便频数清长，夜尿频多，或遗尿，或尿后余沥不尽，或尿失禁；男子滑精、早泄，女子月经淋漓不尽，带下清稀、淋漓不尽，或胎动易滑；舌质淡，舌苔白，脉弱。

（2）证候分析　本证多由年幼肾气未充，或年高肾气亏虚，或房劳过度，或久病伤肾所致。肾气亏虚，腰膝、耳窍失养，故腰膝酸软，神疲乏力，耳鸣耳聋；肾气亏虚，固摄无权，膀胱失约，则小便频数，尿后余沥不尽，遗尿，夜尿多，甚则尿失禁；肾气虚精关不固，则男子滑精、早泄；女子带脉失固，则见带下清稀、淋漓不尽；肾气虚，冲任失约，则月经淋漓不尽；任脉失养，胎元不固，则易滑胎。舌淡苔白，脉弱，为肾气虚弱之象。

（3）辨证要点　临床以小便失约，男子滑精，女子带下清释、淋漓不尽，胎动易滑及气虚症状共见为辨证要点。

5. 肾不纳气证　是指肾气亏虚，气不归元所表现的证候。

（1）临床表现　久病咳喘，呼多吸少，气不得续，动则喘甚，腰膝酸软乏力，自汗神疲，声音低怯，舌淡苔白，脉沉弱。

（2）证候分析　本证多由久病咳喘，肺病及肾；或年老肾亏，劳伤太过，致肾气不足，不能纳气所致。咳喘久延不愈，累及于肾，致肺肾气虚，则肾不纳气，气不归元，故呼多吸少，气不得续；动则耗气，故动则喘甚；肾气不足，失其充养，则腰膝酸软乏力；气虚致功能减退，则神疲乏力，宗气不足则声音低怯，卫气不固则自汗。舌淡苔白，脉沉弱，皆为气虚之象。

（3）辨证要点　临床以久病咳喘，呼多吸少，动则尤甚与肾气虚症状共见为辨证要点。

6. 肾虚水泛证　是指肾阳亏虚，气化失司，水湿泛滥所表现的证候。

（1）临床表现 身体水肿，腰以下尤甚，按之没指，腹部胀满，小便不利，腰膝酸冷，形寒肢冷，或心悸气短，或喘咳痰鸣，舌淡胖苔白滑，脉沉迟无力。

（2）证候分析 本证多由素体虚弱，久病及肾，或房劳伤肾，肾阳亏耗所致。肾阳亏虚，不能化气行水，水邪泛溢肌肤，则周身水肿，小便不利，此为阴水，水性下趋，故腰以下肿甚，按之没指；肾阳亏虚，温煦失司，故腰膝酸冷，形寒肢冷；水湿泛溢，湿又困脾，脾失健运则腹部胀满；水气上逆凌心则见心悸气短，射肺则见喘咳痰鸣。舌淡胖苔白滑，脉沉迟无力皆为阳虚寒湿内盛之征。

（3）辨证要点 临床以身体水肿，按之没指，小便不利，腰膝酸冷及阳虚症状共见为辨证要点。

7. 膀胱湿热证 是指湿热蕴结膀胱所表现的证候。

（1）临床表现 尿频，尿急，尿道灼痛，小便短黄或浑浊，或尿血，或尿中见砂石，小腹胀痛，或腰、腹掣痛，或伴发热，舌红苔黄腻，脉滑数。

（2）证候分析 本证多由感受湿热邪气，或饮食不节，湿热内生，下注膀胱所致。湿热蕴结膀胱，气化不利，下迫尿道，则尿频，尿急，尿道灼痛；湿热熏灼津液，则小便短黄或浑浊；湿热灼伤血络，则尿血；湿热久恋，煎熬尿中杂质成砂石，则尿中可见砂石；膀胱湿热，气机不利，故小腹胀痛；腰为肾之外应，若累及肾，可见腰、腹掣痛；若湿热外蒸，可见发热。舌红、苔黄腻、脉滑数为湿热内蕴之象。

（3）辨证要点 临床以尿频、尿急、尿痛及湿热症状共见为辨证要点。

考点：脏腑病各常见证型的辨证要点

六、常见脏腑兼病的辨证

各脏腑不仅在生理上具有相互联系、彼此为用，在病理上也相互影响。在疾病发生发展过程中，同时出现两个或两个以上脏腑的证候，称为脏腑兼证。

1. 心肾不交证 是指心肾水火既济失调所表现的证候。

（1）临床表现 心悸心烦，失眠多梦，头晕耳鸣，健忘，腰膝酸软，遗精，或潮热盗汗，手足心热，口咽干燥，舌红少苔或无苔，脉细数。

（2）证候分析 本证常由劳神太过，累及心肾之阴，或房事不节，肾阴精亏耗，不能上济心火所致。肾阴亏损，不能上养心阴，心火偏亢，水不济火，上扰心神，故心悸心烦，失眠多梦；肾阴亏虚，脑失所养，故头晕耳鸣，健忘；腰为肾之府，膝为筋之府，阴液不足，则腰膝酸软；肾阴不足，相火偏亢，内扰精室，故遗精；阴虚失润，虚热蕴蒸，故潮热盗汗、手足心热、口咽干燥。舌红少苔或无苔，脉细数，为阴虚火旺之象。

（3）辨证要点 临床以心悸失眠、健忘遗精、腰膝酸软及阴虚症状共见为辨证要点。

2. 心脾两虚证 是指心血不足，脾气虚弱所表现的证候。

（1）临床表现 心悸怔忡，失眠多梦，健忘，食欲不振，腹胀便溏，倦怠乏力，面色萎黄，或皮下出血，或月经量少色淡、淋漓不尽，舌淡嫩，脉细无力。

（2）证候分析 本证多由久病失调，暗耗心血，或思虑过度，损伤脾气，心脾两伤所致。心血亏虚，心失所养，故心悸怔忡、失眠多梦、健忘；脾气虚弱，运化失司，故食欲不振、腹胀便溏；脾气不能摄血，故皮下出血，以及女子月经量少色淡、淋漓不尽。倦怠乏力，面色萎黄，舌淡嫩，脉细无力，均为气血亏虚之征象。

（3）辨证要点 临床以心悸失眠、腹胀便溏或皮下出血及气血亏虚症状共见为辨证要点。

3. 脾肺气虚证 是指脾肺两脏气虚，脾失健运，肺失宣降，以气生成不足及水液代谢失司为主要表现的证候。

（1）临床表现 久咳不止，咳痰清稀，咳喘短气，语声低微，食欲不振，腹胀便溏，倦怠乏力，或面浮肢肿，舌淡，苔白，脉虚弱。

（2）证候分析 本证多由久病咳喘，耗伤肺气，子病及母，或饮食不节，损伤脾胃，累及于肺所致。久病咳喘，耗伤肺气，宣降失职，气逆于上，故咳喘不止、气短；脾肺气虚，水津不布，聚湿成痰，故咳痰清稀；脾气亏虚，运化失司，则食欲不振、腹胀便溏；脾肺气虚，水湿不运，泛溢肌肤，则面浮肢肿；气虚全身功能活动减退，故语声低微、倦怠乏力。舌淡苔白、脉虚弱均为气虚之征象。

（3）辨证要点 临床以咳喘短气、痰多清稀、腹胀便溏及气虚症状共见为辨证要点。

4. 肺肾阴虚证 是指肺肾阴液亏虚，虚火内扰所表现的证候。

（1）临床表现 干咳少痰，痰中带血，口燥咽干，腰膝酸软，形体消瘦，骨蒸潮热，盗汗，颧红，男子遗精，女子经少或崩漏，舌红少苔，脉细数。

（2）证候分析 本证多因久病咳喘、燥热、痨虫等耗伤肺阴，或久病、房劳耗伤肾阴，肾肺失于濡养所致。肺阴亏虚，火热内生，清肃失职，故干咳少痰；阴虚则热，热灼血络，故痰中带血；肾阴亏虚，髓亏骨失所养，故腰膝酸软；虚火内扰精室，精关不固，故男子遗精；阴精不足，精不化血，冲任空虚，则月经量少；若虚火内盛，迫血妄行，则女子崩漏；肺肾阴虚，虚热内蒸，故口燥咽干，骨蒸潮热，颧红，盗汗，形体消瘦。舌红少苔，脉细数均为阴虚内热之象。

（3）辨证要点 临床以干咳少痰、腰酸、遗精与虚热症状共见为辨证要点。

5. 脾肾阳虚证 是指脾肾阳气亏虚，温化失职所表现的证候。

（1）临床表现 腰膝、下腹冷痛，久泄久痢，或五更泄泻，完谷不化，便质清冷，或面浮身肿，小便不利，形寒肢冷，面色㿠白，舌淡胖，苔白滑，脉沉迟无力。

（2）证候分析 本证多因久泻不止，水邪久踞，脾阳亏虚，累及肾阳，或肾阳虚衰，不能温养脾阳所致。肾阳亏虚，温煦失职，则腰膝、下腹冷痛；脾阳虚弱，运化失常，故久泄不止、完谷不化；肾阳为全身之阳的根本，寅卯之交，阴气极盛，阳气未复，故五更泄泻，便质清冷；脾肾阳虚，不能温化水液，泛溢肌肤，故面浮身肿、小便不利；阳虚不能温煦全身，则形寒肢冷；阳虚水气上泛，故面色㿠白。舌淡胖，苔白滑，脉沉迟无力，皆为虚寒证常见之征象。

（3）辨证要点 临床以腰腹冷痛、久泄久痢、五更泄泻与虚寒症状共见为辨证要点。

6. 肝肾阴虚证 是指肝肾阴液亏虚，虚热内扰所表现的证候。

（1）临床表现 头晕目眩，耳鸣，两目干涩，胁痛，腰膝酸软，咽干，颧红，盗汗，五心烦热，男子遗精，女子月经量少，舌红少苔，脉细数。

（2）证候分析 本证常由房室不节，肾精耗损，肾病及肝，或肝郁日久化火，肝阴受损，累及于肾所致。肝肾阴虚，水不涵木，肝阳上亢，故头晕目眩；阴精不足，耳失充养，则耳鸣；肝络失养，则胁部隐痛；腰失所养，则腰膝酸软；虚火扰动精室，则男子遗精；血海不充，冲任失养，则女子月经量少。咽干，颧红，盗汗，五心烦热，舌红少苔，脉细数，皆为阴虚内热之象。

（3）辨证要点 临床以腰膝酸软、胁痛、头晕耳鸣、目眩目涩及虚热症状共见为辨证要点。

7. 肝脾不和证 是指肝失疏泄，脾失健运所表现的证候。

（1）临床表现 胸胁胀满窜痛，善太息，情志抑郁，或急躁易怒，纳呆，腹胀肠鸣，便溏不爽，或腹痛欲泻，泻后痛减，舌苔白，脉弦或弦缓。

（2）证候分析 本证多由情志失调，肝气郁结，横乘脾土，或饮食劳倦伤脾，脾失健运，反侮于肝所致。肝失疏泄，肝气郁滞，故胸胁胀满窜痛；太息则气郁得舒，故善太息；气机郁结不畅，故情志抑郁，或急躁易怒；肝气郁滞，横逆犯脾，脾失健运，故见纳呆、腹胀；气滞湿阻，则便溏不爽、肠鸣；肝郁乘脾，清气不升，则腹痛欲泻；泻后气滞得疏，则泻后痛减。舌苔白，脉弦或弦缓，为肝脾不和之象。

（3）辨证要点 临床以胸胁胀痛、腹胀、便溏与情志抑郁症状共见为辨证要点。

8. 肝火犯肺证 是指肝经气火上逆犯肺，肺失肃降所表现的证候。

（1）临床表现 胸胁灼痛，急躁易怒，头胀头晕，咳嗽阵作，咳痰黄稠，甚则咯血，烦热口苦，面红目赤，舌红苔薄黄，脉弦数。

（2）证候分析　本证常由情志失调，肝郁化火犯肺，或肝经蕴热，上逆犯肺所致。肝经火炽，失于柔顺，则胸胁灼痛、急躁易怒、烦热口苦；肝火上扰，气血上逆，则头胀头晕，面红目赤；肝火时动，上逆犯肺，肺失清肃，气机上逆，则咳嗽阵作；火热灼津，炼液成痰，则咳痰黄稠；火热迫血妄行，火灼肺络，络损血溢，则咯血。舌红苔薄黄，脉弦数均为肝火内炽之症。

（3）辨证要点　临床以胸胁灼痛、急躁易怒、咳嗽阵作或咯血与实热症状共见为辨证要点。

考点：脏腑兼病各常见证型的辨证要点

第4节　六经辨证

六经辨证是东汉张仲景在《素问·热论》的理论基础上，通过临床实践经验的积累，结合伤寒病证的病变特点，总结出来的一种论治外感病的辨证方法。他将外感病发生、发展过程中所出现的不同证候，以阴阳为总纲，总结归纳为三阳病（太阳病、阳明病、少阳病）、三阴病（太阴病、少阴病、厥阴病）六类。凡是抗病能力强，病势亢盛的，为三阳病；凡是抗病能力衰减，病势虚弱的，为三阴病。

1. 太阳病证　太阳主表，为人身之藩篱。外邪侵袭，多从太阳而入，于是首先表现为太阳病。太阳病分为太阳经证与太阳腑证。太阳经证是对风寒之邪侵犯人体肌表所表现证候的概括，为外感病的初期阶段；太阳经证不愈，外邪循经入腑，则发为太阳腑证。本节仅介绍太阳经证。由于感受病邪的不同和体质的差异，太阳经证又有太阳中风证与太阳伤寒证之分。

（1）太阳中风证　指以风邪为主的风寒之邪侵袭太阳经脉，致使卫强营弱所表现的证候，又称为表虚证。

1）临床表现：恶风，发热，头项强痛，汗出，或鼻鸣，干呕，苔薄白，脉浮缓。

2）证候分析：本证多为风邪为主的风寒之邪侵犯太阳经所致。卫为阳，营为阴，风寒外袭太阳经，卫阳被遏，营卫失调，故恶风、发热、头项强痛、脉浮；卫气不固，营阴不能内守，故汗出；外邪犯肺胃，肺气失宣，胃气上逆，故鼻鸣、干呕；汗出肌腠疏松，营阴受损，故脉浮缓。

3）辨证要点：临床以发热、恶风、汗出、脉浮缓为辨证要点。

（2）太阳伤寒证　指以寒邪为主的风寒之邪侵袭太阳经脉，使卫阳被遏，营阴郁滞所表现的证候，又称为表实证。

1）临床表现：恶寒发热，头项强痛，身体疼痛，无汗而喘，苔薄白，脉浮紧。

2）证候分析：本证多由以寒邪为主的风寒邪气侵袭太阳经所致。风寒外邪，卫阳被遏，失于温煦，故恶寒；寒邪束表，邪正相争，故发热；寒性凝滞，风寒外袭，经气不利，故头项强痛，身体疼痛；寒邪束表，腠理闭塞，故无汗；风寒袭肺，肺失宣降，故喘；寒邪束表，正气抗邪，故脉浮紧。

3）辨证要点：临床以恶寒发热、无汗、身痛、脉浮紧为辨证要点。

2. 阳明病证　是指伤寒病发展过程中，阳热亢盛，胃肠燥热所表现的证候。阳明病证为外感病的极期阶段，以身热汗出、不恶寒、反恶热为基本特征，性质属里实热证。病位主要在肠胃，根据邪热入里是否与肠中积滞互结，分为阳明经证和阳明腑证。

（1）阳明经证　指邪热亢盛，充斥阳明之经，弥漫全身，而肠道尚无燥屎内结的证候。

1）临床表现：身大热，大汗出，口渴引饮，心烦躁扰，面赤，舌红苔黄燥，脉洪大。

2）证候分析：本证多因无形邪热弥漫全身所致。邪热充斥阳明，弥漫全身，故身大热；热迫津液外泄，故大汗出；热灼津伤，且汗出复伤津液，故口渴引饮；邪热上扰，心神不安，则心烦躁扰；气血涌盛于面，故面赤。舌红苔黄燥，脉洪大，为阳明里热炽盛之象。

3）辨证要点：临床以身大热、大汗出、口大渴、脉洪大为辨证要点。

（2）阳明腑证　是指邪热内传阳明，与肠中糟粕相搏，燥屎内结所表现的证候。

1）临床表现：日晡潮热，手足濈然汗出，脐腹胀满硬痛而拒按，大便秘结，甚则谵语、狂乱、不得眠，舌苔黄厚干燥，或起芒刺，甚则焦黑燥裂，脉沉实有力或滑数。

2）证候分析：本证较阳明病经证为重，多为经证的进一步发展。阳明经气旺于日晡，腑中实热，蒸腾于外，故潮热汗出，手足濈然汗出；邪热与肠道糟粕相搏，腑气不通，故脐腹胀满硬痛而拒按，大便秘结；邪热炽盛，上扰心神，轻则不得眠，重则见谵语，甚至狂乱不宁；热盛津伤，故舌苔黄厚干燥，或起芒刺，甚则焦黑燥裂；邪热亢盛，且有形之邪壅滞，气机不畅，脉气不利，故脉沉实有力；若邪热迫急，则脉滑数。

3）辨证要点：临床以潮热汗出、腹满痛、大便秘结、脉沉实（痞、满、燥、实）为辨证要点。

3. 少阳病证　是指邪犯少阳，枢机不运，经气不利所表现的证候。少阳病证其病邪已离太阳之表，又未入阳明之里，处于半表半里，故又称半表半里证。

（1）临床表现　口苦，咽干，目眩，往来寒热，胸胁苦满，默默不欲饮食，心烦喜呕，苔白，脉弦。

（2）证候分析　本证多由太阳经证不解，邪传少阳，或厥阴病转出少阳，或外邪直入少阳，胆气被郁，正邪相争所致。邪热侵犯少阳胆腑，胆热上炎灼津，则见口苦、咽干、目眩；正邪相争于半表半里之间，邪胜则恶寒，正胜则发热，故出现往来寒热；邪犯少阳，经气不利，故胸胁苦满；胆热犯胃，胃失和降，则见默默不欲饮食，欲呕；胆热扰心，则心烦。肝胆受病，气机郁滞，故脉弦。

（3）辨证要点　临床以往来寒热，口苦、咽干、目眩，胸胁苦满，默默不欲饮食，脉弦等为辨证要点。

4. 太阴病证　是指脾阳虚弱，邪从寒化，寒湿内生所表现的证候。

（1）临床表现　腹满而吐，食欲不振，口不渴，自利，时腹自痛，四肢欠温，脉沉缓而弱。

（2）证候分析　本证多由三阳病失治、误治，或寒邪直犯中焦，损伤脾阳所致。太阴脾土主湿，中焦虚寒则脾失健运，寒湿内生，气机郁滞，故腹部胀满，腹痛时发；脾虚失运，寒湿中阻，胃失和降，故腹满而吐，食欲不振；脾阳失于温煦运化，寒湿内停，故口不渴；寒湿下注，水走肠间，故自利；脾主四肢，中阳内虚，温煦失职，故四肢欠温；脾虚气弱，寒湿内阻脉道，故脉沉缓而弱。

（3）辨证要点　临床以腹满时痛、食欲不振、自利、口不渴与虚寒症状共见为辨证要点。

5. 少阴病证　是对伤寒六经病变发展到后期，全身性阴阳衰惫所表现的证候，常为伤寒病证发展过程中的危重阶段。由于人体阴阳有偏盛偏衰的不同，病邪从阴化寒则为少阴寒化证，从阳化热则为少阴热化证。

（1）少阴寒化证　是指心肾阳气虚衰所表现的全身性虚寒证候。

1）临床表现：无热恶寒，但欲寐，四肢厥冷，精神萎靡，下利清谷，小便清长，口不渴，或渴欲热饮，呕不能食，或食入即吐，或身热而反不恶寒，甚至面赤，脉微细。

2）证候分析：本证多由素体阳弱，病邪直中少阴；或他经病久渐入少阴，损伤心肾之阳，阳虚阴盛所致。少阴阳气衰微，阴寒独盛，失于温养，故见无热恶寒（即畏寒）；心肾阳气衰微，神失所养，故见但欲寐；阳衰失于温运，故四肢厥冷；肾阳虚衰，火不暖土，脾胃纳运升降失职，则下利清谷、呕不能食；若阴盛格阳，则表现出身热反不恶寒，或面红如妆的假热之象；心肾阳虚，鼓动无力，则脉微细。

3）辨证要点：临床以无热恶寒，但欲寐，四肢厥冷，下利清谷，脉微细为辨证要点。

（2）少阴热化证　是指少阴从阳化热所表现的虚热证候。

1）临床表现：心烦不得眠，口燥咽干，或咽痛，舌尖红少苔，脉细数。

2）证候分析：本证多因邪热不解而耗伤真阴，或素体阴虚，邪入少阴，从阳化热，灼伤真阴所致。邪入少阴，从阳化热，热灼真阴，水不济火，心火独亢，侵扰心神，故心烦不得眠；阴亏失润，则口燥咽干；阴不制阳，虚火循肾经上攻咽喉，故咽痛；少阴心肾阴虚，虚火内炽，故见舌尖红少苔、脉细数等虚热之象。

3）辨证要点：临床以口燥咽干，心烦不得眠，舌红少苔，脉细数为辨证要点。

6. 厥阴病证　是指伤寒六经病变发展传变到较后阶段，所出现的阴阳对峙、寒热交错、厥热胜复所表现的证候。

（1）临床表现　上焦燥热，气上撞心，心中疼热，饥而不欲食，食则吐蛔。

（2）证候分析　本证多因误治或少阴病发展；或肝经素虚，无力抗邪，感受邪气而直接发病。厥阴为病，正气虚衰，阴阳失调，常表现为寒热错杂、厥热盛复等现象。本证为上焦有热，中焦有寒。邪入厥阴，心包之火炎上则上热；上焦热灼津伤，故燥热伤津；邪热上逆，故气上撞心，心中疼热；下部肠道虚寒，故饥而不欲食，强食则吐，内有蛔者，常可吐蛔。

（3）辨证要点　临床以上焦燥热，心中疼热，饥而不欲食等上热下寒表现为辨证要点。

7. 六经病证的传变　六经病证是脏腑、经络病变的反映，由于脏腑、经络之间是相互联系的，所以六经病证可以相互传变。疾病的传变与否，取决于正邪盛衰、病体强弱、治疗是否得当等因素。其传变规律有传经、直中、合病、并病之别。

（1）传经　是指随着病邪自外向里发展，由这一经证候转变为另一经的证候。传经与否，关键取决于感邪的轻重、正气的强弱与治疗是否得当等几个方面。传经的一般规律如下。

1）循经传：指按伤寒六经的顺序相传，如太阳→少阳→阳明→太阴→少阴→厥阴。还有一种传变规律，即按太阳→少阳→阳明→太阴→厥阴→少阴次序相传者。

2）越经传：指相隔一经或两经相传。如太阳病证不愈，不入少阳经，引起阳明病证。

3）表里传：指互为表里两经之间的传变。如太阳经传少阴经，少阳经传厥阴经等。

（2）直中　指病邪初起不从三阳经传入，而直入三阴经，表现出三阴经证候者。

（3）合病　指两经或三经病证同时出现，如太阳阳明合病、太阳太阴合病、三阳合病等。

（4）并病　是指一经的病证未罢，又见他经病证者，如太阳病不解而又见阳明病证，为太阳阳明并病。

总之，六经病邪传变，多为由表而里，由阳而阴，由实而虚。

第5节　卫气营血辨证

卫气营血辨证，是清代医家叶天士创立的一种辨治外感温热病的辨证方法。卫、气、营、血，即卫分证、气分证、营分证、血分证这四类不同的证候。当温热病邪侵入人体，一般先起于卫分；邪在卫分郁而不解则传变而入气分；气分病邪不解，以致正气虚弱，津液亏耗，病邪乘虚而入营血；营分有热，动血耗阴势必累及血分。

1. 卫分证　是指温热病邪侵袭肌表，肺卫功能失常所表现的证候。

（1）临床表现　发热，微恶风寒，头痛，口干微渴，舌边尖红，苔薄黄，脉浮数，或伴有咳嗽，咽喉肿痛。

（2）证候分析　本证多见于外感温热病的初起阶段。温热之邪侵袭肌表，卫气被阻遏不能布达于外，故发热重，微恶风寒；温热之邪上扰清窍，则头痛；温热病初起，伤津不甚，故口干微渴；温邪犯肺，肺失宣降，气逆于上，则咳嗽；温热上灼咽喉，气血壅滞，故咽喉红肿疼痛。舌边尖红、脉浮数为邪热在卫表之征象。

（3）辨证要点　临床以发热、微恶风寒、舌边尖红、脉浮数为辨证要点。

卫分证与太阳伤寒证鉴别见表10-11。

表10-11　卫分证与太阳伤寒证鉴别

证候	恶寒发热	疼痛	渴饮	脉象
卫分证	发热重，微恶寒	头痛	口微渴	浮数
太阳伤寒证	发热轻，恶寒重	头项强痛	口不渴	浮紧

2. 气分证 是指温热病邪内传脏腑，正盛邪炽，阳热亢盛所表现的里实热证。

（1）临床表现 发热不恶寒反恶热，汗出，口渴，尿赤，心烦，舌红苔黄，脉数有力，或兼有咳嗽，喘促，胸痛，咳黄稠痰；或兼心烦懊侬，坐卧不安；或兼有日晡潮热，汗出，腹胀满疼痛拒按，便秘，甚至谵语。

（2）证候分析 本证多由卫分证不解，邪热内传入里，或温热邪气直入气分所致。邪正剧争，里热炽盛，故发热不恶寒反恶热；邪热蒸腾，迫津外泄，则汗出；热灼津伤，则口渴、尿赤、苔黄；热扰心神，故心烦；热盛血涌，则舌红、脉数有力。由于热邪所侵犯的脏腑不同，临床上可表现为不同的证候类型：若邪热壅肺，肺失清肃，气机不利，则兼有咳嗽、喘促、胸痛、咳吐黄稠痰等症；若热扰胸膈，心神不宁，则兼心烦懊侬、坐卧不安等症；若热结大肠，腑气不通，上扰心神，则兼有日晡潮热、汗出、腹胀满疼痛拒按、便秘，甚至谵语等症。

（3）辨证要点 临床以发热、不恶寒反恶热、舌红苔黄、脉数有力为辨证要点。

3. 营分证 是指温热病邪内陷心营，导致营阴受损、心神被扰所表现的证候。

（1）临床表现 身热夜甚，口干不欲饮，心烦不寐，甚或神昏谵语，斑疹隐隐，舌红绛无苔，脉细数。

（2）证候分析 本证多由气分邪热传入营分所致。若由卫分证直接传入营分，则称为逆传心包；亦有营阴素亏，初感温热之邪盛，来势凶猛，发病急骤，起病即见营分证者。邪热入营，灼伤营阴，夜与入阴之卫阳相搏，则身热夜甚；邪热蒸腾营阴上潮于口，故口干不欲饮；热深入营，侵扰心神，故心烦不寐，甚至神昏谵语；邪热入营，灼伤血络，则斑疹隐隐；营分有热，劫伤营阴，故舌红绛无苔，脉细数。

（3）辨证要点 临床以身热夜甚、心烦、舌红绛无苔、脉细数为辨证要点。

4. 血分证 是指温热病邪深入阴血，导致动血、动风、耗阴所表现的证候。

（1）临床表现 身热夜甚，烦热扰心，神昏谵语，斑疹透露，色紫或黑，吐血、衄血、尿血、便血、崩漏，舌质深绛，脉细数；或见四肢抽搐，颈项强直，角弓反张，双目上视，牙关紧闭，脉弦数；或见持续低热，暮热朝凉，五心烦热，热退无汗，口干咽燥，神倦，耳聋，肢体干瘦，舌上少津，脉细；或见手足蠕动，瘛疭等。

（2）证候分析 本证多由营分证病邪不解而来；或气分热盛径入血分所致。为卫、气、营、血病变的最后深重阶段。血分热炽，阴血受损，心神被扰，血液妄行，故在营分证候基础上，症状进一步加重，并出现斑疹透露及各种出血表现；若血热炽盛，燔灼肝经，则引动肝风，出现热极生风诸症；若邪热久羁血分，劫灼肝肾之阴，使阴精耗损，虚热内扰，则出现阴虚内热诸症及手足蠕动、瘛疭等筋脉失养，虚风内动的症状。

（3）辨证要点 临床以身热夜甚、出血、斑疹紫黑、舌质深绛、脉细数为辨证要点。

目标检测

一、名词解释

1. 八纲　2. 八纲辨证　3. 表证　4. 里证　5. 心脉痹阻　6. 脾气下陷　7. 肝阳上亢　8. 肾精不足

二、选择题

【A型题】

1. 八纲辨证中，辨别邪正盛衰的纲领是（　　）
A. 阴阳　B. 表里
C. 寒热　D. 虚实
E. 以上均不是

2.“至虚有盛候”是指（　　）
A. 真虚假实证　B. 真实假虚证
C. 虚证夹实　D. 实证夹虚
E. 以上均不是

3. 半表半里证的寒热特点（　　）
A. 寒热并见　B. 但热不寒
C. 但寒不热　D. 寒热往来
E. 以上均不是

4. 阴虚证的患者，常见（　　）
A. 自汗　B. 盗汗

C. 战汗　　D. 冷汗
E. 以上均不是

5. 阳虚证的患者，常见（　　）
A. 脉沉迟无力　　B. 脉沉迟有力
C. 脉弦而紧　　D. 脉弦而滑
E. 以上均不是

6. 气滞证中出现疼痛，其性质一般为（　　）
A. 胀痛　　B. 刺痛
C. 隐痛　　D. 空痛
E. 以上均不是

7. 临床以出血和气虚共见为辨证要点者，证属（　　）
A. 气滞血瘀　　B. 气不摄血
C. 气血两虚　　D. 气虚血瘀
E. 以上均不是

8. 下述诸项中不属于血瘀证的原因是（　　）
A. 寒凝　　B. 气滞
C. 阴虚　　D. 外伤
E. 以上均不是

9. 下列除哪一项外，均可引起头晕（　　）
A. 肝火上炎　　B. 气血两虚
C. 肺阴不足　　D. 肝阳上亢
E. 痰湿阻滞

10. 某患者咳嗽痰多，色白易咯、胸闷、苔腻、脉滑，证属（　　）
A. 寒邪犯肺　　B. 饮停于肺
C. 燥邪犯肺　　D. 痰浊阻肺
E. 以上均不是

11. 患者胁肋胀痛，纳呆，肠鸣腹胀，便溏不爽，苔白，脉弦，证属（　　）
A. 肝胃不和　　B. 肝脾不调
C. 脾气亏虚　　D. 脾阳亏虚
E. 以上均不是

12. 热极生风证患者多见（　　）
A. 四肢麻木　　B. 手足震颤
C. 手足蠕动　　D. 角弓反张
E. 以上均不是

13. 以胃脘隐痛，饥不欲食为主症者，证属（　　）
A. 胃阴虚　　B. 胃火炽盛
C. 胃阳亏虚　　D. 肝胃不和
E. 以上均不是

14. 胃阴虚证患者的呕吐特点是（　　）
A. 呕吐酸腐　　B. 呕吐清水
C. 干呕呃逆　　D. 呕吐苦水
E. 以上均不是

15. 肾阴虚证和肾阳虚证皆可见到（　　）
A. 小便清长　　B. 尿少水肿
C. 腰膝酸软　　D. 五心烦热
E. 以上均不是

16. 以五更泄泻，便质清冷，完谷不化为主症者，证属（　　）
A. 脾气亏虚　　B. 脾肾阳虚
C. 寒湿困脾　　D. 肝脾不和
E. 以上均不是

17. 下列症状中不属肝火上炎证的表现是（　　）
A. 口苦口干　　B. 头痛眩晕
C. 耳鸣　　D. 腰膝酸软
E. 以上均不是

18. 温病患者斑疹显露，提示病情进入（　　）
A. 卫分　　B. 气分
C. 营分　　D. 血分
E. 以上均不是

19. 下列哪个是营分证患者的特点是（　　）
A. 口渴　　B. 口微渴欲饮
C. 不渴　　D. 口干不欲饮
E. 以上均不是

20. 六经传变中，病邪由一经证候转变成另一经证候，称为（　　）
A. 合病　　B. 并病
C. 传经　　D. 逆传
E. 以上均不是

21. 寒证与热证的鉴别要点，错误的是（　　）
A. 寒证恶寒喜热，热证恶热喜冷
B. 寒证口渴喜冷，热证口渴不欲饮
C. 寒证大便泻泄，热证大便秘结
D. 寒证舌苔白润，热证舌苔黄干
E. 寒证脉迟或紧，热证脉数或洪

22. 创“六经辨证”的医家是（　　）
A. 成无己　　B. 张仲景
C. 华佗　　D. 王叔和
E. 以上均不是

23. 下列哪一项不是肺气虚证的症状（　　）
A. 咳喘无力　　B. 痰液清稀
C. 自汗畏风　　D. 心悸失眠
E. 以上均不是

24. 肾气不固所导致的小便改变为（　　）
A. 小便短赤　　B. 小便频数而短少
C. 小便频数而清　　D. 小便涩痛
E. 以上均不是

25. 引起血虚的原因，错误的是（　　）
A. 气机不调，升降失常
B. 瘀血内阻，新血不生
C. 劳神太过，暗耗阴血
D. 脾失健运，生血乏源
E. 以上均不是

26. 下列除哪项均是肾病常见症状（　　）
A. 腰膝酸软　　B. 耳鸣耳聋
C. 阳痿精冷　　D. 心悸怔忡
E. 以上均不是

27. 对诊断胆郁痰扰证最有意义的是（ ）
A. 胁肋疼痛 B. 身热不扬
C. 惊悸失眠 D. 身目俱黄
E. 以上均不是
28. 真热假寒的病机是（ ）
A. 阳盛阴虚 B. 阴邪亢盛
C. 阴阳俱衰 D. 阳热内盛，格阴于外
E. 以上均不是
29. 恶风发热，口干咽燥，咳痰少而黏，不易咳出，应辨证为（ ）
A. 风热犯肺证 B. 肺热炽盛证
C. 燥邪犯肺证 D. 肺阴虚证
E. 以上均不是
30. 症见泄泻，肛门灼热，或下痢脓血，舌红苔黄腻，脉滑数者，可诊断为（ ）
A. 肝胆湿热 B. 膀胱湿热
C. 大肠湿热 D. 脾胃湿热
E. 以上均不是

【X型题】

31. 辨证是为了辨别疾病的（ ）
A. 病因 B. 病位
C. 病性 D. 病名
E. 病程
32. 八纲辨证归纳说明了疾病的（ ）
A. 阴阳属性 B. 邪正盛衰
C. 病变部位 D. 疾病性质
E. 外感内伤
33. 以下属于表证的临床表现的（ ）
A. 恶寒 B. 发热
C. 脉浮 D. 鼻塞流涕
E. 胸胁胀痛
34. 寒证的主要表现有（ ）
A. 恶寒喜暖 B. 腹冷痛拒按
C. 痰涎清稀 D. 面色㿠白
E. 脉紧
35. 哪些是肝郁气滞证的症状（ ）
A. 情志抑郁 B. 喜太息
C. 胸胁胀满 D. 月经不调
E. 头痛头晕
36. 实热证与阴虚证均可出现的症状是（ ）
A. 发热 B. 心烦
C. 口渴 D. 舌红苔黄
E. 脉数
37. 下列属于气虚的临床表现（ ）
A. 少气懒言 B. 自汗
C. 神疲乏力 D. 舌红苔黄
E. 脉紧
38. 血瘀常见临床表现有（ ）
A. 痛如针刺 B. 面色黧黑
C. 舌质紫暗 D. 脉涩
E. 妇女常见经闭
39. 肝火上炎的主要临床表现是（ ）
A. 胁肋灼痛 B. 急躁易怒
C. 呕吐苦水 D. 苔黄
E. 脉弦数有力
40. 脾气虚证进一步发展可以导致哪些病证（ ）
A. 寒湿困脾证 B. 脾不统血证
C. 脾气下陷证 D. 湿热蕴脾证
E. 脾阳虚证
41. 卫分证的临床表现是（ ）
A. 咽喉肿痛 B. 口干微渴
C. 发热微恶风寒 D. 舌红苔薄黄
E. 脉滑数
42. 下列属于少阳病的临床表现是（ ）
A. 往来寒热 B. 胸胁苦满
C. 口苦咽干 D. 目眩
E. 脉滑
43. 根据病因病性的不同，肝风内动临床常见（ ）
A. 肝阳上亢 B. 肝阳化风
C. 血虚生风 D. 阴虚动风
E. 热极生风
44. 水肿与哪些脏腑的功能失调密切相关（ ）
A. 心 B. 肺
C. 脾 D. 肝
E. 肾
45. 胃阴不足的主要临床表现是（ ）
A. 胃脘隐痛 B. 饥不欲食
C. 舌红少津 D. 脉滑数
E. 大便干结

三、简答题

1. 简述表证、里证的鉴别要点。
2. 简述虚证、实证的鉴别要点。
3. 气病和血病辨证可见哪些证型？
4. 简述心气虚证与心阳虚证的异同点。
5. 简述心脉痹阻证的临床表现。
6. 简述肺阴虚证与燥邪犯肺证的鉴别要点。
7. 简述胃阴虚证、胃火炽盛证、食滞胃脘证的鉴别要点。
8. 肝气郁结证有哪些临床表现？

（赵 艳 樊东升）

第11章
养生、防治和康复

学习目标

1. 知识目标：掌握正治与反治、治标与治本、扶正与祛邪、调整阴阳、三因制宜等基本治疗原则；熟悉未病先防和既病防变的中医预防思想；了解养生的概念、基本原则和重要意义，了解中医康复的基本观点和基本原则。

2. 能力目标：能够运用本章所学知识指导养生、预防疾病；患病后，知道如何及早诊治和控制传变。能够根据疾病的轻重缓急，发病的时间、地点、人的不同，分别选用不同的治疗原则和方法。

3. 素质目标：培养具有中医养生观念、掌握中医养生技能、具备中医康复能力、人文素养好的中医养生防治康复人才。通过学习和实践，树立正确的健康观，更好地服务于自己和他人。

生、长、壮、老、已是人类生命过程的必然规律，健康与长寿是人类自古以来普遍渴求的愿望。中医学在长期的发展过程中，形成了一套比较完整的养生、防治及康复理论，至今仍有效指导着中医临床实践。

养生是研究人的生命规律及各种保养身体的原则和方法，其目的是扶助人体正气，增强抗病能力，提高健康水平，减少疾病发生，从而延缓衰老，延长寿命。

防治原则是预防疾病发生和治疗疾病以阻断其发展并使之好转或痊愈所遵循的基本原则，是在整体观念和辨证论治指导下，制订的反映中医预防和治疗学规律与特色的理论知识。

康复是指通过综合、协调地应用各种措施，消除或减轻病、伤、残者身心、社会功能障碍，达到或保持最佳功能水平，增强其自立能力，使其重返社会，提高生存质量的理论及方法。

中医学十分重视患病后的治疗，但更重视预防疾病的发生和发展，即所谓“不治已病，治未病”，防患于未然。患病之后，则强调早期诊疗，防止疾病的发展与传变，在具体方法上更要分清疾病的主要矛盾和次要矛盾，注意先后缓急，做到防治结合。这种预防思想和早期治疗的思想，为丰富和发展中医学理论做出了重要的贡献。

第1节　养　　生

养生，又称摄生、道生、保生、卫生。养生，即保养生命，是通过各种调摄保养方法，增强体质，提高正气，以增强对外界环境的适应能力和抗御病邪的能力，减少或避免疾病的发生，从而延缓衰老的过程。中医养生学是以中医理论为指导，研究人类生命的发展规律，探索衰老的机制，寻找增强生命活力及防病益寿方法的系统理论。

一、养生的基本原则

中医养生学源远流长，有着悠久的历史。早在上古时期，人类就开始了养生知识的积累，如“古者禽兽多而人少，于是民皆巢居以避之，昼拾橡栗，暮栖木上”（《庄子·盗跖》），即古人为了躲避野兽的伤害，采取了筑巢穴、栖木上的防范措施。随着中医学理论体系的形成，《黄帝内经》一书的问世，使中医养生学得到不断完善和发展。此外，中医养生学的形成与发展，与中国传统文化密不可分，其中道家思想的影响尤为深远。道家极为重视养生，把养生和修道、得道视为一体。道家的“自然无为”“人法自然”“上善若水”的思想是中医学倡导的“恬惔虚无”“顺应天时”“德全不危”的理论渊源；道家的“炼养精气神”与中医“形神兼养”一脉相承；道家的“冲气以为和”是中医养生各法“以平为期”理论的基础。在此基础上，中医学形成了以顺应自然、形神兼养、保精护肾、调养脾胃为主的四大养生基本原则。《素问・上古天真论》曰：“上古之人，其知道者，法于阴阳，和于术数，食饮有节，起居有常，不妄作劳，故能形与神俱，而尽终其天年，度百岁乃去。”即是对中医养生基本原则的精辟论述。

（一）顺应自然

顺应自然，是中医养生学的重要原则。人以天地之气生，四时之法成。人与自然界息息相通，人类生活在自然环境中，大自然是人类生命的源泉，而自然界的各种变化，不仅是四时气候、昼夜晨昏的交替，还是日月运行、地理环境的演变等，都会直接或间接地影响人体，产生相应的生理或病理反应。因此，人类必须掌握和了解自然环境的特点，顺应自然界的运动变化来进行护养调摄，与天地阴阳保持协调平衡，使人体内外环境处于和谐的状态，这样才能有益于身心健康。

一年四季有春温、夏热、秋凉、冬寒的更迭变迁，万物随之有春生、夏长、秋收、冬藏的变化，人体阴阳气血的运行也会有相应改变。根据这一自然规律，中医养生学便提出了“春夏养阳，秋冬养阴”的理论，主张在万物蓬勃生长的春夏季节，人们要顺应阳气升发的趋势，夜卧早起，多进行户外活动，漫步于空气清新之处，舒展形体，使阳气更加充盛。秋冬季节，气候转凉至寒，风气劲疾，阴气收敛，人们必须注意防寒保暖，饮食温补，适度运动，适当调整作息时间，早卧晚起，以避肃杀寒凉之气，使阴精潜藏于内，阳气不致妄泄。这种根据四时气候变化而调养阴阳的方法，就是天人相应、顺乎自然的养生原则的体现。

外界环境除了自然环境之外，还有社会环境，人不能脱离社会而生存，故人不仅有自然属性，也有社会属性。社会环境一方面供给人所需要的物质生活资料，满足人的生理需求；另一方面又影响人的心理活动。随着医学模式的变化，社会医学、心身医学均取得了长足的进步，日益显示出社会因素与心理保健对人类健康长寿的重要性。社会因素可以通过对人的精神状态和身体素质的影响而影响人的健康。因此，人必须适应自然环境和社会因素的变化而采取相应的养生措施，才能健康长寿。

（二）形神兼养

形，指人体的脏腑身形；神，主要指人的精神活动。形神兼养，指形体与精神的协调统一，身心和谐的养生原则，不仅要注意形体的保养，还要注意精神的调摄，使形体强健，精力充沛，身体和精神达到和谐的状态。形乃神之宅，神乃形之主。形体物质是生命的基础，只有形体完备，才能产生正常的精神活动；精神活动是生命的主宰，只有精神条畅，才能促进脏腑的功能活动，保持阴平阳秘的生理状态。无神则形无以主，无形则神无以附，形神合一，相辅相成，共同构成了人体的生命活动。中医养生学非常重视形体和精神的整体调摄，提倡形神兼养，做到养形调神，守神全形，以使形体强壮而精神健旺。

养形，主要是指摄养人体的脏腑、肢体、五官九窍及精气血津液等。凡调饮食、节劳逸、慎起居、避寒暑、勤锻炼等养生的方法，大多属养形的重要内容。如调饮食，应做到谨和五味、寒热适宜等；慎起居，要注意日常生活有规律，与四季相应而起卧有时，节制房事而保养肾精等，可使人的精力保持充沛，提高工作和学习的效率。

调神，主要指调摄人的精神、意识、思维活动等。由于心为五脏六腑之大主，精神之所舍，故调神又必须以养心为首务。调神的内容十分丰富，主要要求人们思想上保持安定清净的状态，不贪欲妄想，不为私念而耗神伤正，同时做到精神愉快，心情舒畅，尽量减少不良的精神刺激和过度的情绪波动。另外，也可通过练气功而意守入静，以神御气，或通过绘画、书法、音乐、下棋、旅游等活动，来陶冶情操，修性怡神。

古人提出形神兼养的养生原则，但在形神关系中，“神”起着主导作用，气血津液的运行和输布，脏腑的功能活动，必须受神的主宰。只有在神的统帅调节下，生命活动才表现出各脏腑功能，即所谓“神明则形安”。因此，中医养生以“养神”为第一要义，主张形神兼养，但养神为先。

（三）保精护肾

保精护肾，指利用各种手段和方法来调养肾精，使精气充足、体健神旺，从而达到延年益寿的目的。精气神是人身“三宝”，其中，精是基础，精化气，气生神，神御精，因此保精为健康长寿的根本。精禀于先天，养于后天，藏于五脏。五脏之中，肾为先天，主藏精，故保精重在保养肾精。保养肾精应注意节欲保精，节制房事。恣情纵欲会使肾精枯竭，真气耗散而未老先衰。此外，还可以通过运动保健、导引补肾、按摩益肾、食疗补肾、药物调养、针推保健等方法保养肾精。如道教炼气法，就是通过动静结合以养真元之气为主的养生之法。

（四）调养脾胃

调养脾胃，指利用各种手段和方法来调护保养脾胃，发挥脾升胃降协调、受纳运化相因、水谷精气充足、营养脏腑经络及四肢百骸的功能。脾胃为后天之本、气血生化之源，故脾胃功能的强弱与机体的盛衰、生命的寿夭关系甚为密切。《景岳全书·脾胃》说：“土气为万物之源，胃气为养生之主。胃强则强，胃弱则衰，有胃则生，无胃则死，是以养生家必当以脾胃为先。”脾胃健旺，水谷精微化源充盛，则精气充足，脏腑功能强盛，神自健旺。脾胃为气机升降的枢纽，脾胃协调，可促进和调节机体新陈代谢，保证生命活动的正常进行。因此，中医养生学十分重视调养脾胃，通过饮食调节、药物调节、精神调节、针灸按摩、气功调节、起居劳逸调摄等，以达到健运脾胃、调养后天、延年益寿的目的。其中，饮食调节是调养脾胃的关键。

总之，先天之本在肾，后天之本在脾，先天生后天，后天养先天，两者相辅相成，相得益彰。调补脾肾是培补正气之大旨，也是全神保形而防早衰的重要途径。

二、养生的重要意义

（一）增强体质

体质健壮者，气血充足，正气强盛，抗病能力较强，不易患病；体质虚弱者，气血不足，正气亏虚，抗病能力较差，容易患病，所以增强体质是养生防病的重要手段。

体质的形成关系到先天和后天两个方面。先天的因素完全取决于父母，父母的体质特性对后代的体质状况产生直接影响，是人体质形成的第一要素，并在人的一生都将明显或潜在地发挥作用。母亲在妊娠期间调护是否适当，也将影响胎儿出生后的体质。若父母平时注意养生调摄，肾中精气比较充盛，且母亲妊娠期间，又能重视饮食、起居、心理、劳逸等方面的调养，则子女就能获得较强的生命力，体质也较强壮。后天的因素主要指人出生后饮食营养、生活起居、劳动锻炼等对体质的稳定、巩固或转变所产生的影响。

虽然从一定意义上说，体质是相对稳定的，一旦形成，不易改变，但并不是一成不变的，可以通过中医养生调摄的方法逐渐改善，尤其是先天禀赋薄弱之人，若后天摄养得当及加强身体锻炼，可使体质由弱变强，弥补先天之不足，尽其天年而长寿。例如，饮食充足而精良，饥饱适度不偏嗜；生活起居有规律，劳逸结合不妄作；经常锻炼行气血，动静有度不懈怠等，皆可积极主动地改善体质，使体质日益增强，促进人的身心健康。

（二）预防疾病

疾病可以削弱人体的脏腑功能，耗散体内的精气，危害人体健康，甚至缩短人的寿命。人生存在一定的自然环境和社会环境之中，不可避免地受到各种致病因素即邪气的侵袭，因此如何抵御邪气，有效地预防疾病的发生，维护健康，也是养生中“治未病”思想的意义所在。

疾病的发生是因人体正气相对不足，邪气乘虚而人，破坏了人体阴阳相对平衡的状态。故在未发病之前，应当保养正气，做到精神愉快、饮食合理、起居有常、劳逸适度等，使正气日渐强盛，达到“正气存内，邪不可干”，提高机体抵御病邪的能力；同时也要防止邪气侵袭，切忌暴怒、大惊、忧愁过度，饮食有节，防范各种外伤等。只要慎于摄生，扶正避邪，就能够最大限度地预防疾病的发生，即人要采取相应的养生措施适应社会因素和自然因素的变化，使正气日渐强盛，提高抗病能力。

（三）延缓衰老

衰老，是指随着年龄增长，机体各脏腑组织器官的功能逐步衰退的动态过程。人生有生、长、壮、老等不同的生命历程，衰老是生命活动不可抗拒的自然规律，但衰老的迟早、寿命的长短，人各有异，究其原因，多与养生有关。

衰老与人的寿命有着密切的关系。衰老得早，会使寿命缩短；衰老得迟，则有长寿的可能。各种生物都有相对稳定的自然寿命，早在《黄帝内经》中就认为人的寿命期限，即“天年”可达百年以上。但在现实生活中，一般人的寿命仅有六七十岁，甚至英年早逝，这离天年的寿限相差甚远。这种早衰现象，其原因除了先天禀赋有差异之外，还与社会因素、自然环境、精神刺激等对人体的不良影响有关。尽管如此，世上活到高龄乃至百岁的老人也并不鲜见，其关键在于掌握养生之道，调摄得当。延长寿命应重视自身的摄养。养生是让人类获得健康长寿的有效途径，欲要寿享遐龄，必懂养生之道，必究养生之术。纵观古今百岁老人长寿的奥秘，关键在于掌握养生之道。由此可见，只要在日常生活中能够注重自我养生保健，并且持之以恒，则可以延缓衰老、保持健康、颐养天年。

第2节　预　　防

预防，是指采取一定的措施，防止疾病的发生与发展。中医学历来就重视预防，早在《黄帝内经》中就提出了“治未病”的预防思想，强调了“防患于未然”的重要性。《素问·四气调神大论》说：“圣人不治已病治未病，不治已乱治未乱……夫病已成而后药之，乱已成而后治之，譬犹渴而穿井，斗而铸锥，不亦晚乎。”这种“未雨绸缪”防重于治的精神，具有重要的现实意义。

“治未病”突出体现了中医学的预防思想，包括未病先防、既病防变和瘥后防复等方面的内容。

一、未病先防

未病先防，就是在疾病未发生之前，做好各种预防工作，以防止疾病的发生。疾病的发生，关系到邪正两个方面。正气不足是疾病发生的内在依据，邪气侵犯是疾病发生的重要条件。邪正的盛衰变化决定疾病发生、发展和变化的全过程。因此，必须从提高正气抗邪能力和防止病邪侵害两个方面入手，阻止疾病的发生。

链接　“治未病”的含义

“治未病”理论在后世的不断研究完善下，主要有以下含义：①治其未生，即针对健康人的养生防病、未病先防、防患于未然的预防思想。②治其未发，即针对亚健康状态的治疗。先病服药，治在病先之意。③治其未盛，即选择正确的治疗时机，在疾病的病势不强盛时进行治疗。④治其未传，包括两个方面，一是既病防变，指已病慎治防变、防传、防盛、防逆，先安未受邪之地；二是既病之后，通过治疗未病脏腑来达到治疗已病脏腑的目的。⑤治其未复，瘥后防复亦是治未病，防止死灰复燃，杜绝病根。

唐代医家孙思邈重视疾病的预防和早期治疗是其重要的学术思想，强调“上工医未病之病”。在《备急千金要方》中有大量养生预防内容，为我国的预防医学作出了不可磨灭的贡献。

（一）调养身体，增强体质，提高正气，增强抗病能力

人体正气的强弱与抗病能力密切相关。一般来说，体质壮实者，正气充盛；体质虚弱者，正气不足。“正气存内，邪不可干”。因此，调养身体，增强体质，是提高正气，增强抗病能力的关键。增强体质要注意调摄精神、加强体育锻炼、饮食起居有常和避免过度劳逸、适当药物预防等方面。

1. 注重调摄精神 人的精神情志活动与脏腑功能、气血运行等有着密切的关系。突然、强烈的精神刺激，或反复、持久的精神刺激，可导致脏腑气机紊乱，气血阴阳失调而发生疾病。情志刺激可致正气内虚，招致外邪致病。在疾病过程中，情志波动又能使疾病恶化。而心情舒畅，精神愉悦，则气机条畅，气血平和有利于恢复健康。正气存内，对预防疾病的发生和发展有着积极的意义。《素问·上古天真论》说：“恬惔虚无，真气从之，精神内守，病安从来？”意为思想上安定清静，不贪欲妄想，使真气和顺，精神内守，病从哪里来呢？因此，开朗乐观，心情舒畅，精神愉悦，则人体气机条畅，气血和平，正气充沛，抗邪有力，可预防疾病的发生。

2. 加强体育锻炼 “生命在于运动”。经常锻炼身体，可使人体气机条畅，血脉流通，关节滑利，筋骨肌肉壮实，体魄强健，才能增强体质，提高抗病能力，减少疾病的发生，促进健康长寿，而且对某些慢性病也有一定的治疗作用，即所谓“流水不腐，户枢不蠹”。传统养生学中有形式多样、种类繁多的运动健身方法，如太极拳、五禽戏、八段锦、气功等，其要领是意守、调息、动形的协调统一。意守指意念专注；调息指呼吸调节；动形指形体运动。而现代的运动方法，如健身操、跑步、游泳等，只要动作舒缓协调，全身自如放松即可。形体锻炼一般要求“形劳而不倦”，并且应循序渐进，持之以恒，方能达到满意的效果。

3. 生活起居有常 保持身体健康、精力充沛，生活就要有一定的规律性，做到起居有常、饮食有节、劳逸适度等。

（1）起居有常 人生活在自然界中，人类的起居只有与自然界阴阳消长的变化规律相适应，才有益于健康。例如，一日之内平旦阳气始生，日中阳气最盛，黄昏阳气渐虚而阴气渐长，深夜阴气最盛。人们应在白昼从事日常活动，夜晚安卧休息，也就是古人所说的“日出而作，日入而息”。同样，四季具有春温、夏热、秋凉、冬寒的特点，人体也应顺应四季气候的变化而适时调节起居规律，在春夏晚卧早起；秋季早卧早起；冬季早卧晚起，使人与自然阴阳保持平衡协调，有利于长寿。

（2）饮食有节与劳逸适度 详参本教材第6章。

（二）防止病邪的侵害

病邪是导致疾病发生的重要条件，在某些特殊情况下，邪气发挥着主导作用。预防病邪的侵害主要从避其邪气和药物预防两个方面入手。

1. 防避邪气 邪气是导致疾病发生的重要条件，故未病先防除了养生以增强正气，提高抗病能力之外，还要注意避免病邪的侵害。“虚邪贼风，避之有时”，即适时躲避外邪的侵袭，包括顺应四时，防止四时不正之气的侵袭，如春防风邪、夏防暑邪、秋防燥邪、冬防寒邪等；避疫毒，防止疠气传染；日常生活和工作中要用心防范，防止外伤和虫兽所伤；讲究卫生，防止环境、水源和食物的污染等。

2. 药物预防及人工免疫 事先使用某些药物，可提高机体的抗邪能力，有效地防止病邪的侵袭，从而起到预防疾病的作用，亦是防病于未然的一项重要措施。《素问·刺法论》有“小金丹……服十粒，无疫干也”的记载，说明我国很早就开始了药物预防的工作。16世纪发明的用于预防天花的人痘接种法，堪称免疫接种法的雏形，为后世的预防接种免疫学的发展作出极大贡献。此外，还有记载用

苍术、雄黄等烟熏以消毒防病等。近年来在中医预防理论的指导下，人们运用中草药预防疾病也取得了良好的效果。如用贯众、板蓝根或大青叶预防流行性感冒，用茵陈、栀子等预防肝炎，用马齿苋预防细菌性痢疾等，都是用之有效、简便易行的药物预防方法。

二、既病防变

既病防变，指在疾病发生的初期阶段，力求做到早期诊断、早期治疗，防止疾病的发展及传变。早期诊治、防止传变是阻止疾病发展的重要方法。

（一）早期诊治

邪正相争贯穿于疾病的始终。在疾病过程中，邪正消长盛衰的变化，可出现病位由浅入深、病情由轻到重、由单纯到复杂的发展变化过程。早期诊治的优势在于疾病初期，邪气尚未深入，正气未衰，病情多轻，传变较少，病较易治。如不及时诊治，邪势渐盛，正气渐衰，病邪就可能由表入里、由浅入深，使病情由轻到重，由单纯到复杂，以致侵犯内脏，治疗越加困难。故《素问・阴阳应象大论》说："故邪风之至，疾如风雨，故善治者治皮毛，其次治肌肤，其次治筋脉，其次治六腑，其次治五脏。治五脏者，半死半生也。"这说明外邪侵袭人体，如果不及时诊治，病邪就有可能步步深入，以致侵犯内脏，使病情越来越复杂、深重，治疗也就更加困难。因此，在防治疾病的过程中，医生只有掌握疾病发生、发展及其传变规律，做到早期诊断，才能有效治疗疾病，防止其传变。随着现代医技水平的不断提高，医生还应结合现代医学的检测手段，为处于疾病初起阶段的患者提供早期诊治的良好时机。

（二）防止传变

防止传变，是在掌握疾病的发生、发展及其传变规律的基础上，早期诊断，并采取阻截病传途径和先安未受邪之地的方法，以防止疾病的发展或恶化。防止传变包括阻截病传途径、先安未受邪之地两个方面。

1. 阻截病传途径 各种疾病的传变是有一定的规律和途径的。外感热病的传变多遵循六经传变、卫气营血传变和三焦传变。内伤杂病的传变多遵循五脏之间相生相克规律、表里传变和经络传变等。根据疾病各自的传变规律，及时采取适当的防治措施，截断其传变途径，是阻止病情深化与恶化发展的有效方法。例如，三焦传变是温热病传变的途径之一，一般情况下，三焦传变多由上焦至中焦再至下焦。因此，病变在上焦就是温热病的初起阶段，是早期诊断和治疗的关键时期。

2. 先安未受邪之地 即根据具体疾病的传变规律，对尚未受邪而可能即将被传及之处，事先予以调养、充实以安抚之，则可以阻止病变传至该处，达到防止其传变、中断其发展的目的。根据这种疾病传变规律，实施预见性治疗，以控制其传变的防治原则，清代医家叶天士称之为"先安未受邪之地"。

在具体运用中，可根据五行的生克乘侮规律、五脏的整体规律、经络相传规律等，实施防范性治疗，控制其病理传变。如《金匮要略・脏腑经络先后病脉证》说："见肝之病，知肝传脾，当先实脾"，主张在治疗肝病的同时，可配合调理脾胃的药物，使脾气旺盛而不受邪，以防肝病传脾。再如，温热病伤及胃阴时，根据传变规律，将进一步耗伤肾阴。叶天士主张在用甘寒以养胃阴的方药中加入某些咸寒滋肾阴的药物，从而防止肾阴的耗伤，是既病防变法则具体应用的范例。

三、瘥后防复

瘥后防复，是指疾病初愈、缓解或痊愈时，要注意从整体上调理阴阳，维持并巩固阴阳平衡的状态，预防疾病复发及病情反复。《素问・至真要大论》指出："谨察阴阳所在而调之，以平为期。"

疾病初愈，患者正气仍较虚弱，此时如不注意调养，可导致疾病复发、加重，或重感新邪而续发他病。注意避免引起复发的诱因，采取积极的康复措施，是愈后防复的主要原则。防止疾病痊愈后复发是中医预防理论体系的重要内容，为历代医家所重视。

1. 防止劳复 凡病初愈，病邪方除，正气尚未康复，生活起居必须慎为调摄，切忌操劳。要劳逸适度，保证充分睡眠；病后初愈以安养为主，同时可根据个人情况，适量运动，随着元气日益恢复，逐渐增加运动量。此外，病后房事不宜过早过频，否则易耗伤肾精，损伤元气，使疾病复发。

2. 防止食复 病后初愈，胃气薄弱，邪气尚存，饮食宜清淡易消化，少食多餐，尤其是热病稍愈时，多食或恣食肥甘不仅影响脾胃运化，且能加重内热，滋生湿浊，易使疾病复发。病后应注重护养胃气。可选用补益胃气的食物帮助胃气恢复，同时避免食用苦寒败胃、滋腻碍胃之品。饮食还宜“忌口”。如热体热病忌辛辣煎炸，寒体寒病忌生冷瓜果等。

3. 防止药复 病后药物调理运用失当或滥施补剂可发生药复。疾病初愈，正气已伤，余邪尚存，适当地运用药物调理，以恢复正气，清除余邪很有必要。但切不可滥投补剂或峻猛之剂攻邪，致使体虚而不受补，反而助邪伤正，导致疾病复发，或因药害而生新病。

4. 防止感邪复病 气候因素、地域因素等也可成为复发的因素。要注重气候变化、地域因素等对疾病的影响，防止环境变化致复。预防措施同样秉承“内养外防”的基本原则，一方面要扶助正气以提高抗邪能力；另一方面要慎避外邪，防寒保暖，对于防止重感致复有着十分重要的临床意义。

5. 防止情志致复 情志刺激，能直接损伤脏腑功能活动，导致气机紊乱，气血运行失常，使原阴阳自和过程逆转而致疾病复发。唐宗海在《血证论》中也有“十剂之功，败于一怒”的感慨。因此，在疾病初愈之际，须慎戒情志过激，保持心情舒畅，防止疾病复发。

第3节 治 则

“治病求本”是中医学治疗疾病的指导思想，位于治则治法理论体系的最高层次。

治则是治疗疾病的基本原则，对临床治疗立法、处方、遣药等具有普遍的指导意义。治则是针对疾病所表现出的共性病机而确立的。疾病的基本病机可概括为邪正盛衰、阴阳失调、脏腑失调、精气血津液失常等，因此正治反治、治标治本、扶正祛邪、调整阴阳、调理脏腑、调理精气血津液及三因制宜等均属于基本治则。

链接 治法的概念和含义

治法是在治则的指导下确立的具体治疗方法。历代医家经过长期的医疗实践，将治法归纳为汗、吐、下、和、温、清、消、补八种方法。概括言之，治则指导治法，治法从属于治则。如就邪正关系而言，扶正祛邪是治疗的基本原则。在这一总原则的指导下，针对不同的虚证而采取的益气、养血、滋阴、扶阳等治法及相应的治疗手段就是扶正这一治则的具体体现；而针对不同的实证，采取发汗、清热、活血、涌吐、泻下等治法及相应的治疗手段就是祛邪这一治则的具体体现。

本节重点阐述治标与治本、正治与反治、扶正与祛邪、调整阴阳、三因制宜等基本治疗原则。

一、治标与治本

标与本是一个相对的概念，标本关系常用来概括说明事物的本质与现象、因果关系及病变过程中矛盾的主次先后关系等。一般而言，就医患关系而言，患者为本，医生为标；就邪正关系而言，人体正气为本，致病邪气为标；就病因与症状关系而言，病因为本，症状为标；就疾病先后而言，旧病、原发病为本，新病、继发病为标；就疾病持续时间而言，慢性病为本，急性病为标；就疾病的部位而言，病在脏腑为本，病在肌表、经络为标等。可见，标本不是绝对的，而是相对的，有条件的。

在临床上针对病证中标本主次的不同，采取“急则治标，缓则治本，标本兼治”的法则，以达到治病求本的目的。标本先后的基本治则，对临床具有重要的指导意义。

（一）急则治标

急则治标，又称“急则治其标”，是指当标证（或标病）紧急时，应当先治其标，待标证（病）缓解后，再治其本。标急的情况多出现在疾病过程中的急重甚或危重阶段。当某一症状特别急重，若不及时处理就会危及患者生命，或使患者痛苦不堪，此时必须先控制标证。如在疾病过程中出现大出血、剧烈疼痛、剧烈呕吐或腹泻、二便不通、严重腹水或水肿、气息喘促等标证甚急的情况下，必须先紧急止血、止痛、止呕、止泻、通便、利尿、逐水、平喘等，就是“急则治标”的具体运用。

急则治标的“急”是一个相对概念，不全作危急看待。当标病对本病有重要影响，并妨碍本病的治疗时，也应先治其标，为治本扫清障碍，再治其本病。如原有肝病，后有胃病，肝病在先为本病，胃病在后为标病，欲治肝病，无奈胃气不和，食药入胃即吐，则当先治胃病以治其标，使药食能受，再治肝病以治其本。

“急则治其标”只是标证较急时采取的权宜之计，待标证缓解后，当转而治本，才不违背“治病求本”的原则。

（二）缓则治本

缓则治本，又称“缓则治其本”，是指当标证（或标病）不紧急的情况下，针对疾病的病机进行治疗。缓则治本多用于病势比较缓和或病程较长的情况，对慢性病或急性病恢复期有重要意义。

例如，大失血患者，根据“急则治其标”，采用止血治疗后，待出血势缓或暂时血止，就应转而治其本，分析造成出血的病因、病机，或补气，或凉血，或活血，务必消除出血的内在因素。再如，外感风寒之邪，出现恶寒、头痛等症状，风寒之邪属病因为本，恶寒、头痛等症状为标，治宜辛温解表以祛风寒，风寒一除，恶寒、头痛等症状随之消失。

（三）标本兼治

标本兼治，指同时兼顾治标和治本。本法适用于标本俱急，或标本俱缓，但单纯治标或治本都不易收效的情况。

例如，热性病过程中，里热成实，耗伤阴液，症见腹满硬痛、大便燥结不通、口干渴、舌苔黄燥。里热成实，耗伤阴液属病因病机，是本；大便燥结症状是标，此时标本俱急，若单纯泻下治标，则津伤更甚，无水舟停，大便燥结不出；若仅治本，而无泻下之品，大便亦泻不去，因此当标本兼顾，泻下与滋阴生津并用。再如，虚人感冒，气血不足为本，感受外邪为标，若单扶正易恋邪，复伤正气，若单驱邪又易伤正，因此，这种情况单纯治标或治本都不易收效，应扶正祛邪并用。

总之，病证之变化有轻重缓急、先后主次之不同，因而标本的治法运用也就有先后与缓急、单用或兼用的区别，这是中医治疗的原则性与灵活性有机结合的体现。一般来说，凡病势发展缓慢者，当从本治；发病急剧者，首先治标；标本俱急或标本俱缓者，又当标本兼治，最终达到治病求本的目的。

二、正治与反治

正治与反治，是在“治病求本”的原则指导下，针对证候的性质和有无假象而制订的两种治疗原则。

疾病的变化是错综复杂的，在一般情况下，疾病的现象与疾病的性质是一致的，如寒证见寒象、热证见热象、虚证见虚象、实证见实象。有时也会出现疾病的现象与性质不一致的情况，如寒证见热象、热证见寒象、虚证见闭塞之象、实证见通泻之象。这些现象不能反映疾病的本质，仅是特殊病理情况下产生的假象。正治与反治，就是指所用治法的性质与病证现象之间表现出逆从关系的两种治则，即所谓“逆者正治，从者反治”。

（一）正治

正治，是逆其证候性质及其临床表现而治的一种治疗原则。采用与证候性质相反的方药进行治疗，又称为“逆治”。

正治适用于疾病的征象与其本质相一致的病证。实际上，临床上大多数疾病的外在征象与其病变本质是一致的，如热证见热象、寒证见寒象等，故正治是临床最为常用的治疗原则。

常用的正治原则有以下4种。

1. 寒者热之 又称“以热治寒”。寒，指证候的属性；热，指治法和方药的性质。寒证表现出寒象，用温热性质的方药治疗，称为寒者热之。例如，用辛温解表方药治疗表寒证，用辛热温里方药治疗里寒证。

2. 热者寒之 又称“以寒治热”。热，指证候的属性；寒，指治法和方药的性质。热证表现出热象，用寒凉性质的方药治疗，称为热者寒之。例如，用辛凉解表方药治疗表热证，用苦寒清泄方药治疗里热证。

3. 虚则补之 虚，指证候的属性；补，指治疗的原则。虚证表现出虚象，用具有补益功效的方药治疗，称为虚则补之。例如，用补气方药治疗气虚证，用养血方药治疗血虚证。

4. 实则泻之 实，指证候的属性；泻，指治疗的原则。实证表现出实象，用具有祛邪功效的方药治疗，称为实则泻之。例如，用活血化瘀方药治疗血瘀证，用泻下攻里的方药治疗里实证。

（二）反治

反，与正相对，具有变异、非常规之意。反治，是顺从疾病的假象性质而治的一种治疗原则，即所采用的方药性质与疾病表现出的假象性质相同，又称为从治，适用于现象与本质不完全一致的病证。从表面来看，反治顺从的是证候的假象，然就其实质而言，仍然是逆证候的性质而治，故与正治在本质上是一致的，都是治病求本的体现。临床上出现假象的病证较少，反治的运用机会也相对较少，但这些假象也正是最容易误诊的地方。

常用的反治法主要有以下4种。

1. 热因热用 即以热治热，是指用温热方药或具有温热功效的措施来治疗具有假热征象的治法，适用于真寒假热证，即阴寒内盛，格阳于外，形成里真寒外假热的病证。由于阴寒充盛于内，阳气被格拒于外，临床既可见身反不恶寒，面赤如妆等外假热之象；但由于阴寒内盛是病本，故同时也见下利清谷、四肢厥逆、脉微欲绝、舌淡苔白等内真寒的表现。因此，虽然治疗假热，但实则仍用温热方药以治其本。

2. 寒因寒用 即以寒治寒，指用寒凉方药或具有寒凉功效的措施来治疗具有假寒征象的治法，适用于里热炽盛、阳盛格阴的真热假寒证。如热厥证，由于里热盛极，阳气郁阻于内，不能外达于肢体起温煦作用，并格阴于外而见手足厥冷、脉沉伏的假寒之象。细究之，患者手足虽冷，但胸腹灼热而欲掀衣揭被，或见恶热、烦渴饮冷、小便短赤、舌红绛、苔黄等里真热的征象。此为阳热内盛、深伏于里所致，外在寒象是假，里热盛极才是病之本质，故须用寒凉药清其里热。

3. 塞因塞用 即以补开塞，指用补益、固涩方药或具有补益、固涩功效的措施来治疗具有闭塞不通症状的治法，适用于因体质虚弱，脏腑精气功能减退而出现闭塞症状的真虚假实证。如血虚经闭，由于血液化源不足，当补益气血而充其源，则无须用通药而经自来。或肾虚癃闭，由于肾阳虚衰，推动蒸化无力而致的尿少癃闭，当温补肾阳，温煦推动尿液的生成和排泄，则小便自然通利。或脾虚腹满，由于脾气虚弱，运化失常，出现纳呆、脘腹胀满、大便不畅，当采用健脾益气的方药治疗，使其恢复正常的运化及气机升降，则症状自减。因此，以补开塞，表面上使用补益之法治疗闭塞不通症状，实则仍是针对病证虚损不足的本质而治。

4. 通因通用 即以通治通，指用通利方药或具有通利功效的措施来治疗具有通泻症状的治法，适用于因实邪内阻出现通泻症状的真实假虚证。一般情况下，对泄泻、崩漏、尿频等症，多用止泻、固冲、缩尿等法。如果泄泻、崩漏、尿频等症状出现在实性病证中，则当以通治通。如食滞泄泻，由于食滞内停，阻滞胃肠，致腹痛泄泻，泻下物臭如败卵，治疗不能止泄，应消食导滞攻下，推荡积滞，使食积去而泄自止。或瘀血崩漏，瘀血内阻，血不循经所致的崩漏，如用止血药，则瘀阻更甚而血难循其经，出血难止，此时当活血化瘀，瘀去则血自归经而出血自止。或湿热淋证，由于膀胱湿热而致的淋证，见尿频、尿急、尿痛等症，以利尿通淋而清其湿热，则症状自消。因此，通因通用，表面上是使用通利之法治疗通泻症状，实则仍是针对邪实本质而治。

正治与反治相同之处，都是针对疾病的本质而治，故同属于治病求本的范畴。但是，正治与反治有所不同：一是概念内涵有别，就各自采用方药的性质、效用与疾病的本质、现象间的关系而言，方法上有逆从之分；二是适应病证有别，病变本质与临床表现相符者，采用正治之法；病变本质与临床表现不完全一致者，则适用反治之法。在临床上，大多数疾病的本质与其征象的属性是一致的，因而正治是最常用的一种治疗法则。

三、扶正与祛邪

扶正与祛邪两大治则，运用的目的在于改变疾病过程中邪正双方力量的对比，恢复正气，祛除邪气，使疾病向痊愈方向发展。

（一）扶正与祛邪的概念和关系

扶正，即扶正固本，指用扶持助长机体正气的治则，使正气充足以消除病邪，恢复健康，适用于各种虚证，即所谓“虚则补之”。益气、养血、滋阴、温阳、填精、生津等，以及补养各脏的精气阴阳等均是扶正治则下确立的具体治疗方法。

祛邪，即祛除邪气，指用祛除病邪的治则，使邪去正复，恢复健康，适用于各种实证，即所谓“实则泻之”。发汗、涌吐、攻下、消导、化痰、活血、散寒、清热、解毒、祛湿等均是祛邪治则下确立的具体治疗方法。

扶正与祛邪，一是针对正气不足而设，一是根据邪气亢盛而立。两者虽截然不同，但在治疗中又相互为用，相辅相成。扶正的目的在于增强正气，正气充盛则抗病能力提高，能抵御病邪、祛邪外出，做到“正盛邪自却”“扶正以祛邪”；祛邪的目的在于清除体内病邪，中止病邪对机体的损害，以保护正气，促使正气恢复，做到“邪去正自安”“祛邪以存正”。

（二）扶正祛邪的运用

1. 扶正与祛邪单独使用 适用于相对单纯的虚证或实证。

扶正，适用于以正气不足为主的各种病证，或虽有病邪，但病邪不盛，正气已衰者。例如，气虚、阳虚引起的病证，用补气、补阳方法治疗；血虚、阴虚引起的病证，用养血、滋阴方法治疗。再如，部分疾病的后期或恢复期、某些慢性病，患者体内虽有病邪，但病邪不盛，正气已虚，此时，也可用扶正的方法治疗，以达扶正祛邪的目的。

祛邪，适用于以邪气亢盛为主的各种病证，或虽有正气损伤，但损伤不甚，而邪气盛实的病证。例如，外邪袭表，表邪盛实，当治以汗法，通过发汗解表，使邪从表解。痰涎壅盛于上者，当治以吐法，通过涌吐痰涎，使邪从上越。里热燥实结聚于内，当治以下法，通过攻下里实，使邪从下泻。

2. 扶正与祛邪同时使用 即攻补兼施，适用于正虚邪实、虚实错杂，但两者均不甚重的虚实夹杂的病证。运用这一原则时，一是要注意分清扶正与祛邪的主次关系；二是要尽可能做到扶正而不留邪，祛邪而不伤正。由于病证虚实有主次之分，因而扶正与祛邪治则在同时使用时亦有主次之别。

扶正兼祛邪，即以扶正为主，在扶正的基础上，辅以祛邪，适用于以正虚为主，兼有邪实的虚中夹实证。例如，气虚感冒，应以补气为主兼以解表。

祛邪兼扶正，即以祛邪为主，在祛邪基础上，辅以扶正，适用于以邪实为主，兼有正虚的实中夹虚证。例如，温热病过程中，邪势亢盛，阴液被耗，表现为壮热汗多，心烦口渴，咽干舌燥，可以清热为主，兼以养阴液之法治疗。

3. 扶正与祛邪先后运用 适用于虚实夹杂证。此时将扶正与祛邪分先后使用，可以达到既不伤正，又不碍邪，使邪祛而正复的目的。

先祛邪后扶正，即先攻后补，适用于邪盛正虚的虚实错杂证，正气虽虚，但尚能耐攻，或邪盛为主，兼顾扶正反会助邪时，可先祛邪后扶正。如瘀血所致的崩漏，虽有血虚症状，但瘀血不去，崩漏难止，故应先活血化瘀以祛邪，而后再予养血补虚以扶正。

先扶正后祛邪，即先补后攻，适用于正虚邪盛的虚实错杂证，正气虚甚，不耐攻邪，或正虚为主，兼以攻邪反会更伤正气时，可先扶正后祛邪。如某些虫积患者，因病久正气虚衰，若直接驱虫更伤正，故先用扶正健脾法使正气渐复，再予驱虫消积以祛邪。

在使用扶正祛邪治则时，应分清邪盛与正衰的轻重缓急，确定扶正与祛邪的主次和先后；注意扶正不留邪，祛邪勿伤正，做到“中病即止”“勿使过剂”。

四、调整阴阳

调整阴阳，是指根据机体阴阳盛衰的变化而损其有余或补其不足，使之重归于和谐平衡。从根本上讲，人体患病是阴阳之间协调平衡遭到破坏，出现了偏盛偏衰的结果。调整阴阳，损其有余，补其不足，促进阴平阳秘，就是针对阴阳失调这一基本病理变化而制订的治疗原则。正如《素问·至真要大论》说：“谨察阴阳所在而调之，以平为期。”在具体运用时，又要以扶正祛邪治则为指导，一方面补益人体阴阳之偏衰，另一方面祛除阴阳偏盛之邪气，从而达到阴阳平衡，使疾病痊愈的目的。

（一）损其有余

损其有余，即“实则泻之”，适用于人体阴阳失调中阴或阳偏盛有余的实证（参见本章“正治”之“寒者热之、热者寒之和实则泻之”部分）。

（二）补其不足

补其不足，即“虚则补之”，适用于人体阴阳失调中阴阳偏衰的虚证（参见本章“正治”之“虚则补之”部分）。

五、三因制宜

三因制宜，即因时制宜、因地制宜、因人制宜的统称，是指临床治疗疾病时，要根据时令、地域、患者等具体情况，制订适宜的治疗方法。“人以天地之气生，四时之法成”，故自然界时令气候、地域环境都可对人体产生影响，使其在生理、病理上表现出一定的时空特性。因此，临床治疗时，除应遵循治病求本原则外，还应结合发病的时间、地域，拟定适宜的治法方药。此外，患者的性别、年龄、体质等都对疾病有一定影响，故治疗时应根据患者个体差异综合分析、区别对待，做到因时、因地、因人制宜，只有这样，才能更好地贯彻治病求本治则，保证治疗的准确性。

（一）因时制宜

因时制宜，是根据不同季节气候的特点，制订适宜的治法，选用适宜的方药。“时”，一是指自然界的时令气候特点，二是指年、月、日的时间变化规律。《灵枢·岁露论》说：“人与天地相参也，与日月相应也。”人与自然相通应，自然界的季节变迁、昼夜更替、日月运行等都会对人体产生影响，使其在生理、病理上出现节律性变化。因此，治疗疾病时也应考虑时间因素，注意在不同的天时气候及时间节律下的治疗宜忌。

以季节而言，春夏秋冬的时序变化，对人体的生理活动与病理变化带来一定的影响，治疗用药应根据四时气候特点加以调整。例如，春夏季节，气候由温渐热，阳气升发，人体腠理疏松开泄，即使外感风寒，也应注意慎用麻黄、桂枝等发汗力强的辛温发散之品，以免开泄太过，耗伤气阴。而秋冬季节，气候由凉变寒，阴盛阳衰，人体腠理致密，阳气潜藏于内，同时感受风寒，则辛温发表之剂用之无碍；若患热证，则当慎用石膏、黄连等寒凉之品，以防苦寒伤阳。正如《素问·六元正纪大论》曰："用寒远寒，用凉远凉，用温远温，用热远热，食宜同法。"指出治疗用药或选择食物必须根据四季气候变化来加以调整。如"用寒远寒"，即是指运用寒性药物应避开寒凉的季节，饮食调摄也应遵循此理。此外，暑热季节，湿气亦重，暑邪常兼夹湿邪致病，形成暑湿夹杂证，所以暑天治病要注意解暑化湿；秋天气候干燥，易感燥邪致病，故秋天治病要注意多用滋润生津之品，而慎用辛燥伤津之药。

以月令而言，随着月圆、月缺的周期性变化，人体气血亦出现相应的节律变化。月始生时血气渐渐旺盛；月圆之时气血最盛；无月时则正气相对最弱，经络空虚。治疗疾病时需考虑每月的月相盈亏圆缺变化规律，月满时侧重于泻，月始生时侧重于补。按照月节律施治，在妇科月经病治疗及针灸学中较为常用。

以昼夜而言，白昼阳长阴消，夜间阴长阳消，昼夜阴阳之气的变化影响着人体生理功能、病理变化，因而某些病证也具有日夜的时相特征，如阴虚的午后潮热，湿温的身热不扬而午后加重，脾肾阳虚的五更泻等。治疗上也应考虑昼夜的阴阳消长的节律，在不同的时间实施治疗。针灸学中的"子午流注针法"就是择时治疗的最好体现。昼夜十二时辰中，每个时辰对应着一条经脉，该时辰即为该条经脉及所属脏腑功能最旺时。根据时辰与脏腑、经络的对应关系，可择时进行治疗。

链接 因时制宜与时间医学

时间因素在疾病的发生、发展中虽不是唯一因素，但在一定的情况下，在临床治疗疾病时除了分清病情的阴阳表里、寒热虚实、辨证治疗之外，再根据疾病的病理特点，按照疾病变化的时间节律，选择适当的用药时机，采用择时用药，对疾病的治疗，会有事半功倍的效果。例如，糖尿病患者在凌晨对胰岛素最敏感，这时注射胰岛素，用量小，效果好；心脏病患者在凌晨对洋地黄类药物敏感性显著升高。

（二）因地制宜

因地制宜，是根据不同的地域环境特点，制订适宜的治法，选用适宜的方药。

不同的地理环境，由于地势高下、物产差异、气候寒热及居民饮食习惯不同等因素，导致人的体质和发病后的病理变化不尽相同，因此治疗用药也应有所区别。例如，我国西北地区，地处高原，气候寒冷少雨，病多风寒或凉燥，治疗宜温热或润燥；东南地区，地势低下，气候温暖潮湿，病多温热或湿热，治疗宜清热或化湿。

此外，某些地区还有地方病，治疗时也应加以注意。

（三）因人制宜

因人制宜，是根据患者的年龄、性别、体质、生活习惯等不同特点，制订适宜的治法，选用适宜的方药。

1. 年龄 人的年龄不同，生理状况和气血盈亏等情况也不同，因而病理变化的特点各不相同，治疗用药应有区别。一般来说，小儿生机蓬勃，发育迅速，但脏腑娇嫩，气血未充，发病则易寒易热，易虚易实，病情变化较快。故治疗小儿疾病，药量宜轻，疗程宜短，忌用峻剂，少用补益，剂型及服药方法也应考虑小儿的特点，多采用冲剂、糖浆等方式。青壮年则气血旺盛，脏腑充实，一旦患病则由于邪正相争剧烈而多表现为实证，可侧重于攻邪泻实，药量亦可稍重。老年人生机减退，精气血阴阳亏虚，脏腑功能衰减，故老年病多表现为虚证，或虚中夹实证。治疗时应注意扶正补虚，即便病情需要，攻邪时也应充分顾及老年人正虚的特点，攻邪药用量宜轻，且中病即止，以免损伤正气。

2. 性别 男女性别不同，生理病理有其特殊性，故治疗用药时，应当注意男女生理特点造成的疾病差异，给予相应的治疗。同时，还要结合男女各自的生理特点，注意治疗用药的宜忌。

女性生理上以血为本，以肝为先天，有经带胎产等生理现象，易于发生经带胎产诸疾。在治疗女性患者时，应注意其所处时期，根据月经、妊娠、产育等特殊生理的不同时期对治法用药进行调整。如在月经期，用药不应有碍经血运行，一般忌过用寒凉或收涩；经净后血去脉虚，宜多补少泻。妊娠期应注意保护胎元，凡峻下、破血、滑利、走窜等伤胎或有毒药物应禁用或慎用。产后大多气血亏虚，宜多补少泻，同时要结合恶露排出情况。若恶露未净，宜温补疏通，不宜用寒凉敛涩之剂，以免瘀留不去。男子生理上则以精气为主，以肾为先天，病机上精气易亏，易患精室及性功能障碍等病证，如阳痿、阳强、早泄、遗精、滑精及精液异常等，宜在调肾的基础上结合具体病机而治。

3. 体质 由于先天禀赋与后天调摄的影响，体质有强弱之别、寒热阴阳之异。不同体质的人患病，由于机体反应性不同，表现出的证候性质也有所不同。对此，在治疗中应加以考虑。一般而言，体质强者，病证多实，能耐受攻伐，故治疗宜攻，用药量宜重；体质弱者，病证多虚，其体不耐攻伐，故治疗宜补，若虚实夹杂，则攻伐药量宜轻。偏于阳盛或阴虚体质者，病证多从体质而“热化”，故用药宜寒凉而慎用温热之剂；偏于阴盛或阳虚体质者，病证多从体质而“寒化”，故用药宜温热而慎用寒凉之品。其他如患者的职业、工作条件等也与某些疾病的发生有关，在诊治时也应该注意。

因时、因地、因人制宜的治疗原则，是中医治疗的一大特色，这一原则有机融合了整体观念与辨证论治思想，在确保治疗规范性的同时，充分展现了临床实践的灵活性。

第4节 康 复

康复，《尔雅》谓：“康，安也”“复，返也”，即恢复健康或平安之意。中医康复学是以中医理论为指导，研究各种有利于疾病康复的方法和手段，使病残者、伤残者、慢性病者、老年病者及急性病缓解期患者的身体功能和精神状态最大限度地恢复健康的综合学科。中医康复学历史悠久，有着完整而独特的理论和丰富多彩、行之有效的康复方法，对于帮助伤残者消除或减轻功能缺陷，帮助慢性病、老年病等患者祛除病魔，恢复身心健康，重返社会，均发挥着极其重要的作用。

一、中医康复学的基本观点

中医学“天人相应”的整体观念和辨证施治的原则决定了中医康复学的目标必须使患者在形体、精神、职业等方面实现全面康复。中医康复学包含整体康复观、辨证康复观和功能康复观三个基本观点。

（一）整体康复观

整体康复观是中医康复学理论体系的重要内容，是中医整体观念在中医康复学中的具体体现。中医学认为，人体康复的主要途径是指导或帮助身心康复对象顺应自然、适应社会，使构成人体的各个组成部分之间协调统一，机体正气旺盛，阴阳平衡，脏腑功能协调，气血平和，为机体康复提供一个协调有利的内环境。这种通过顺应自然、适应社会、整体调治，达到人体形神统一、整体康复的思想，称为整体康复观。

（二）辨证康复观

辨证论治是中医学的精髓。中医康复学认为，辨证与康复之间有密切的关系，辨证是决定康复的前提和依据，康复则是根据辨证的结果，确定相应的康复原则和方法。辨证与康复是中医康复临床过程中相互联系、不可分割的两个方面。这种根据临床辨证结果确定相应的康复医疗原则，并选择适当的康复方法促使患者康复的思想，称为辨证康复观。

（三）功能康复观

功能康复观是指注重功能训练，运动形体，促使精气流通，不仅使患者具体的脏腑组织恢复生理功能，更重视促使患者恢复日常生活、社会生活和职业工作能力的思想。康复医学以功能障碍为作用对象，中医学认为神是生命活动的主宰，形神合一构成了人的生命。因此，“形神合一”是中医功能康复的基本原则，功能康复即是训练“神”对“形”的支配作用。功能康复观要求康复医务工作者不单着眼于某一器官和组织的具体生理功能，更重要的是从总体上重视患者日常生活和职业工作能力的恢复。

二、中医康复学的基本原则

康复的目的，旨在促进和恢复病伤残者的身心健康。其基本原则包括形体保养与精神调摄相结合、内治法与外治法相结合、药物治疗与饮食调养相结合、自然康复与治疗康复相结合等。

（一）形体保养与精神调摄相结合

形体保养与精神调摄相结合，即形神结合。中医康复理论认为，人体一切疾病的发生和发展变化，都是形神失调的结果。因此，康复医疗必须从形和神两个方面进行调理。养形，一是重在补益精血，所谓“欲治形者，必以精血为先”（《景岳全书·传忠录中·治形论》）；二是注意适当运动，以促进周身气血运行，增强抗御病邪的能力。调神主要是通过语言疏导、以情制情、娱乐等方法，使患者摒除一切有害的情绪，创造良好的心境，保持乐观开朗、心气平和的精神状态，以避免病情恶化。有害情绪包括沮丧、焦急、烦恼、郁闷、不满、躁扰等，对于病体的康复极其不利。这样以形体健康减轻精神负担，以精神和谐促进形体恢复，使形体安康，精神健旺，两者相互协调，便能达到形与神俱、身心整体康复的目的。

（二）内治法与外治法相结合

内治法与外治法相结合，即内外结合。内治法，主要指药物、饮食等内服的方法；外治法，则包括针灸、推拿、气功、体育锻炼、药物外用等多种方法。内治法可调整脏腑阴阳气血，恢复和改善脏腑组织的功能活动；外治法能通过经络的调节作用，疏通体内阴阳气血的运行。故内外结合，灵活运用，综合调治，能促进患者的整体康复。一般来说，病在脏腑者，以内治法为主，配合外治法；病在经络者，以外治为主，配合内治；若脏腑、经络同病者，则内治与外治并重。如高血压常以药物内治为主，配合针灸、推拿、磁疗等外治之法；颈椎病则多以牵引、针灸、推拿等外治为主，再配合药物进行内治。

（三）药物治疗与饮食调养相结合

药物治疗与饮食调养相结合，即药食结合。由于药物治疗具有康复作用强、见效快的特点，因此是康复医疗的主要措施。但恢复期的患者大多病情复杂，病程较长，服药时间过久，既难以坚持，又可能会损伤脾胃功能，或出现一些不良反应。饮食虽不能直接祛邪，但能通过促进脏腑功能恢复以补偏救弊，达到调整阴阳、促进疾病康复的目的；而且饮食的优点在于简单味美，易被患者接受，如蜂蜜、大枣、豆类制品等，具有一定的药效。因此，以辨证论治为基础，有选择地服用某些食物，做到药物治疗与饮食调养相结合，不仅能增强疗效，相辅相成，发挥协同作用，还能减少药量，预防药物的不良反应，缩短康复所需要的时间。所以，调饮食以养形体是康复医疗的重要原则。

（四）自然康复与治疗康复结合

自然康复是借助自然因素对人体的影响，以促进人体身心健康的逐步恢复。大自然中存在着许多有利于机体康复的因素，包括自然之物与自然环境，如日光、空气、泉水、花草、高山、岩洞、森林等。人与自然界是协调统一的关系，两者相互影响，因此，不同的自然因素必然会对人体产生不同的影响。例如，空气疗法可使人头脑清新、心胸开阔，增强神经系统的调节功能；日光疗法可温养体内的阳气，改善血液循环，加速新陈代谢；热砂疗法有温经祛湿之功，适宜于风寒湿痹证；花卉疗法则可美化环境，使人心情舒畅愉悦等。因此，在运用药物、针灸、气功等康复方法的同时，可以有选择性和针对性地结合自然康复法，利用这些自然因素对人体不同的作用，以提高康复的效果。

总之，康复医治的对象，绝大多数为慢性病，其中不乏疑难杂症，其不仅病情复杂，迁延日久，通常多个脏腑受累，几种病证并存，故绝非一朝一夕、一方一药或单一疗法就能奏效。必须针对不同的病因、病位的深浅、疾病的不同阶段等情况，选用相应疗法，有条不紊地进行综合治疗，制订合理有效的康复方案，发挥良好的综合效应，方能“各得其所宜”，使机体逐渐康复。

目标检测

一、名词解释

1. 未病先防　2. 治病求本
3. 正治　4. 反治
5. 三因制宜　6. 寒者热之
7. 热因热用　8. 寒因寒用
9. 塞因塞用　10. 通因通用

二、选择题

【A型题】

1. 中医学“治未病”的思想，最早见于（　　）
A.《黄帝内经》　B.《难经》
C.《伤寒论》　D.《金匮要略》
E.《神农本草经》

2. 阴病治阳适用于下列何证（　　）
A. 实热证　B. 实寒证
C. 虚热证　D. 虚寒证
E. 表热证

3. 素体阳虚又感受寒邪的患者，治以助阳解表法，应属于（　　）
A. 先治其标　B. 先治其本
C. 标本兼治　D. 虚则补之
E. 实则泻之

4. 对疾病力求早期诊断、早期治疗的目的是（　　）
A. 提高治愈率　B. 尽早确立治疗方法
C. 提高诊断的正确率　D. 中止其病情的发展变化
E. 以上均不是

5. 下列不属于既病防变方法的是（　　）
A. 人工免疫　B. 早期诊断
C. 早期治疗　D. 先安未受邪之地
E. 以上均不是

6. 不属于治则的是（　　）
A. 治病求本　B. 扶正祛邪
C. 调理气血　D. 活血化瘀
E. 以上均不是

7.“见肝之病，当先实脾”的治疗原则当属（　　）
A. 早治防变　B. 治病求本
C. 调理脏腑　D. 调理气血
E. 以上均不是

8. 下列何项属正治法则（　　）
A. 标本兼治　B. 塞因塞用
C. 寒者热之　D. 因人制宜
E. 以上均不是

9. 下列何项不属逆治法则（　　）
A. 热因热用　B. 寒者热之
C. 热者寒之　D. 虚则补之
E. 以上均不是

10. 下列何项属反治法则（　　）
A. 实则泻之　B. 通因通用
C. 虚则补之　D. 培土生金
E. 以上均不是

11. 下列何项不属从治法则（　　）
A. 寒因寒用　B. 热因热用
C. 通因通用　D. 热者寒之
E. 以上均不是

12. 攻补兼施治则适用于何证（　　）
A. 虚证　B. 虚实夹杂证
C. 实证　D. 真虚假实证
E. 以上均不是

13.“通因通用”适用于下列哪种病证（　　）
A. 脾虚泄泻　B. 肾虚泄泻
C. 食积泄泻　D. 气虚泄泻
E. 以上均不是

14.“塞因塞用”不适用于下列哪种病证（　　）
A. 脾虚腹胀　B. 血枯经闭
C. 肾虚尿闭　D. 气郁腹胀
E. 以上均不是

15.“老年慎泻，少年慎补”是根据（　　）而确定的用药原则
A. 因时制宜　B. 因地制宜
C. 因人制宜　D. 标本同治
E. 正治

【X型题】

16. 下列属于“因时制宜”范畴的有（　　）

A. 寒因寒用　　B. 用凉远凉

C. 热因热用　　D. 用温远温

E. 寒者热之

17. 标与本是一个相对的概念，以下哪两项可组成一对标本关系（　　）

A. 病因为本　　B. 原发病为本

C. 患者为本　　D. 症状为标

E. 邪气为标

18. 中医学“治未病”是指（　　）

A. 治标治本　　B. 未病先防

C. 正治反治　　D. 既病防变

E. 愈后防复

19. “塞因塞用”适用于（　　）

A. 阳明腑实证　　B. 气郁腹胀

C. 阴虚便秘　　D. 血枯经闭

E. 食滞腹胀

20. “通因通用”适用于（　　）

A. 脾虚泄泻　　B. 食滞泄泻

C. 瘀血崩漏　　D. 肾虚泄泻

E. 气虚泄泻

21. 中医的基本治则，主要有（　　）

A. 正治与反治　　B. 治标与治本

C. 扶正与祛邪　　D. 调整阴阳

E. 三因制宜

三、简答题

1. 简述中医学预防医学的主要内容。
2. 常用的治则有哪些？
3. 扶正祛邪临床运用的原则是什么？
4. 常用的正治法有哪些？
5. 常用的反治法有哪些？其实质为何？

（葛春光）

主要参考文献

陈晶，程海波，2021. 中医学基础 . 5 版 . 北京：中国中医药出版社

陈萌，2016. 中医学基础 . 北京：中国中医药出版社

何建成，张忠德，2021. 中医学基础 . 3 版 . 北京：人民卫生出版社

李艳梅，2018. 中医学基础 . 南京：江苏凤凰科学技术出版社

李阳光，陶双友，2018. 补中益气汤临床应用医案 4 则 . 新中医，50（3）：196-198

刘柏炎，2021. 中医学基础 . 3 版 . 北京：中国中医药出版社

吕志平，赵春妮，2017. 基础中医学，北京：科学出版社

明广奇，2021. 中医学基础 . 3 版 . 北京：科学出版社

王桂敏，魏铭，2013. 中医学 . 北京：科学出版社

周少林，2018. 中医学 . 北京：中国医药科技出版社

目标检测选择题参考答案

第1章

1. B 2. D 3. E 4. C 5. C 6. D 7. B 8. A
9. D 10. D 11. D 12. D 13. C 14. E 15. C
16. A 17. B 18. BCDE 19. ABCD 20. BCD
21. BCDE 22. BCDE

第2章

1. B 2. B 3. C 4. A 5. D 6. C 7. C 8. B
9. A 10. C 11. B 12. E 13. C 14. C 15. C
16. A 17. C 18. D 19. C 20. D 21. A 22. E
23. AB 24. ADE 25. BC 26. AD 27. CD

第3章

1. C 2. B 3. B 4. C 5. D 6. D 7. C 8. A
9. B 10. C 11. E 12. D 13. D 14. A 15. D
16. D 17. A 18. C 19. A 20. B 21. C 22. C
23. E 24. C 25. A 26. E 27. D 28. B 29. C
30. E 31. A 32. BD 33. CDE 34. AE
35. ABCDE 36. ABC 37. ABC 38. ABC 39. ABD
40. ABDE 41. DE 42. BDE 43. ACDE 44. AC
45. AD

第4章

1. E 2. C 3. B 4. E 5. C 6. B 7. D 8. D
9. D 10. D 11. D 12. A 13. D 14. B 15. C
16. B 17. D 18. B 19. BC 20. ABD 21. BCD

第5章

1. E 2. C 3. E 4. B 5. D 6. C 7. E 8. B
9. C 10. B 11. D 12. E 13. B 14. E 15. D
16. B 17. C 18. E 19. D 20. B 21. A
22. A 23. A 24. B 25. D 26. B 27. A 28. ADE
29. BE 30. BCD 31. ACD 32. ABCDE
33. ACE 34. BCD

第6章

1. B 2. D 3. E 4. A 5. C 6. D 7. C 8. B
9. B 10. E 11. A 12. C 13. A 14. D 15. C
16. A 17. B 18. D 19. B 20. B 21. B
22. ABCDE 23. ABCDE 24. ADE 25. ABCD
26. ACE 27. ABDE 28. ABCDE

第7章

1. A 2. B 3. C 4. A 5. A 6. C 7. A 8. C
9. A 10. C 11. A 12. B 13. E 14. D 15. C
16. A 17. E 18. A 19. B 20. E 21. AD
22. ABCDE 23. AE 24. ABCDE 25. CD

第8章

1. B 2. D 3. C 4. C 5. B 6. A 7. A 8. C
9. A 10. CDE 11. ABCDE 12. ACE 13. BDE
14. ABCDE

第9章

1. A 2. C 3. B 4. E 5. D 6. A 7. E 8. B
9. E 10. C 11. B 12. E 13. E 14. B 15. E
16. A 17. D 18. B 19. A 20. ABD 21. BC
22. ACDE 23. BCDE 24. ABCD 25. BDE

第10章

1. D 2. A 3. D 4. B 5. A 6. A 7. B 8. C
9. C 10. D 11. B 12. D 13. A 14. C 15. C
16. B 17. E 18. D 19. D 20. C 21. B 22. B
23. D 24. C 25. A 26. D 27. C 28. D 29. C
30. C 31. ABC 32. ABCD 33. ABCD
34. ABCDE 35. ABCD 36. ABCE 37. ABC
38. ABCDE 39. ABCDE 40. BCE 41. ABCD
42. ABCD 43. BCDE 44. BCE 45. ABCE

第11章

1. A 2. D 3. C 4. D 5. A 6. D 7. A 8. C
9. A 10. B 11. D 12. B 13. C 14. D 15. C
16. BD 17. AD 18. BD 19. CD 20. BC
21. ABCDE